닥터코치의
활력 처방

닥터코치의
활력 처방

잘 자고, 잘 먹고, 활기 넘치는 대사 설계의 원칙

김주영 지음

문학세계사

프롤로그: 무너진 몸의 리듬을 다시 지휘하다

살을 빼는 것이 아니라, 삶을 되찾는 여정

당신은 언제 마지막으로 '가뿐하다'는 느낌을 받았는가? 아침에 눈을 뜰 때 설레고, 오후에도 지치지 않는 집중력으로 일하며, 저녁에는 가족이나 친구와 웃으며 대화할 수 있는 에너지. 그 당연해야 할 활력이 언젠가부터 사라져 버리지는 않았는가?

우리는 몸이 보내는 신호를 너무나 자주 무시한다. 식사 후에 찾아오는 참을 수 없는 나른함, 오후만 되면 치솟는 짜증과 단 음식에 대한 갈망, 밤이 되어도 꺼지지 않는 가짜 식욕. 우리는 이것을 그저 '살이 쪄서', '게을러서', '스트레스를 받아서'라고 치부한다. 그리고 또다시 굶고, 뛰고, 참는 고통스러운 다이어트를 반복한다.

하지만 멈춰서 생각해 보자. 당신의 몸이, 그 37조 개의 세포들이 정말로 원하는 것이 '굶주림'일까? 아니다. 당신의 몸이 지금 간절히 원하고 있는 것은 '에너지'다.

대사의 진정한 의미를 이해하다

대사(Metabolism)는 단순히 칼로리를 태워 살을 빼는 기계적인 과정이 아니다. 그것은 우리가 먹은 음식을, **삶을 살아갈 힘으로 바꾸는 신성한 변환 과정**이다.

'대사 유연성'은 외부 환경이 어떻게 변하든 내 몸이 흔들리지 않고 에너지를 공급받을 수 있는 능력이다. 이것이 무너지면 몸은 에너지를 만들지 못하고 지방으로 쌓아 두기만 한다. 연료는 가득한데 시동이 걸리지 않는 자동차처럼, 당신은 무기력 속에 갇히게 된다.

대사가 건강하다는 것은 단순히 날씬하다는 뜻이 아니다. 그것은 '자유'를 의미한다. 끊임없는 배고픔으로부터의 자유, 널뛰는 감정 기복으로부터의 자유, 그리고 만성적인 피로로부터의 자유다.

이 책은 체중계의 숫자를 줄이는 법이 아니라, 당신의 몸을 다시 고효율의 에너지 공장으로 설계하는 법을 이야기한다. 잃어버린 활력을 되찾고, 의미 있는 인생을 살아가기 위한 가장 기초적인 토대, 그것이 바로 대사 설계다.

한 여성의 이야기: 무너진 대사의 신호들

첫 번째 장면: 진료실, 오후 2시

2021년 11월 10일, 수요일 오후 2시.

미영 님이 진료실 문을 열고 들어오며 한숨을 쉬었다. 눈 밑이 시커멓고 어깨가 축 처져 있었다.

"선생님, 진짜 못 살겠어요. 작년 이맘때만 해도 이 정도는 아니었는데 요즘 자꾸만 체중이 늘어나는 것 같아요."

차트를 펼쳤다. 3년간의 데이터가 잔인한 진실을 말해 주고 있었다.

2019년 11월(초기 상태): 체중 78kg, 체지방률 42%, 근육량 38kg

2020년 5월(12kg 감량 완료): 체중 66kg, 체지방률 32%, 근육량 36kg

2020년 11월(1년 전): 체중 68kg, 체지방률 38%, 근육량 34kg

2021년 11월(오늘): 체중 76kg, 체지방률 46%, 근육량 30kg

숫자들이 말해 주는 이야기가 너무 명확했다.

"미영 님, 지금 가장 문제인 건 여기예요. 근육이요. 체중은 처음보다 2kg 정도밖에 줄지 않았는데, 근육은 8kg을 잃었어요. 대신 지방은 14kg이나 늘었어요."

미영 님의 눈이 커졌다. "그게… 가능한 일인가요?"

"네. 극단적인 다이어트로 12kg을 뺄 때 그중 4kg이 근육이었어요. 그이후 1년 동안 근육이 계속 빠지면서, 몸의 대사는 점점 약해진 거예요. 기초대사량이 1,400kcal에서 1,280kcal로 120kcal씩 떨어진 상태입니다."

"그럼… 평생 이렇게 먹어야 한다는 건가요? 밥도 제대로 못 먹으면서?"

침묵이 흘렀다.

우리가 가르쳐 온 다이어트는 '한 가지 길'이었다. 그 길이 모두에게, 모든 시기에 맞을 리가 없다.

두 번째 장면: 당직실, 새벽 3시

당직실의 거울 앞에서 나는 한참을 서 있었다.

'나 같은 의사가 환자를 제대로 치료할 수 있을까?'

2년 전, 나 역시 진단받았다. 인슐린 저항성. 높아진 혈당. 복부 비만. 대사증후군의 전형적인 증상들.

처음엔 간단하게 생각했다. 정석적인 다이어트를 따르면 된다고. 밥 줄이고, 운동 늘리고. 그게 답이라고 확신했다.

반년이 지났다. 체중은 5kg이 빠졌다. 하지만 손가락이 부었다. 피로감이 심했다. 저녁이 되면 유난히 당이 당기는 느낌이 들었다. 그리고 그걸 견디지 못해 밤마다 뭔가를 먹었다.

건강검진 결과를 받고 진료실의 거울 앞에 서게 됐다.

체중: -5kg

근육: -3kg

체지방: -2kg

혈당: 정상화 안 됨

내장지방: 오히려 증가

잘못된 방법으로 빼면 몸이 더 망가진다.

그것이 깨달음이었다.

세 번째 장면: 깨달음의 시작

그날부터 나는 진료를 다르게 보기 시작했다.”

환자들이 말했다.

“선생님, 저 밥도 못 먹는데 체중이 안 빠져요.”

“처음엔 괜찮다가 3주 차부터 힘들어요.”

“같은 음식을 먹어도 몸이 반응하는 게 달라요.”

내가 무엇을 놓쳤는지가 보였다.

대사는 고정된 한 가지 상태가 아니라 끊임없이 변하는, 살아 있는 시스템이라는 걸 알게 됐다. 마치 자동차의 기어와 같았다.

- **회복 주행 모드**: 손상된 대사를 가장 기본으로 돌려 놓는 시기
- **엔진 확장 모드**: 에너지 효율을 높이는 시기
- **균형 주행 모드**: 장기 지속이 가능한 안정적인 상태
- **절약 주행 모드**: 스트레스나 질병으로 몸이 에너지를 아껴야 할 때

체중 감량의 경우 언제나 ‘엔진 확장’만 하려고 하니 몸이 망가질 수밖에 없었던 것이다.

네 번째 장면: 미영 님의 변화

나는 미영 님에게 새로운 제안을 했다.

"30일간은 별도의 다이어트를 하지 마세요. 대신 내 몸을 읽는 법을 배워 보세요."

매일 세 가지만 기록하게 했다.

- **배고픔**: 1~10점(얼마나 배고픈가?)
- **활력**: 1~10점(몸이 얼마나 생동감 있고 기운이 넘치는가?)
- **기분**: 1~10점(마음이 어떤 상태인가?)

3일 후: "이게 뭔 도움이 돼요?"

10일 후: 패턴이 보였다. 월요일과 화요일은 활력이 떨어진다. 이날 밀가루 음식을 먹으면 기분이 나빠진다.

20일 후: "어? 내가 뭘 해야 할지 알겠어요."

30일 후: 더 이상 기록할 필요가 없었다. 몸이 말해 주니까.

그리고 3개월 후.

체중: 8kg 감량

근육: 그대로(0.1kg 손실)

기초대사량: 오히려 100kcal 증가

피로감: 70% 감소

혈당: 정상화

기분: "처음 느껴 봐요. 이게 행복한 다이어트구나."

다섯 번째 장면: 내 이야기

미영 님의 변화를 보면서 나도 바뀌었다.

더 이상 똑같은 규칙을 따르려 하지 않았다. 대신 내 에너지 로그를 작성했다.

화요일 당직 후 수요일 아침에는 배고픔과 피로가 높다. 내 몸은 회복을 원한다. 그날은 밥과 국, 계란을 먹는다. 헬스는 쉬운 요가만 한다.

금요일은 다르다. 주중 피로가 잦아들고 활력이 8~9점대로 올라간다. 그때는 강한 운동을 하고, 단백질을 더 섭취하고, 탄수화물을 조금 제한해도 버틴다.

결과는 명확했다.

체중: -7kg

근육: +2kg

기초대사량: 200kcal 증가

혈당: 정상화

그리고… 처음 느껴 봤다.

'이게 대사 건강이구나. 그리고 이게 생산성이 높은 인생이구나.'

건강한 대사는 단순히 체중이 낮은 상태가 아니었다. 그건 에너지가 넘치는 상태였다. 피로하지 않으면서도 목표를 향해 움직일 수 있는 상태. 몸이 자기 신호를 들을 수 있는 상태였다.

가족들이 처음으로 말했다.

"엄마가 요즘 달라졌어. 일에도 집중이 잘 되고, 우리한테도 더 따뜻해졌어."

이 책이 제시하는 길

이 책은 '평생 한 가지 방법을 고수하는 다이어트'가 아니다

1부: 대사에 대한 이해

당신의 몸 안에서 무슨 일이 벌어지는지 안다. 왜 같은 밥이 어떤 날은 살이 되고 어떤 날은 에너지가 되는지를 본다.

2부: 마음과 대사의 연결 고리

감정과 욕구가 어떻게 대사를 움직이는지 안다. 스트레스, 불안, 우울함이 당신의 몸에서 무엇을 유발하는지 본다.

3부: 대사 설계를 위한 4가지 도구

에너지 로그의 이해와 이에 따른 4가지 주행모드 선택 방법(회복주행·엔진확장·균형주행·절약주행), 식사 설계, 신체 활동 설계, 수면 관리법. 네 가지 구체적인 도구로 당신의 대사를 설계한다.

4부: 대사 설계 실전 플랜

지금 당신의 상태에서 시작하는 구체적인 계획. 처음 10일, 이후 10일씩 이어지는 30일 로드맵, 감량 기간 동안의 관리 프로그램 및 유지기의 대처 방안을 배운다.

함께 시작해 보자

이 책의 첫 페이지를 펼칠 때, 당신은 아마 "또 다른 다이어트 책이구나"라고 생각할지도 모른다.

하지만 아니다.

이건 평생 한 가지 방법만 고집하지 말라는 책이다. 이건 **당신의 몸을 설계의 대상으로 보는 책이다.** 이건 당신의 건강을 **변화하는 에너지의 여**

정으로 보는 책이다.

미영 님처럼, 저자처럼, 당신도 할 수 있다.

가장 첫 번째 할 일은 단순하다.

자기 몸의 신호를 일주일만 들어 보는 것.

배고픔, 활력, 기분. 이 세 가지만.

그러면 당신이 평생 놓쳤던 것들이 보일 것이다.

그리고 그때부터, 다이어트가 아닌 '대사 설계'의 인생이 시작된다.

이 책을 읽는 방식

이 책은 처음부터 끝까지 읽는 것이 좋지만, 다음과 같이 선택적으로 읽을 수도 있다.

▶ 지쳐 있고 피로가 심하다면: 3부의 에너지 로그부터 시작한 후 4부의 회복주행 모드 프로토콜을 먼저 읽어보자.

▶ 감정 때문에 폭식을 반복한다면: 2부 마음과 대사의 연결고리를 먼저 읽고, 17장의 감정 식욕 조절 프로토콜을 읽어보자.

▶ 이전에 여러 다이어트를 시도했지만 실패했다면: 1부를 통해 당신의 시도가 왜 실패했는지 이해한 후 4부의 대사 설계를 따라보자.

어떤 순서든, 이 책이 당신의 몸과 마음의 신호를 다시 듣기 시작하는 첫 번째 스텝이 되기를 바란다. 당신의 몸이 보내는 신호는 적이 아니다. 친구다. 이 책은 당신이 그 친구의 말을 다시 배우는 과정이 될 것이다.

□차례

2부 마음과 대사의 연결고리

3부 대사 설계를 위한 4가지 도구

4부 대사 설계 실전 플랜

1부
대사의 새로운 이해

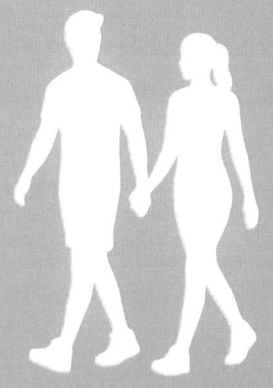

1장. 몸속에 숨겨진 에너지 공장

지금 이 순간에도 심장은 분당 60~100회 뛰며 산소와 영양을 온몸에 실어 나른다. 뇌는 하루 사용되는 포도당의 약 4분의 1을 소비하며 생각과 감정을 만든다. 간은 동시에 500가지가 넘는 반응을 처리한다. 이 모든 활동의 중심에 바로 '대사 건강'이 있다.

대사 건강은 단순히 칼로리를 태우는 과정이 아니다. 음식을 원료로 받아들여 세포가 쓸 수 있는 ATP(Adenosine Triphosphate, 아데노신 삼인산)라는 '생명의 화폐'로 바꾸는 정교한 시스템이다. 이 에너지는 몸이 필요로 하는 곳마다 정확하게 공급된다.

24시간 멈추지 않는 시스템: 소화·미토콘드리아·저장 창고의 협업

우리 몸속에는 하루 24시간 내내 멈추지 않고 가동되는 거대한 에너지 공장이 있다. 각기 다른 역할을 맡은 세 부서가 유기적으로 협력하면서, 우리가 숨 쉬고 움직이고 생각하는 매 순간을 지탱한다.

1부서: 원료 입고팀-소화·흡수 부서

식사를 하면 음식은 위와 장에서 잘게 부서져 흡수되고, 혈액이라는 컨베이어벨트를 타고 각 부서로 운반된다. 아침에 갓 구운 빵과 커피를 마셨다고 해 보자. 그 순간 포도당이라는 '고속 연료'가 신속하게 배송되어 발전 부서로 직행한다. 이 연료는 빠르게 쓰이지만 오래 저장되지는 않는다.

2부서: 발전 팀-미토콘드리아라는 세포의 발전소

입고팀이 전달한 원료는 곧바로 발전 부서로 들어간다. 여기에는 '미토콘드리아(Mitochondria, 세포 내 에너지를 생산하는 발전소)'라는 고성능 발전기가 있다. 포도당은 가스불처럼 빠르게 타오르고, 지방은 장작불처럼 천천히 타오르며 오래 열을 낸다.

건강한 시스템은 상황에 따라 발전 방식을 유연하게 바꾼다.

● **아침 공복:** 장작불(지방)을 피워 지속적인 에너지 공급
● **운동 직후:** 가스불(포도당)을 세게 올려 즉각적인 힘 생성

이러한 유연한 변환이 바로 '대사 유연성'이다.

3부서: 저장·회수팀- 간·근육·지방세포

생산된 에너지가 바로 쓰이지 않으면 저장·회수팀이 맡는다.

● **간과 근육:** 단기 창고(급하게 쓸 연료, 글리코겐 형태로 저장)
● **지방세포:** 장기 창고(비상용 비축분)

점심을 건너뛰면 이 창고들이 문을 열어 비축해 둔 당과 지방을 꺼내 쓴다.

그러나 창고 문이 고장 나면 문제가 생긴다. 대표적인 예가 인슐린 저항성(Insulin resistance, 인슐린에 대한 세포의 반응이 둔해져 혈당 조절이 어려워지는 상태)이다. 몸속에 연료가 충분히 쌓여 있어도 꺼내 쓰지 못하고, 계속 외부에서만 원료를 들여와야 하는 상황이 된다.

경고등이 켜진다: 몸이 보내는 신호

처음에는 변화가 미묘하다.

평소 같으면 쉽게 끝낼 일을 괜히 미루고 싶어지고, 아침에 눈을 떠도 개운하지 않다. 머릿속이 안개 낀 것처럼 멍해진다. 피부도 푸석해지고, 작은 자극에도 뾰루지가 올라온다.

많은 사람이 이런 신호를 "피곤해서", "날씨 탓"으로 넘긴다. 하지만 몸 안에서는 이미 시스템이 삐걱거리기 시작했다.

당신의 몸이 보내는 경고 신호를 확인해 보자. 아침에 일어나도 피곤이 풀리지 않거나, 오후만 되면 집중력이 급격히 떨어지지는 않는가. 야식이나 단 음식에 대한 충동이 잦고, 피부 트러블이나 잔병치레가 늘었다면 주의해야 한다. 작은 일에도 쉽게 짜증이나 우울이 올라오고, 운동 후 회복이 늦어지며, 체중이 쉽게 늘거나 잘 빠지지 않는다면 이미 대사 시스템이 상당한 부담을 받고 있는 것이다. 수면의 질이 떨어진 것도 중요한 신호다.

출산 후 16kg이 돌아오지 않던 정은 님

2022년 3월 17일, 목요일 오후 2시. 진료실

유모차를 끌고 들어온 여성. 눈 밑이 시커멓고 어깨가 축 처져 있었다.

"선생님, 저… 진짜 못 살겠어요. 애가 자고 나면 저도 같이 쓰러지고 싶은데, 집안일이 산더미예요. 시어머니는 '넌 왜 이렇게 피곤해하냐'고 하시고… 남편은 '조금만 참아, 다 지나가'래요."

차트를 열었다. 이름은 최정은, 32세. 출산 전 체중 58kg. 현재 74kg.

"출산 후 얼마나 되셨어요?"

"8개월이요. 애 낳고 살은 좀 빠졌는데, 6개월쯤부터 다시 찌기 시작했어요. 지금은 임신 전보다 16kg이 더 나가요."

"식사는 어떻게 하세요?"

"아침은… 못 먹어요. 애 밥 먹이느라. 점심은 애 남긴 거 먹고, 저녁은 남편 오기 전에 대충… 그러다 밤에 배고파서 라면 끓여 먹고."

'또 한 분이구나.'

마음이 먹먹했다. 이분도 자신을 탓하고 계시겠지. '의지가 약해서', '게을러서'라고.

검사 결과: 문제는 체중이 아니었다

일주일 후 검사 결과. 갑상선이나 빈혈은 없었다.

"그럼… 살만 빼면 되는 거예요?"

"아니요. 지금 중요한 건 체중이 아니에요. 혹시… 하루 중에 가장 힘든 시간이 언제세요?"

"저녁 7시요. 애 재우고 나면 허전해요. 그래서 냉장고 앞에 서 있게 돼요. 뭘 먹어야 할지 모르겠는데 자꾸 문을 열어요."

그 말에 모든 게 보였다. **이건 배고픔이 아니었다. 방전된 배터리였다.**

첫 주, 에너지 로그를 시작하다

"일단 3일만 기록해 보시겠어요? 배고픔, 활력, 기분. 이 세 가지만요."

정은 님은 의아한 표정을 지었다.

"그게… 무슨 도움이 되나요?"

"지금은 안 보이는 패턴이 보일 거예요. 그럼 대응할 수 있어요."

매일 세 번 세 가지를 1~10점으로 체크하도록 말씀드렸다.

2주 차: 첫번째 좌절

"선생님… 저 또 실패했어요. 지난 금요일에 시어머니가 오셨어요. 족발 사 오셨는데… 거절 못 하고 먹었어요. 그런데 먹기 시작하니까 멈출 수가 없었어요. 진짜 저 안 되나 봐요."

"정은 님, 괜찮아요. 한 끼 드신 거예요. 다 망친 게 아니에요. 에너지 로그 보셨어요? 그날 활력 점수가 몇 점이었어요?"

"3점이요…"

"그렇죠. 금요일 저녁에 배터리가 바닥난 상태였어요."

"아… 맞아요. 그날 애가 온종일 보챘어요."

"그럼 몸이 빠르게 연료를 찾았던 거예요. 몸의 컨디션, 즉 시스템의 문제지, 의지의 문제가 아니에요."

정은 님의 눈가가 촉촉해졌다.

"선생님… 제 잘못이 아니라는 말을 처음 들어 봐요."

3주 차: 패턴 발견

"선생님, 에너지 로그를 보니까 패턴이 보이더라고요. 저녁 7시만 되면 점수가 다 바닥이에요. 그래서 이번엔 그 시간에 따뜻한 차를 마셨어요. 15분만 참으니까 충동이 줄어들더라고요."

"어머, 대단한데요?"

"그리고 남편한테 말했어요. '나 지금 배터리 방전 상태야. 30분만 혼자 있게 해줘.' 그랬더니 애 봐 주더라고요."

차트에 기록했다. 체중 72kg. 2kg 감소.

하지만 더 중요한 건 따로 있었다.

"기분 점수가 올라갔어요. 이게 진짜 변화예요."

7주 차, 진짜 변화

"선생님, 오늘은 시어머니가 또 오셨어요. 이번엔 제가 먼저 말씀드렸어요. '어머니, 죄송하지만 지금 제가 건강 관리 중이라 족발은 안 먹을게요'라고요."

"그리고 신기한 게, 안 먹으니까 다음 날 몸이 더 가벼워요. 전엔 다 먹고 나서 자책만 했는데…"

체중 68kg. 출산 전보다 아직 10kg 더 나가지만, 정은 님의 얼굴에는 생기가 돌았다.

"이제 알겠어요. 제가 배터리 관리를 못 했던 거예요. 몸이 방전되니까 급한 연료만 찾았던 거고요."

6개월 후 진짜 건강

"선생님, 62kg이요!" 출산 전보다 4kg이 더 나가지만, 문제는 아니었다.

"이제 에너지 로그 안 써도 알아요. 몸이 말해 줘요. '지금 쉬어라', '지금 움직여라', '지금 먹어라'. 그냥 듣기만 하면 돼요."

정은 님이 남긴 4가지 교훈이 있다.

하나. 체중은 결과였다. 진짜 문제는 방전된 배터리였다.

둘. 의지가 약한 게 아니라 시스템이 고장 난 것이었다.

셋. 한 번의 실패는 실패가 아니라 배움의 기회였다.

넷. 완벽하지 않아도 괜찮다. 방향만 맞으면 된다.

연료 전환이 깨지면: 조금만 굶어도 무너지는 이유

대사 유연성이란 상황에 맞게 연료를 바꾸어 쓰는 능력이다. 잘 작동하는 시스템은 하이브리드 자동차와 같다. 전기가 떨어지면 자동으로 연료 엔진으로 전환된다. 배터리와 기름을 상황에 맞게 쓴다.

그러나 이 유연성이 떨어지면 연료 스위치가 고장 난다. 공복에도 지방을 꺼내 쓰지 못하고 포도당에만 의존하게 된다.

즉, 지방 창고는 가득한데 열쇠가 없어 꺼내 쓰지 못하는 셈이다.

그래서 조금만 굶어도:

- 손이 떨린다.
- 식은땀이 난다.
- 머리가 멍해진다.
- 폭식 충동이 몰려온다.

이건 의지가 약해서가 아니다. 몸의 연료 전환 능력이 떨어진 것뿐이다.

사람마다 다른 설계도: 같은 다이어트가 왜 나만 안 통할까?

겉보기에는 비슷해 보여도 사람마다 설계도와 운영 방식은 전혀 다르다. 유전, 호르몬 감수성, 기저 질환, 생활 환경이 만들어 낸 차이다.

스트레스 민감도

스트레스에 강하고 긍정적인 사람은 외부 압박에도 시스템을 안정적으로 돌린다. 반면 불안과 우울이 많은 사람은 작은 자극에도 비상 경보를 울린다.

생활 패턴

- **야간 근무자:** 밤낮이 바뀐 운영
- **불규칙한 식사와 잦은 술자리:** 원료의 질과 투입 시간이 무너짐
- **만성 수면 부족:** 회복 시간이 절대적으로 부족

결국 **하나의 표준 해법은 없다.**

중요한 것은 내 시스템이 어떤 설계와 환경 속에서 돌아가는지 이해하고, 거기에 맞는 전략을 세우는 것이다.

배터리 관리가 답이다: 방전 신호를 알아차리고 바로 충전하기

아무리 최신 설비를 갖춰도 **전력이 끊기면 모든 라인이 멈춘다.**

배터리가 충분히 충전되어 있으면 하루 종일 안정적으로 생산을 이어가지만, 한번 방전되면 원료를 처리할 힘도, 설비를 돌릴 의지도 사라진다.

배터리를 갉아먹는 요인

- 끝이 보이지 않는 업무

- 부정적인 대화

- 반복되는 야근

- 과도한 운동이나 다이어트

충전 방법

- 편안한 음악을 들으며 잠시 눈을 감는 것

- 따뜻한 물에 몸을 담그는 것

- 숲길을 걷는 것

- 호흡에 집중하는 명상

이 모든 것이 **전원을 다시 끼우는 행위다.**

방전이 심해진 상태에서는 쉽게 나쁜 습관으로 미끄러진다. 우리는 흔히 '의지가 약해서'라고 자책하지만, 사실 **의지 자체도 배터리와 함께 방전된 상태**일 뿐이다.

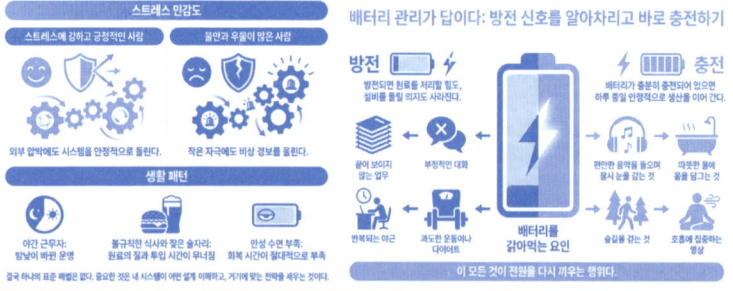

2장. 연료 스위치 - 포도당과 지방을 오가는 비밀

우리 몸에는 보이지 않는 연료 스위치가 있다.

자동차가 상황에 따라 기어를 바꾸듯, 우리 몸도 두 가지 연료 사이를 오간다. 하나는 빠르게 타는 '가스불' 같은 포도당, 다른 하나는 오래 타는 '장작불' 같은 지방이다. 이 스위치가 부드럽게 작동할 때 우리는 하루 종일 안정된 에너지를 느낀다.

문제는 현대인의 90%가 이 스위치를 한쪽으로만 고정해 놓고 산다는 것이다.

포도당 중독자 동훈 님의 하루

오후 2시의 추락

2021년 9월 어느 화요일 오후. 45세 남성이 진료실 문을 열고 들어왔다. 넥타이가 헐겁게 풀려 있고, 눈 밑에는 다크서클이 깊게 내려앉아 있었다.

"선생님, 점심 먹고 나면 쓰러질 것 같아요. 커피 세 잔을 마셔도 졸려요."

차트를 열었다. 김동훈, 45세. 대기업 중간관리자.

"언제부터 이러셨어요?"

"한… 1년? 처음엔 '나이 탓이겠지' 했는데, 요즘은 오후 회의 때마다 불안해요. 졸면 안 되는데 눈꺼풀이 천근만근이에요."

책상 서랍에 무엇이 있는지 물었다.

"초콜릿, 사탕, 에너지바… 한 시간에 하나씩 먹어요. 안 그러면 버틸 수가 없어요."

'전형적인 혈당 롤러코스터구나.'

"일주일만 연속혈당측정기를 착용해 보시겠어요? 하루 종일 혈당이 어떻게 움직이는지 보는 거예요."

"그게 필요한가요?"

"지금 동훈 님 몸에서 무슨 일이 일어나는지 보려면 필요해요."

일주일 후, 충격적인 데이터

다시 온 동훈 님은 긴장한 표정이었다.

"선생님, 이거 고장 난 거 아니에요? 숫자가 너무 왔다 갔다 해요."

모니터를 켰다. 그래프를 보는 순간 한숨이 나왔다.

점심 후 혈당이 180까지 치솟았다가 2시간 후 70으로 급락했다. 매일 같은 패턴이었다. 김치찌개와 공기밥 한 그릇이 만든 재앙이었다.

"동훈 님, 고장이 아니에요. 이게 지금 동훈 님 몸의 현실이에요."

그래프를 가리키며 설명했다.

"점심 12시 30분에 혈당이 수직으로 올라요, 180까지. 그러면 췌장이 놀라서 인슐린을 펑펑 쏟아내요. 2시가 되면 혈당이 70까지 떨어져요. 그때 뭐 하세요?"

"자판기에 가요… 초콜릿이나 커피 마시고."

"맞아요. 그럼 다시 올라요. 4시에 또 떨어지고. 하루 종일 롤러코스터를 타는 거예요."

동훈 님의 얼굴이 창백해졌다.

발견된 네 가지 문제

데이터를 분석하자 문제가 명확해졌다.

첫째, 인슐린 저항성이 시작되고 있었다.

세포가 인슐린에 둔감해져 초인종을 여러 번 눌러야 겨우 문이 열리는 상태다. 그래서 혈당이 더 높이 올라가고, 췌장은 더 많은 인슐린을 분비한다. 악순환이다.

둘째, 2~3시간마다 먹는 습관이었다.

"조금씩 자주 먹는 게 좋다"는 잘못된 정보 때문에 지방 연소 스위치가 하루 종일 꺼져 있었다. 인슐린이 계속 높으면 지방은 창고에 갇힌 채 꺼내 쓸 수 없다.

셋째, 하루 3,000보에 불과한 활동량이었다.

출근 차량으로 10분, 사무실 책상, 점심 식당까지 엘리베이터. 미토콘드리아가 게을러져 같은 연료로 절반의 에너지만 만들고 있었다.

넷째, 엉망인 수면 패턴이었다.

"어제 몇 시에 주무셨어요?"

"새벽 1시요. 넷플릭스 보다가…"

"저녁은요?"

"밤 11시? 치킨이랑 맥주…"

몸은 낮과 밤을 구분하지 못하고 있었다.

실험의 시작

"동훈 님, 내일 아침 실험 하나 해 볼까요?"

"무슨 실험이요?"

"빵 대신 계란 두 개랑 아보카도 반 개 드세요. 그리고 점심까지 배고 픈지 체크해 보세요."

동훈 님이 반신반의하는 표정으로 고개를 끄덕였다.

다음 주 화요일

"선생님! 신기한 일이 있었어요."

동훈 님이 눈을 반짝이며 들어왔다.

"계란 먹고 나니까 점심까지 배고프지 않았어요. 그리고 오후에도 안 졸렸어요. 진짜 처음이에요."

혈당 그래프를 확인했다. 곡선은 롤러코스터에서 완만한 언덕으로 바 뀌어 있었다. 아침 식사 후 혈당은 120까지만 올라갔고, 5시간 동안 안정 적으로 유지됐다.

"지방은 장작불과 같아요. 한 번 붙으면 서서히, 오래 타요. 계란과 아 보카도의 지방이 5시간 이상 안정적인 에너지를 공급한 거예요."

"그럼 앞으로 빵은 안 먹어야 하나요?"

"아니요. 하지만 지금 당장은 아니에요. 지금은 혈당 롤러코스터를 멈 추는 게 먼저예요. 4주 동안은 빵, 흰쌀밥 같은 빠른 탄수화물을 최대한 줄여 보세요."

"그럼 나중엔요?"

"혈당이 안정되면 드셔도 돼요. 단, 양을 조절하고 계란이나 아보카도 같은 단백질, 지방과 함께 먹는 거예요. 빵 한 조각에 계란 두 개, 이런 식 으로요. 빵만 두세 개 먹으면 다시 롤러코스터를 타게 돼요."

"아, 순서와 양이 중요한 거네요."

"정확해요. 지금은 몸이 지방을 태우는 법을 배우는 중이에요. 일단 그 회로가 열리면, 나중엔 훨씬 자유로워져요."

4주 프로토콜

동훈 님에게 단계별 처방을 내렸다.

1주 차: 12시간 공복

"저녁 7시부터 아침 7시까지 물만 마셔 보세요."

"그게… 가능할까요?"

"처음 3일은 힘들 거예요. 하지만 일주일만 해 보세요."

일주일 후.

"선생님, 아침에 머리가 맑아졌어요. 뭔가… 개운해요."

인슐린이 충분히 내려가면서 지방 스위치가 켜진 것이다.

2주 차: 아침 혁명

"이제 아침을 바꿔 볼게요. 빵 버리고, 계란 2개, 아보카도 반 개, 견과류 한 줌."

"매일요?"

"네. 한 주만 해 보세요."

2주 차 진료

"점심까지 배고프지 않았어요. 그리고 신기한 게, 오후에 자판기에 안 가게 되더라고요."

체중은 82kg에서 79kg으로, 3kg이 감소했다.

3주 차: 움직임 추가

"이제 움직여 볼까요? 점심 먹고 10분만 걸으세요. 그리고 계단을 이용하세요."

"운동 따로 해야 하나요?"

"아니요. 일상에 녹여 넣는 거예요. 하루 8,000보만 채우면 돼요."

3주 차 진료

"선생님, 혈당 그래프 보세요. 점심 후에도 이제 안 튀어요."

지방 연소 회로가 활성화됐다.

4주 차: 미토콘드리아 깨우기

"이제 마지막 단계예요. 주 2회, 15분만 고강도로 움직이세요."

"헬스장 가야 하나요?"

"아니요. 점심 후 5분 빠르게 걷기, 계단으로 3층 오르기, 이런 것들이요. 숨이 약간 찰 정도면 충분해요."

동훈 님이 고개를 끄덕였다.

"주차장에서 회사까지 빠르게 걸으면 되겠네요."

"바로 그거예요! 일상에 녹여 넣는 거예요."

잠들어 있던 에너지 공장이 깨어나기 시작했다.

3개월 후의 변화

12월 어느 금요일 오후.

"선생님, 10년 만에 처음으로 오후에 안 졸려요."

동훈 님이 환하게 웃으며 들어왔다. 3개월 전 지친 얼굴로 들어왔던 그가 이제는 활력이 넘쳤다.

"체중이 5kg 줄었는데 배고프지 않아요. 오히려 전보다 더 많이 먹는 것 같은데."

연속혈당측정 결과가 모든 것을 말해 준다.

- 평균 혈당: 110 → 95
- 변동 폭: 50% 감소
- 롤러코스터 → 완만한 곡선

"이제 제 몸이 두 가지 연료를 다 쓸 수 있게 된 거예요. 포도당도 쓰고, 지방도 태우고."

동훈 님이 고개를 끄덕였다.

"신기한 게, 이제 배고픈 게 무섭지 않아요. 전엔 조금만 안 먹으면 손 떨리고 식은땀 났는데, 이젠 4~5시간은 거뜬해요."

스위치의 작동 원리

아침 6시, 몸속 교대 근무

동훈 님이 자는 동안 몸속에선 교대 근무가 시작된다.

밤새 낮아진 인슐린 농도를 감지한 몸이 지방 창고 문을 연다. 지방산이 세포 에너지 기관으로 들어가 장작처럼 타기 시작한다. 이것이 우리가 아침에 배고프지 않은 이유다.

하지만 식빵과 잼을 먹는 순간 모든 것이 바뀐다. 혀가 단맛을 감지하자마자 췌장이 인슐린을 분비한다. 지방 창고 문은 닫히고, 포도당 전용 모드로 전환된다.

문제는 하루 종일 이 모드에 갇히는 것이다.

아침 빵 → 10시 과자 → 점심 백반 → 3시 커피와 쿠키… 인슐린이 계속 높으면 지방은 창고에 갇힌 채 꺼내 쓸 수 없다.

유연한 대사가 답이다

우리가 원하는 건 '빠른 대사'가 아니다. **유연한 대사**다.

- **달리기 시작할 때:** 포도당을 불꽃처럼 태운다.
- **장시간 걸을 때:** 지방을 장작처럼 천천히 태운다.
- **집중할 때:** 케톤을 사용한다.
- **회복할 때:** 단백질을 활용한다.

이 유연성을 되찾으면 체지방은 자연스럽게 줄고, 집중력은 오르며, 하루는 안정된다.

동훈 님처럼 당신도 할 수 있다. **당신의 몸은 이미 완벽한 하이브리드 엔진을 가지고 있다. 단지 사용법을 잊었을 뿐이다.**

오늘 당장 시작할 수 있는 것

◇ 오늘 저녁 7시에 주방 불을 끄는 것부터 시작해 보라.
◇ 내일 아침, 빵 대신 계란 두 개를 먹어 보라.
◇ 점심 후 10분만 걸어 보라.
작은 변화가 큰 스위치를 움직인다.

하지만 여기서 한 가지 질문이 남는다. 동훈 님은 왜 성공했을까? 그리고 왜 어떤 사람들은 같은 프로토콜을 따라도 실패할까? 10년간 수백 명의 환자를 관찰하며 발견한 패턴이 있다. 성공과 실패를 가르는 건 의지력이 아니었다. 접근 방식이었다.

우리가 원하는 건 '빠른 대사'가 아니다. 유연한 대사다.

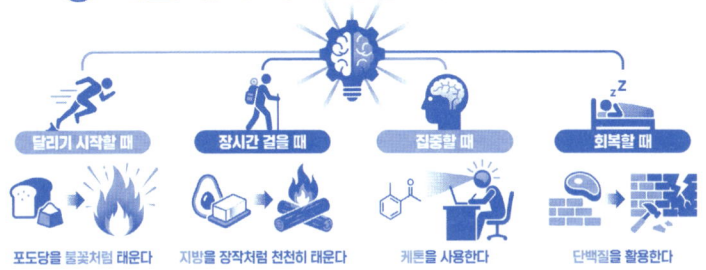

달리기 시작할 때	장시간 걸을 때	집중할 때	회복할 때
포도당을 불꽃처럼 태운다	지방을 장작처럼 천천히 태운다	케톤을 사용한다	단백질을 활용한다

상황에 맞는 연료를 적재적소에 쓰는 능력, 그것이 진정한 건강입니다.

3장. 좋은 대사 VS 나쁜 대사 - 활력 넘치는 몸과 피곤한 몸의 차이

같은 키에 비슷한 체중, 똑같은 칼로리를 먹는데도 누군가는 하루 종일 활력이 넘치고, 누군가는 두 시간마다 배가 고프다. 이 차이는 어디서 오는 걸까. 답은 대사 유연성(metabolic flexibility)에 있다.

좋은 대사를 가진 사람의 몸은 상황에 맞춰 포도당(glucose)과 지방(fat)을 자유롭게 오간다. 식사 후엔 포도당을 에너지원으로 사용하고, 공복 시간이 길어지면 저장된 지방을 꺼내 쓴다. 마치 하이브리드 자동차처럼, 필요에 따라 연료를 바꿔 쓰는 것이다.

반면 나쁜 대사를 가진 사람의 몸은 포도당 모드에 고착되어 있다. 지방을 연료로 전환하지 못하니, 조금만 공복이 길어져도 몸은 긴급 신호를 보낸다. 배고픔이 몰려오고, 짜증이 나며, 머리가 멍해진다.

그 결과는 극명하다. 하나는 에너지가 유연하게 흐르는 몸이고, 다른 하나는 끊임없는 배고픔과 피로의 악순환에 갇힌 몸이다. 그리고 이 차이는 유전자가 아니라 습관에서 만들어진다.

두 환자가 보여 준 대사의 진실

첫 번째 이야기: 35세 소연 님, "왜 먹어도 먹어도 배가 고플까요?"

2021년 9월 16일, 목요일 오후 3시

진료실 문이 열리고 한 여성이 들어왔다. 정장 차림이지만 어깨가 축 처져 있고, 눈 밑에는 다크서클이 짙게 내려앉아 있었다. 손에는 초콜릿 포장지가 구겨진 채 들려 있었다.

"선생님, 저는 왜 먹어도 먹어도 배가 고플까요?"

차트를 펼쳤다. 이름은 박소연, 35세. IT 기업 마케팅팀 차장. 체중 68kg, 키 160cm.

"오후 3시만 되면 서랍 속 초콜릿을 찾아요. 커피는 하루에 다섯 잔 마시는데, 회의 중에도 졸음을 참기 힘들어요."

"아침은요?"

"못 먹어요. 출근하려면 7시에 나가야 하는데, 아침은 그냥… 점심은 회의하면서 샌드위치 먹고요."

혈액 검사 결과를 펼쳐 봤다. 공복혈당은 108로 정상 상한선인 100을 넘었다. 식후 2시간 혈당은 165로 정상 기준 140을 크게 초과했다. 중성지방은 195로 정상치 150을 훌쩍 넘어섰고, 인슐린 저항성 지표는 3.8로 정상 상한 2.5를 분명히 넘어선 수치였다.

전형적인 혈당 롤러코스터였다.

소연 님의 몸은 포도당만 쓰려 하고 있었다. 지방이라는 백업 연료는 창고에 가득한데도 꺼내 쓸 줄 모른다. 스위치가 한쪽으로만 고정된 상태다.

"소연 님, 지금 몸이 '포도당 모드'에 갇혀 있어요. 2~3시간마다 배가 고픈 건 당연한 거예요."

"그럼… 어떻게 해야 하나요?"

"작은 것부터 시작해 볼까요?"

12주간의 여정 - 한 번에 하나씩

소연 님은 극단적인 제한을 하지 않았다. 대신 한 주에 하나씩만 바꾸기로 했다.

1주 차, 밤 8시의 실험

"일주일만 해 보세요. 저녁 8시부터 아침 8시까지, 물만 마시는 거예요."

"그게… 가능할까요?"

첫날 밤 11시, 소연 님은 냉장고 앞에 섰다. 배가 고팠다. 아니, 고프다고 느꼈다. 물을 한 잔 마시고 침대로 돌아갔다. 둘째 날 밤도, 셋째 날 밤도 비슷했다. 하지만 넷째 날 아침, 뭔가 달랐다. 일어나자마자 배가 고팠다. 진짜 배고픔이었다. 지난 10년간 느껴 보지 못한 감각이었다.

일주일 후, 소연 님이 환하게 웃으며 들어왔다.

"선생님, 편의점에 안 갔어요. 일주일 내내요. 저녁만 먹으면 뭔가 더 먹어야 할 것 같았는데, 그 충동이 사라졌어요."

밤사이 인슐린이 충분히 내려가자, 몸은 저장된 지방을 꺼내 쓰기 시작했다. 지방 분해(lipolysis)가 일어난 것이다.

3주 차, 점심 후 15분

"이번엔 점심 먹고 15분만 걸어 보세요. 사무실 계단도 좋아요."

소연 님은 동료들 눈치가 보인다고 했다. 점심 먹고 혼자 걷는 게 이상해 보일 것 같다고. 하지만 일단 해 보기로 했다.

첫날, 소연 님은 사무실 뒤편 공원을 빠르게 걸었다. 15분 동안. 돌아와 책상에 앉았다. 2시가 됐다. 평소 같으면 졸음이 쏟아질 시간이었다. 그런데 이상했다. 머리가 맑았다. 서랍을 열지 않았다.

"선생님, 신기해요. 걸으니까 안 졸려요."

식후 걷기는 **GLUT4**(glucose transporter 4, 포도당 운반 단백질) 채널을 활성화시킨다. 근육이 인슐린 없이도 포도당을 흡수하기 시작한 것이다.

6주 차, 아침의 혁명

"이제 아침을 바꿔 볼게요. 빵은 잠시 놔두고, 계란 두 개, 아보카도 반 개, 김치 조금."

"매일요?"

"일주일만 해 봐요."

소연 님은 반신반의했다. 하지만 월요일 아침, 계란 두 개를 후라이로 만들어 먹었다. 아보카도 반 개를 곁들이고, 김치 몇 조각을 얹었다. 배가 불렀다. 아니, 포만감이 느껴졌다.

오전 11시. 평소 같으면 허기가 밀려올 시간이었다. 그런데 배가 고프지 않았다. 점심시간이 돼서야 비로소 배가 고팠다.

"선생님, 이게 대체 무슨 마법이에요?"

마법이 아니었다. 단백질과 지방이 GLP-1(glucagon-like peptide-1, 식욕 억

제 호르몬)과 PYY(peptide YY, 포만감 유도 호르몬)를 분비시킨 것이다. 이 호르몬들이 뇌에 신호를 보냈다. '충분해. 더 이상 먹을 필요 없어.'

10주 차, 빵의 귀환

"선생님, 빵이 너무 먹고 싶어요. 괜찮을까요?"

"드셔도 돼요. 다만 계란과 함께 드세요. 빵 한 조각, 계란 두 개, 샐러드. 이렇게요."

토요일 브런치. 소연 님은 베이글 반 개에 스크램블 에그와 샐러드를 곁들여 먹었다. 맛있었다. 그리고 놀라웠다. 오후에도 배가 고프지 않았다. 혈당이 급등하지 않았다.

"완전히 끊을 필요는 없었네요. 양과 조합이 중요한 거였구나."

12주 후, 새로운 몸

1월 셋째 주 금요일 오후. 소연 님이 활짝 웃으며 들어왔다. 3개월 전과는 다른 사람 같았다. 눈빛이 또렷했고, 걸음걸이가 가벼워 보였다.

"선생님, 요즘 오후 회의가 즐거워요. 졸지 않으니까요. 그리고 퇴근하고도 에너지가 남아서 요가를 시작했어요."

연속혈당측정 결과를 확인했다. 그래프가 완전히 바뀌어 있었다. 산맥 같던 곡선이 완만한 언덕으로 변해 있었다. 혈당 변동 계수는 18%, 정상 범위였다.

- 아침 공복 혈당: 88 mg/dL
- 식후 혈당 피크: 평균 135 mg/dL(이전 165 mg/dL)
- **인슐린 저항성 지표(HOMA-IR):** 3.8 → 1.9

- 체중: -5.2kg
- 허리둘레: -7cm

"숫자보다 더 좋은 게 있어요. 저녁에 배가 안 고파요. 편의점 지나쳐도 아무렇지 않아요. 10년 만에 처음이에요."

소연 님의 몸은 이제 지방을 연료로 쓸 줄 알게 됐다. 점심 후 4시간이 지나도 혈당은 안정적으로 유지되고, 저장된 지방은 조용히 타올랐다. 이게 **대사 유연성**이었다.

두 번째 이야기: 42세 이준혁 님, "운동하면 더 피곤해요"

2021년 7월 6일, 화요일 오전 10시

진료실에 건장한 남성이 들어왔다. 근육은 있는데 배가 나왔다. 얼굴은 붉고 눈은 충혈되어 있었다.

"선생님, 저 매일 새벽 5시에 헬스장 가는데 왜 더 피곤할까요?"

이름은 이준혁, 42세. 건설 현장 소장. 체중 88kg, 175cm

"운동하면 건강해진다고 해서 6개월째 하고 있는데, 하루 종일 무기력해요."

"식사는 어떻게 하세요?"

"아침은 편의점 샌드위치 차에서 먹고, 점심은… 과식하게 돼요. 저녁엔 직원들이랑 회식하고, 집 가면 12시인데 배고파서 라면 끓여 먹고…"

5년째 이어진 패턴이었다.

혈액 검사 결과를 살펴봤다. 공복 혈당은 118, 인슐린 저항성 지표는 4.2로 정상의 거의 두 배였다. 중성지방은 285로 정상치의 두 배에 가까웠고, 좋은 콜레스테롤인 HDL은 32로 정상 하한선인 40보다 낮았다.

"준혁 님, 문제는 운동이 부족한 게 아니에요. 오히려 너무 많이 해서 문제예요."

준혁 님의 눈이 커졌다.

"운동을… 줄이라고요?"

"네. 지금 준혁 님 몸은 만성 스트레스 상태예요. 매일 아침 고강도 달리기는 몸에게 '위협'이에요. 코르티솔(cortisol, 스트레스 호르몬)이 높게 유지되고, 지방은 복부에 쌓여요. 역설적이죠? 운동을 많이 하는데 지방이 늘어나는 거예요."

12주간의 전환 - 덜 하고, 더 잘 먹기

준혁 님의 전략은 완전히 달랐다. 더 열심히가 아니라, 더 똑똑하게 움직이는 것이었다.

1주 차, 강도를 낮추다

"이번 주는 달리지 마세요. 빠르게 걷는 거예요. 심박수 130 정도로."

"그럼 효과가 없는 거 아니에요?"

"한 주만 해 보세요."

월요일 새벽. 준혁 님은 걷기 시작했다. 빠르게 걸었다. 달리고 싶었다. 하지만 참았다. 30분이 지났다. 이상했다. 덜 피곤했다.

일주일 후, 준혁 님이 놀란 표정으로 왔다.

"선생님, 오히려 몸이 가벼워졌어요. 덜 운동했는데."

과도한 고강도 운동(high-intensity exercise)이 오히려 지방 연소를 방해하고 있었다. 강도를 낮추자 몸은 회복 모드로 들어갔다.

3주 차, 아침을 먹다

"이제 아침을 드세요. 운동 후 30분 안에. 계란 두 개, 방울토마토."

"살 빠지려면 굶어야 하는 거 아니에요?"

"그 반대예요. 제대로 먹어야 지방이 타요."

첫날 아침. 준혁 님은 계란 두 개를 삶아 먹었다. 배가 불렀다. 오전 10시가 됐다. 평소 같으면 편의점에 갈 시간이었다. 그런데 배가 고프지 않았다. 삼각김밥을 사지 않았다.

점심시간. 밥 한 공기와 반찬으로 충분했다. 평소처럼 두 공기를 먹지 않았다.

"왜 이렇게 되는 거예요?"

"아침에 단백질을 충분히 먹으면 혈당이 안정돼요. 그러면 점심에 폭식하지 않게 돼요."

8주 차, 저녁 리듬

"이제 마지막이에요. 저녁 7시 전에 식사하세요. 단백질이랑 채소 중심으로."

"치킨은요?"

"금요일 저녁에만 드세요. 그날만큼은 즐기는 거예요."

준혁 님은 웃었다. 처음으로 웃는 얼굴이었다.

12주 후, 역설의 증명

10월 둘째 주 금요일. 준혁 님이 들어왔다. 3개월 전과는 완전히 달랐다. 얼굴이 갸름해졌고, 걸음걸이가 가벼워 보였다.

"선생님, 운동을 절반으로 줄였는데 살이 빠졌어요. 이게 말이 돼요?"

말이 됐다. 데이터가 증명했다.

- 혈당 변동 계수: 38% → 23%

- 인슐린 저항성: 4.2 → 2.8

- 체중: 85kg → 80.2kg

- 허리둘레: -6cm

"덜 운동하고 더 잘 먹으니까, 오히려 몸이 좋아졌어요. 신기해요."

과도한 운동은 스트레스였다. 적절히 낮추고 식사 리듬을 맞추자, 몸은 비로소 회복 모드(recovery mode)로 들어갔다. 세포속 에너지를 감지하는 AMPK(AMP-activated protein kinase, 에너지 감지 효소)란 효소가 활성화되고, 지방이 조용히 타기 시작했다.

10년, 2,000명이 보여 준 패턴

성공과 실패를 가르는 세 가지 차이

박소연 님, 이준혁 님. 이분들은 모두 성공했다. 하지만 10년간 진료실에서 만난 2,000여 명 중 절반은 실패했다. 그 차이는 무엇이었을까. 놀랍게도, 의지력이나 노력의 양이 아니었다. 문제는 **유연함**이었다.

성공한 사람들은 프로토콜을 맹목적으로 따르지 않았다. 자신의 상황과 몸의 신호에 맞춰 조절했다. 실패한 사람들은 "이 방법이 정답"이라고 믿고, 몸이 보내는 신호를 무시했다.

① 자신의 상황에 맞게 조절한다. VS 획일적으로 따른다.

소연 님과 준혁 님은 같은 원칙을 따랐지만, 적용 방식은 완전히 달랐다.

소연 님의 선택

35세 IT 마케팅팀장인 소연 님은 사무실 환경을 활용했다. 점심 후 15분, 사무실 뒤편 공원을 빠르게 걸었다. 계단이 있으면 3층까지 오르내렸다. 저녁 8시 이후 공복은 집에서 쉽게 지킬 수 있었다. 혼자 사는 1인 가구였고, 주방을 닫는 게 어렵지 않았다.

하지만 빵은 완전히 끊지 않았다. 10주 후 혈당이 안정되자 계란과 함께 먹으며 다시 도입했다. 한 달에 2~3회, 샌드위치와 샐러드를 즐겼다. "완전히 끊으면 스트레스받아요. 이 정도면 충분히 관리돼요."

준혁 님의 선택

42세 건설 현장 소장인 준혁 님은 다른 접근이 필요했다. 새벽 5시 고강도 달리기는 오히려 몸을 망가뜨렸다. 현장 일이 육체적으로 힘든데, 운동까지 고강도로 하니 만성 피로 상태였다. 그래서 강도를 낮췄다. 빠르게 걷기로 전환했다. 심박수 120~130회 정도.

점심 후 걷기도 자신의 환경에 맞췄다. 현장을 한 바퀴 걷는 것으로, 15~20분이면 충분했다. 저녁 식사는 7시 전에 마치려 했지만, 현장 일정이 늦어지는 날엔 8시에 먹었다. "완벽하게 지키려고 스트레스 받는 것보다, 80%만 지켜도 몸은 변해요."

치킨도 금지하지 않았다. 금요일 저녁, 일주일의 보상으로 즐겼다. 그한 끼가 12주 여정을 지속 가능하게 만들었다.

성공한 사람들은 자신의 **직업, 생활 패턴, 가족 상황**에 맞춰 프로토콜을 조정했다. 사무직인 소연 님과 현장직인 준혁 님은 같은 원칙을 완전히 다르게 적용했다.

실패한 사람들은 "하루 2시간 운동"이라는 인터넷 정보를 그대로 따랐다. 자신의 몸 상태를 무시했다. 현장에서 하루 종일 육체노동을 하는데도 저녁에 또 두 시간 운동을 했다. 2주 만에 탈진했다.

대사 개선에는 정답이 없다. 있는 건 **원칙과 개인화**뿐이다.

② 일상에 녹여 낸다. VS 의지력에 의존한다.

소연 님과 준혁 님은 특별한 시간을 내지 않았다. 일상 속에 건강 습관을 녹여 냈다.

소연 님의 루틴

소연 님은 점심을 먹고 엘리베이터 대신 계단으로 사무실 3층까지 올라갔다. 동료들은 이상하게 봤지만, 2주 후엔 아무도 신경 쓰지 않았다. 오후 3시 커피 타임엔 1층 카페 대신 3층 사무실 커피 머신을 이용했다. 계단 왕복이었다.

저녁 8시 이후에는 주방 불을 껐다. 그냥 자동으로. 더 이상 고민하지 않았다. 처음 2주는 의식적으로 했지만, 3주 차부터는 습관이 됐다. 뇌의 기저핵(basal ganglia)에 패턴이 새겨진 것이다.

준혁 님의 루틴

준혁 님은 새벽 운동을 포기했다. 대신 현장에 출근할 때 주차장에서 회사까지 빠르게 걸었다. 10분 동안. 점심 후에는 현장을 한 바퀴 돌았다. 일하면서 자연스럽게 움직였다.

아침에 계란 두 개를 삶는 건 루틴이 됐다. 일요일 저녁, 계란 열 개를 한꺼번에 삶아 뒀다. 아침마다 두 개씩 까먹으면 됐다. 생각할 필요가 없었다.

성공한 사람들은 시스템을 설계했다. 의지력이 필요 없는 환경을 만들었다. 엘리베이터 대신 계단, 일요일 계란 삶기, 주방 불 끄기. 이 모든 게 자동화됐다.

실패한 사람들은 매일 아침 의지력을 동원했다. "오늘은 운동해야지." 저녁마다 고민했다. "먹을까, 말까." 의지력은 **한정된 자원**이다. 아침에 중요한 결정을 내리느라 의지력을 쓰면, 저녁엔 무너진다.

시스템은 무한하다. 한번 설계하면, 영원히 작동한다.

③ 몸의 신호를 듣는다. VS 프로토콜을 맹목적으로 따른다.

소연 님과 준혁 님은 몸이 보내는 신호에 민감했다.

소연 님의 조절

소연 님은 10주 차에 몸이 안정됐다고 느꼈다. 오후 졸음이 사라졌고, 저녁 과식 충동도 없었다. 혈당 변동 계수는 18%로, 안정 범위 안에 들어 있었다. 그때 빵을 다시 먹기 시작했다. 계란과 함께. 몸이 괜찮다는 신호를 보냈다. 빵 한 조각을 먹어도 오후에 졸리지 않았다.

"처음엔 프로토콜을 따랐어요. 하지만 10주 후엔 제 몸이 뭘 원하는지 알게 됐어요. 더 이상 프로토콜이 필요 없었어요. 몸이 알려 줬어요."

준혁 님의 조절

준혁 님은 2주 차에 새벽 운동 강도를 낮췄다. 왜냐하면 몸이 신호를 보냈기 때문이다. 계단을 오를 때 다리에 힘이 없었다. 현장 일을 하는데 집중력이 떨어졌다. "이건 아니다" 싶었다.

강도를 낮추자 몸이 회복됐다. 오히려 체중이 더 빠르게 줄었다. 몸은 정직했다. "과하면 신호를 보내더라고요. 이제는 그 신호를 무시하지 않아요."

성공한 사람들은 프로토콜을 **가이드로** 사용했다. 절대적 규칙이 아니라. 몸이 보내는 신호를 최우선으로 뒀다. 피곤하면 쉬었다. 배고프면 먹었다. 단, 무엇을, 얼마나, 언제 먹을지는 지혜롭게 선택했다.

실패한 사람들은 프로토콜을 **법전**처럼 따랐다. "하루 1,200kcal"라고 적혀 있으면, 몸이 비명을 질러도 지켰다. "탄수화물 금지"라고 적혀 있으면, 2주간 버티다가 폭식으로 무너졌다.

몸은 항상성(homeostasis)을 유지하려 한다. 급격한 변화를 위협으로 받아들이고 저항한다. 성공한 사람들은 이 원리를 이해했다. 천천히, 몸과 협상하며 변화했다.

실패한 사람들은 몸을 적으로 봤다. 굴복시키려 했다. 2주 만에 몸이 이겼다.

당신만의 방식을 찾아라

소연 님의 12주 여정, 준혁 님의 방향 전환. 이들의 공통점은 **유연함**이었다.

같은 원칙이라도 적용 방식은 달랐다. 직업이 다르고, 생활 패턴이 다르고, 가족 상황이 다르니까. 소연 님에게 효과적이었던 방법이 준혁 님에겐 독이 될 수 있었다. 그 반대도 마찬가지였다.

당신에게 필요한 건 정답이 아니다. 원칙과 실험이다.

- 12시간 공복이 힘들면 10시간부터 시작하라
- 점심 후 15분 걷기가 어려우면 5분부터 시작하라
- 아침에 계란 두 개가 부담스러우면 한 개부터 시작하라.

그리고 몸의 신호를 들어라. 피곤하면 쉬어라. 배고프면 먹어라. 단, 지혜롭게. 초콜릿이 아니라 견과류를, 빵 세 개가 아니라 계란과 함께 빵 한 개를.

당신의 대사는 지금 어디에 있는가

좋은 대사의 신호
다음 중 3개 이상 해당한다면 대사가 건강하다.
- 아침 공복에도 머리가 맑다.
- 식후 졸림이 심하지 않다.
- 오후 3시 단맛 갈망이 없다.
- 20분 걷고 나면 개운하다.
- 잠들기 쉽고 깊게 잔다.

대사 조정이 필요한 신호
다음 중 3개 이상이면 조정이 필요하다.
- 공복이 길어지면 손이 떨린다.
- 식후 1~2시간이 가장 졸리다.
- 오후에 당과 카페인이 필수다.
- 운동 후 회복이 더디다.
- 잠이 얕고 아침이 무겁다.

❓ 당신의 대사는 지금 어디에 있는가 🧭

 좋은 대사의 신호
다음 중 3개 이상 해당한다면 대사가 건강하다.

- ☑ ☀️ 아침 공복에도 머리가 맑다
- ☑ 😊 식후 졸림이 심하지 않다
- ☑ 🚴 오후 3시 단맛 갈망이 없다
- ☑ 👟 20분 걷고 나면 개운하다
- ☑ 🌙 잠들기 쉽고 깊게 잔다

⚠️ 대사 조정이 필요한 신호
다음 중 3개 이상이면 조정이 필요하다.

- ☐ 🖐️🍴 공복이 길어지면 손이 떨린다
- ☐ 😴 식후 1-2시간이 가장 졸리다
- ☐ ☕ 오후에 당과 카페인이 필수다
- ☐ 🏋️ 운동 후 회복이 더디다
- ☐ 😩 잠이 얕고 아침이 무겁다

당신의 몸이 보내는 신호에 귀 기울이세요. 유연한 대사로 가는 첫걸음입니다.

당신의 몸은 최고의 약국이다

진료실에서 가장 많이 받는 질문이 있다. "선생님, 특별한 약이나 보충제가 있나요?"

그럴 때마다 천천히 답한다. "지금까지 만들어진 그 어떤 약보다 강력한 약이 이미 당신 몸 안에 있습니다."

첫 번째 약은 12시간 공복이다. 저녁 7시 이후 아무것도 먹지 않으면 지방 연소 스위치가 켜진다. 미토콘드리아가 깨어나고, 만성 염증이 사라진다.

두 번째 약은 10분 걷기다. 식후 걷기는 혈당 조절 밸브를 열고, **GLUT4(glucose transporter 4, 포도당 운반 단백질)** 채널을 활성화시킨다. 운동 자극으로 활성화된 GLUT4는 인슐린 없이도 혈액 속 포도당을 근육과 지방세포 안으로 운반한다. 인슐린 민감도가 40% 상승한다.

세 번째 약은 깊은 수면이다. 밤 10시에 잠들면 성장호르몬(growth hormone)이 분비되고, 손상된 세포가 복구되며, 뇌의 독소가 청소된다.

극단적인 제한도, 고된 운동도 필요 없다. 필요한 건 올바른 방향과 지속 가능한 리듬이다.

오늘 밤부터 시작할 수 있다. 저녁 7시에 주방 불을 꺼라. 식후 10분을 걸어라. 밤 10시에 잠자리에 들어가라.

당신에게 필요한 건 새로운 약이 아니다. 이미 가진 것을 깨우는 용기다. 그리고 그 열쇠는 당신의 선택에 달려 있다.

4장. 대사에 빨간불이 켜지는 순간 - 활력, 배고픔, 그리고 감정

몸이 보내는 경고: 대사 신호등의 빨간불

아침 7시. 알람은 멈췄지만 몸은 움직이지 않는다.

점심 후 2시간, 또다시 단것이 당긴다.

사소한 말에도 감정이 요동친다.

이 세 가지가 동시에 나타난다면, 당신의 대사 시스템에 빨간불이 켜진 것이다.

우리는 이런 신호를 '피곤해서' 혹은 '스트레스 때문에'라고 넘긴다. 하지만 이것은 단순한 피로가 아니다. 대사, 즉 음식을 에너지로 바꾸는 몸의 시스템이 보내는 명확한 경고다.

첫 번째 빨간불: 연료는 있는데 시동이 안 걸리는 아침

48세 회사원 민수 님, "매일 8시간씩 자는데 왜 이렇게 피곤할까요?"

2022년 3월 8일, 화요일 오전 10시

진료실 문이 열리고 정장 차림의 남성이 들어왔다. 넥타이는 느슨하게 풀려 있고, 눈꺼풀은 무겁게 처져 있었다. 의자에 앉자마자 한숨부터 내쉬었다.

"선생님, 매일 8시간씩 자는데도 아침이 지옥 같아요."

이름은 박민수, 48세. IT 기업 부장. 체중 82kg, 키 172cm.

"아침에 일어나면 몸이 돌덩이 같아요. 회사 가기 전에 커피 두 잔 마시고, 회사 와서 또 한 잔…"

"밤에는 잠 잘 주무세요?"

"10시 반에 자서 6시 반에 일어나요. 8시간은 자는데…"

차트를 봤다. 모든 검사 결과는 정상이었다. 갑상선, 빈혈, 간 기능 모두 문제없었다.

'그럼 뭐가 문제일까?'

"일주일만 연속혈당측정기(CGM, Continuous Glucose Monitor)를 차고 생활해 보시겠어요? 24시간 혈당을 기록해 줘요."

"그게… 도움이 될까요?"

"보이지 않던 게 보일 거예요."

일주일 후, 3월 15일

민수 님이 다시 왔다. 표정은 여전히 피곤해 보였다.

"어떠셨어요?"

"솔직히 별 차이 못 느꼈어요. 여전히 피곤하고…"

컴퓨터 화면에 데이터를 띄웠다. 7일간의 혈당 그래프가 나타났다.

"여기 보세요. 새벽 3시마다 혈당이 68mg/dL까지 떨어져요."

민수 님이 화면을 들여다본다.

"정상이 70 이상이죠?"

"맞아요. 새벽에 저혈당이 오면 몸이 스트레스 호르몬을 분비해요. 코르티솔(cortisol; 스트레스 호르몬)이랑 아드레날린(adrenaline; 응급 상황 대응 호르몬)이요. 이 호르몬들은 원래 '위험하다, 깨어나!'라는 신호를 보내는 거예요. 그래서 잠이 얕아지는 거죠."

"그런데 왜 새벽에 혈당이 떨어지는 거죠?"

식사 일기를 펼쳤다.

"저녁 식사 보세요. 흰쌀밥 두 공기, 라면, 과자…"

민수 님이 고개를 숙였다.

"야근하고 나면 배가 너무 고파서요."

"정제 탄수화물이 문제예요. 혈당을 급격히 올리니까 몸이 당황해서 인슐린(insulin; 혈당 낮추는 호르몬)을 과도하게 분비해요. 인슐린은 혈당을 낮추는 호르몬인데, 너무 많이 나오면 그 반동으로 새벽에 저혈당이 오는 거예요. 이걸 '반응성 저혈당(reactive hypoglycemia; 식후 과도한 인슐린 분비로 인한 저혈당)'이라고 해요."

첫 주: 저녁 식사 바꾸기

"저녁에는 단백질과 채소 위주로 드세요. 탄수화물은 주먹 하나 크기만 드셔 보세요."

"그게… 배가 찰까요?"

"처음엔 허전할 거예요. 하지만 3일만 버텨보세요."

2주 차, 3월 22일

민수 님이 들어오는데 표정이 조금 달라보였다.

"선생님, 신기한 일이 일어났어요."

"뭔데요?"

"목요일 아침에 알람 울리기 전에 눈이 떠졌어요. 20년 만에 처음이에요."

"저녁 식사는요?"

"화요일까지는 지켰어요. 그런데 수요일에 회식이 있었거든요."

"어떻게 하셨어요?"

"삼겹살에 소주 한 병… 그리고 라면도…"

민수 님이 미안한 표정을 지었다.

"목요일 아침엔 어땠어요?"

"… 다시 돌덩이였어요. '역시 안 되는구나' 생각했죠."

"금요일은요?"

"그날은 다시 선생님 말씀대로 먹었어요. 토요일 아침에 또 개운했어요."

고개를 끄덕였다.

"민수 님, 수요일이 실패가 아니에요. 오히려 확인한 거예요. 뭘 먹으면 문제가 생기는지요."

한 달 차, 4월 5일

"요즘 아침이 어때요?"

"일주일에 5일은 개운해요. 회식 다음 날만 좀 무겁고."

연속혈당측정기 데이터를 다시 확인한다. 새벽 저혈당 빈도는 주 5회에서 주 1회로 줄어들었다. 아침 기상 시 평균 심박수(heart rate)도 분당 78회에서 68회로 떨어졌다.

"민수 님, 지금 수면의 질이 완전히 달라졌어요. 심박수가 낮다는 건 몸이 깊은 휴식을 취하고 있다는 증거예요."

"저도 느껴져요. 커피도 하루 두 잔으로 줄었어요. 예전엔 다섯 잔 마셨는데."

3개월 후, 6월 7일

민수 님이 웃으며 들어왔다.

"선생님, 어제 부장님이 물어보시더라고요. '민수야, 요즘 무슨 좋은 일 있냐?'고요."

"뭐라고 답하셨어요?"

"'아침이 달라졌어요'라고 했죠."

최종 혈액 검사 결과를 확인했다. 당화혈색소(HbA1c; 최근 2~3개월 평균 혈당 지표)는 5.9%에서 5.4%로 떨어졌고, 중성지방도 185mg/dL에서 135mg/dL로 감소했다. 체중은 82kg에서 77kg으로 5kg 줄었다.

"이제 알겠어요. **아침의 피로는 밤에 만들어지는 거였네요.**"

두 번째 빨간불: 진짜 배고픔과 가짜 갈망의 혼란

편의점 앞을 지나갈 때를 떠올려 보자. 분명 집에는 먹을 것이 있다. 그런데 왜 지금 당장 달콤한 것을 사야만 할 것 같은 충동이 드는가?

32세 주부 지은 님, "점심 먹고 두 시간만 지나면 초콜릿이 미친 듯이 먹고 싶어요"

2021년 5월 11일, 화요일 오후 3시

진료실 문이 열리고 젊은 여성이 가방을 움켜쥔 채 들어온다. 손에는 편의점 봉지가 움켜져 있다. 크림빵 두 개와 초콜릿 하나.

"선생님… 오다가 또 샀어요. 참으려고 했는데…"

목소리가 떨린다.

이름은 이지은, 32세. 전업주부. 체중 68kg, 키 158cm.

"아침엔 괜찮아요. 점심도 잘 먹어요. 근데 오후 두 시만 넘으면… 머릿속이 온통 단 것 생각뿐이에요. 의지력 문제인 줄 알았는데…"

차트를 펼친다. 이번 주 혈액검사 결과가 나와 있다.

"지은 님, 인슐린 저항성(insulin resistance; 인슐린이 제대로 작동하지 않는 상태) 검사를 해 봤는데요. HOMA-IR 지수(Homeostatic Model Assessment for Insulin Resistance; 인슐린 저항성 지표)가 3.2예요."

"그게… 높은 건가요?"

"정상 기준이 1.0이에요. 세 배가 넘어요."

지은 님의 눈이 커진다.

"인슐린 저항성이 생기면 근육과 간이 포도당을 제대로 받아들이지 못해요. 혈액엔 당이 넘쳐도 세포는 굶주린 상태인 거죠. **마치 문이 잠긴 창고에 음식이 가득한 것과 같아요.**"

인슐린 저항성의 악순환

"또 다른 문제가 있어요. 혈중 인슐린 농도는 계속 높게 유지되는데, 이게 지방 분해를 차단해요. **지방이라는 거대한 에너지 창고가 있는데도 그 문이 꽁꽁 잠겨 있는 셈이에요.** 세포는 에너지 부족을 느끼고 뇌에 '먹어야 한다'는 신호를 계속 보내는 거죠."

지은 님이 고개를 끄덕인다.

"그래서 제가 계속 배고픈 거였구나…"

식사 순서 바꾸기 실험

"점심 식사 순서를 바꿔 보세요. 채소를 먼저 먹고, 그다음 단백질, 마지막에 탄수화물을 드세요."

"그게… 효과가 있을까요?"

"2주만 해 보고 판단하시죠."

2주 후, 5월 25일

지은 님이 들어온다. 손에 노트를 들고 있다.

"선생님, 신기해요. **화요일엔 샐러드 먼저 먹고 닭가슴살, 마지막에 밥 먹었거든요. 오후 세 시가 지나도 초콜릿 생각이 안 났어요.**"

"수요일은요?"

"친구들이랑 파스타 먹었어요. 면부터 먹었죠. … 두 시간 뒤에 편의점 갔어요."

노트를 펼친다. 식사 순서와 갈망 강도를 10점 만점으로 기록해 뒀다.

- **화요일**(채소→단백질→밥): 갈망 강도 2점
- **수요일**(파스타부터): 갈망 강도 9점
- **목요일**(다시 순서 지킴): 갈망 강도 3점

"지은 님, 이게 바로 증거예요. 같은 사람, 같은 양을 먹어도 순서만 바꿔도 결과가 달라져요. 채소의 식이섬유(dietary fiber; 소화되지 않는 탄수화물)가 먼저 위장에 들어가면 나중에 들어오는 탄수화물의 흡수 속도를 늦춰 줘요. 그래서 혈당이 천천히 올라가는 거죠."

렙틴과 포만감의 비밀

"지은 님, 또 하나 신기한 사실을 알려 드릴게요. 우리 몸에는 렙틴(leptin; 지방세포에서 분비되는 포만감 호르몬)이라는 호르몬이 있어요. 지방세포에서 분비되는데, 뇌에 '이제 충분하다'는 신호를 보내는 역할을 해요."

"그런데 만성적인 염증과 높은 인슐린 상태에서는 뇌가 이 신호를 제대로 받지 못해요. 이걸 렙틴 저항성(leptin resistance; 렙틴 신호를 뇌가 인식하지 못하는 상태)이라고 하죠. 포만감을 느끼지 못하니까 밤늦게 냉장고 문을 열게 되는 거예요."

"그럼 저는 평생 이렇게 사는 건가요?"

지은 님의 눈에 눈물이 맺힌다.

"아니에요. 혈당을 안정시키고 염증을 줄이면 렙틴 신호가 다시 제대로 작동해요. 보통 2~3주면 변화가 느껴져요."

진짜 배고픔과 가짜 갈망 구분하기

"갈망이 느껴질 때 물 한 잔 마시고 5분만 기다려 보세요."

"그게… 도움이 될까요?"

"한번 해 보세요."

일주일 후, 6월 1일 오전

"선생님, 놀라워요. 어제 오후 3시에 초콜릿 생각이 났는데 물 마시고 기다렸더니 사라졌어요. 근데 어제 저녁 7시엔 진짜 배고팠어요. 5분을 기다려도 더 심해지더라고요."

지은 님을 보며 미소 지었다.

"축하해요. 진짜 배고픔과 가짜 갈망을 구분하신 거예요."

진짜 배고픔은 천천히 시작되어 점점 강해진다. 어떤 음식이든 괜찮고, 위에서 시작되는 느낌이다.

가짜 갈망은 갑자기 특정 음식이 떠오른다. 단 것이나 짠 것 등 특정 맛을 원하고, 머리에서 시작되는 충동이다.

2개월 후, 6월 8일

지은 님이 환하게 웃으며 들어온다.

"선생님, HOMA-IR 재검사를 했어요. 2.1로 떨어졌어요!"

"대단하시네요!"

"그리고 요즘은… 편의점 지나가도 괜찮아요. 초콜릿 보여도 '아, 저거 맛있겠다' 정도만 생각하고 지나가요. 예전처럼 '꼭 사야 돼!' 이런 충동은 없어요."

체중도 68kg에서 63kg으로 5kg 감소했다. 하지만 더 중요한 건 표정이었다. 들어올 때 움켜쥐던 가방을 이제는 편안하게 들고 있었다.

"제 몸이 거짓말을 하고 있었던 거예요. '배고프다'고요. 근데 진짜는 '혈당이 불안정하다'였던 거죠."

세 번째 빨간불: 작은 바람에도 큰 파도가 치는 감정

54세 자영업자 성호 님, "요즘 들어 사소한 일에도 화가 나요"

2023년 6월 14일, 수요일 오후 3시

진료실 문이 열리고 사업가 같은 인상의 남성이 들어온다. 얼굴은 붉고, 입술은 바짝 말라 있다. 의자에 앉자마자 손이 떨린다.

"성격이 변한 건가요? 예전엔 웃고 넘겼던 일에도 요즘은…"

말을 잇지 못한다.

이름은 김성호, 54세. 자영업. 체중 78kg, 키 170cm.

"어제도 직원이 서류 하나 잘못 가져왔다고 소리 질렀어요. 30분 뒤에 후회했죠. '내가 왜 저랬을까…' 근데 또 화가 나요."

"언제부터 이러셨어요?"

"3개월 전부터요. 사업이 좀 어려워지면서…"

차트를 확인한다. 혈압 142/95mmHg. 경계성 고혈압이다. 공복혈당 108mg/dL, 당뇨병 전단계다.

"성호 님, 24시간 연속혈당 모니터링과 감정일기를 함께 써보시겠어요?"

"감정일기요?"

"네. 화가 날 때마다 시간과 강도를 10점 만점으로 기록하는 거예요."

2주일 후, 6월 28일

성호 님이 두꺼운 노트를 들고 온다. 얼굴은 여전히 붉다.

컴퓨터 화면에 두 개의 그래프를 나란히 띄운다. 하나는 혈당 그래프, 다른 하나는 감정 그래프.

"여기 보세요. 6월 16일 오후 2시 30분, 혈당이 180mg/dL에서 90mg/dL로 급락했어요."

성호 님이 감정일기를 펼친다.

"6월 16일 오후 2시 35분, 직원이 서류 잘못 가져왔다고 소리 질렀다. 화 강도 9점."

"6월 20일 오전 11시, 또 혈당이 급락했네요."

"6월 20일 오전 11시 10분, 아내한테 짜증냈다. 사과하고 싶은데 입이 안 떨어졌다. 화 강도 8점."

성호 님이 화면을 응시한다.

"제 성격 문제가 아니었네요…"

혈당과 감정의 관계

"성호 님, 감정은 단순히 마음의 산물이 아니에요. 신경과학자 안토니오 다마지오(Antonio Damasio)는 감정을 '몸 상태의 지도'라고 표현했어요. 심장이 빨리 뛰고, 손에 땀이 나고, 호흡이 짧아질 때, 뇌는 이 신호들을 종합해서 '불안'이라는 라벨을 붙이는 거죠."

"그럼 혈당이 떨어지면 왜 화가 나는 건가요?"

"뇌는 체중의 2%에 불과하지만 에너지의 20%를 사용해요. 특히 감정 조절을 담당하는 전전두엽(prefrontal cortex; 이성과 판단을 담당하는 뇌 부위)은 포도당 변동에 극도로 민감해요."

"2018년 Proceedings of the National Academy of Sciences에 실린 연구에 따르면, 혈당이 70mg/dL 이하로 떨어지면 불안, 초조, 공격성이 증가한다고 해요. 혈당 변동 폭이 50mg/dL 이상이면 감정 조절 능력이 40% 감소한다고요."

성호 님이 고개를 끄덕인다.

"그래서 점심 먹고 회의할 때 자주 싸웠구나…"

장과 뇌를 연결하는 또 하나의 비밀

"성호 님, 또 하나 신기한 사실을 알려드릴게요. 우리 몸에서 기분을 좋게 만드는 세로토닌(serotonin; 행복 신경전달물질)이라는 물질이 있는데, 이게 90%가 장에서 만들어져요."

"뇌가 아니라 장에서요?"

"네. 장내미생물(gut microbiota; 장 속 유익균과 유해균의 집합체)이 세로토닌 생산에 큰 역할을 해요. 가공식품 위주의 식사는 유익균을 죽이고 염증을 늘려요. 그 결과는 우울과 무기력으로 나타나죠. 이걸 '장-뇌 축(gut-brain axis; 장과 뇌가 양방향으로 소통하는 경로)'이라고 불러요."

"그럼 제가 짜증 많이 낸 게… 장 때문일 수도 있다는 거예요?"

"일부는 그럴 수 있어요. 혈당 관리와 함께 발효식품을 드시면 도움이 될 거예요. 김치, 요거트, 된장 같은 거요."

스트레스와 코르티솔

"성호 님, 하나 더 확인하고 싶은 게 있어요. 아침에 일어나서 기분이

어때요?"

"… 불안해요. 눈 뜨자마자 '오늘은 뭐가 잘못될까' 생각부터 들어요."

"저녁에는요?"

"저녁에도 비슷해요. 쉬어도 쉰 것 같지 않아요."

"**코르티솔**(cortisol; **스트레스 호르몬**) 검사를 해 보시겠어요? 코르티솔은 스트레스 호르몬인데, 원래는 아침에 높고 저녁에 낮아야 해요. 근데 만성 스트레스가 있으면 이 리듬이 평평해져요."

일주일 후, 7월 5일

검사 결과를 확인한다.

"예상대로 코르티솔 리듬이 평평해요. 아침 코르티솔 수치는 정상보다 낮고, 저녁 수치는 정상보다 높아요."

"이게 뭘 의미하는 건가요?"

"**HPA 축**(Hypothalamic-Pituitary-Adrenal axis; **시상하부-뇌하수체-부신 축**), 즉 스트레스 반응 시스템에 과부하가 걸렸다는 뜻이에요. 이렇게 되면 감정의 미세 조절 능력이 떨어져요. 평소라면 웃고 넘길 동료의 농담에 화가 치밀어 오르는 거죠. 작은 실수에도 하루 종일 자책에 빠지고요."

실전 전략: 점심 먹고 회의하지 마세요

"아침엔 단백질 15g 이상 드세요. 계란 두 개면 돼요. 이게 혈당을 안정시켜서 오전 내내 에너지를 고르게 유지해 줘요. 점심엔 채소를 먼저, 탄수화물을 마지막에 드세요. 그리고… 점심 먹고 한 시간 안에는 중요한 회의를 잡지 마세요."

"왜요?"

"식후 한 시간은 혈당이 가장 급변하는 시간이에요. 이때 감정 조절 능력이 떨어져요. 가능하면 식후 10분 걷고, 회의는 두 시 이후에 잡으세요.

장 건강을 위해 하루 한 번은 발효식품을 먹어 보세요. 김치 한 젓가락, 요거트 한 컵이면 충분해요.

밤 9시 이후에는 모든 스크린을 꺼 보세요. 블루라이트가 **멜라토닌 (melatonin; 수면 호르몬)** 분비를 막아서 수면의 질을 떨어뜨려요. 수면이 개선되면 아침 코르티솔이 정상화돼요."

2개월 후, 8월 16일

성호 님이 밝은 얼굴로 들어온다.

"선생님, 직원들이 물어봐요. '사장님 요즘 왜 이렇게 좋으세요?'라고요."

"감정일기는요?"

"지난 한 달 동안 화 강도 7점 이상이 단 두 번이었어요. 예전엔 주 3~4번이었는데."

혈당 그래프를 확인한다. 급격한 등락이 현저히 줄었다. 코르티솔 재검사 결과도 리듬이 정상에 가까워졌다.

"제가 나쁜 사람인 줄 알았어요. 근데 그냥… 혈당이 롤러코스터를 탄 거였네요."

"성호 님, 나쁜 사람이 아니었어요. 그냥 몸이 SOS를 보내고 있었던 거예요."

내일 아침부터 시작하는 변화

대사는 하루아침에 바뀌지 않는다. 하지만 작은 실천이 쌓이면 몸은 반드시 응답한다.

아침부터 시작하기

내일 아침, 일어나자마자 손목의 맥박을 재 보라. 15초 동안 세고 4를 곱하면 된다. 평소보다 10회 이상 높다면 오늘 하루 몸이 스트레스를 받고 있다는 신호다. 이럴 땐 격한 운동보다는 가벼운 스트레칭이 낫다.

아침 식사에 **단백질을 15g** 이상 포함시켜라. 계란 두 개, 두부 반 모, 닭가슴살 한 조각이면 충분하다. 이것만으로도 오후의 가짜 갈망이 절반으로 줄어든다.

첫 당분 섭취를 오후 두 시 이후로 미뤄보라. 오전 내내 혈당이 안정되면 집중력과 업무 효율이 눈에 띄게 올라간다.

점심과 오후

점심 식사할 때는 **채소를 먼저, 단백질을 다음, 탄수화물을 마지막**에 먹어 보라. 이 작은 순서 변경만으로도 혈당 상승 속도를 50% 줄일 수 있다.

식후에는 10분만 걸어라. 계단 오르기, 동네 공원 벤치까지 걷기, 학교 운동장 트랙 한 바퀴, 뭐든 좋다. 근육이 포도당을 빨아들이는 통로인 GLUT4(Glucose Transporter Type 4; 포도당 수송 단백질)가 활성화되어 혈당 스파이크를 30% 감소시킨다.

허기가 느껴질 때는 **5분만 기다려 보라.** 물 한 잔 마시고 시계를 보라. 진짜 배고픔은 시간이 지날수록 강해지지만, 갈망은 대부분 사라진다.

갈망이 사라지지 않는다면? 견과류 10알을 먹어라. 아몬드, 호두, 캐슈넛 뭐든 좋다. 단백질과 좋은 지방이 당 충동을 차단해 준다.

저녁과 밤

감정이 요동칠 때는 "2시간 전에 뭘 먹었지?"라고 자문해 보라. 십중팔구 혈당 롤러코스터를 탄 직후일 것이다.

장 건강을 위해 하루 한 번은 **발효식품**을 먹어라. 김치 한 젓가락, 요거트 한 컵, 된장찌개 한 그릇이면 충분하다. 장내미생물이 건강해지면 세로토닌 생산이 늘어나고 기분이 좋아진다.

밤 9시 이후에는 모든 스크린을 꺼라. 스마트폰, TV, 컴퓨터 모두다. 블루라이트가 멜라토닌 분비를 막아서 수면의 질을 떨어뜨린다. 수면의 질이 개선되면 아침 코르티솔이 정상화되고, 하루 종일 감정이 안정된다.

변화의 타임라인

처음 3일은 허전할 것이다. 몸이 적응하는 시간이다.

하지만 **4일째부터 달라진다.** "어? 오늘 오후에 초콜릿 생각 안 났네?" 하는 순간이 온다.

일주일이 지나면 오후 졸음이 절반으로 줄어든다. 가짜 갈망의 빈도도 눈에 띄게 감소한다.

2주가 지나면 아침에 개운하게 일어나는 자신을 발견하게 될 것이다. 알람 소리가 덜 괴롭다. 커피를 한 잔 덜 마셔도 괜찮다. 감정 기복이 현저히 줄어들고, 작은 일에 화내는 횟수가 줄어든다. 체중도 0.5~1kg 자연스럽게 감소한다.

1개월이 지나면 주변 사람들이 먼저 알아본다.

"요즘 뭐 좋은 일 있어?"

"표정이 달라졌네?"

그때 대답하면 된다.

"아침이 달라졌어요."

진료실에서 수백 명의 환자를 보며 확신하게 된 것이 있다. **대사를 이해하고 관리하는 사람은 인생의 질이 완전히 달라진다**는 것.

혈당 변동이 심한 분들께는 연속혈당측정기를 2주간 착용해 보길 권한다. 자신의 패턴을 눈으로 확인하는 순간, 변화는 이미 시작된다.

오늘 하루를 바꾸면 내일이 바뀐다. 내일이 바뀌면 한 달이 바뀐다.

그리고 어느 날 문득 깨닫게 될 것이다.

아침이 가볍고, 오후가 맑으며, 저녁이 평온하다는 것을.

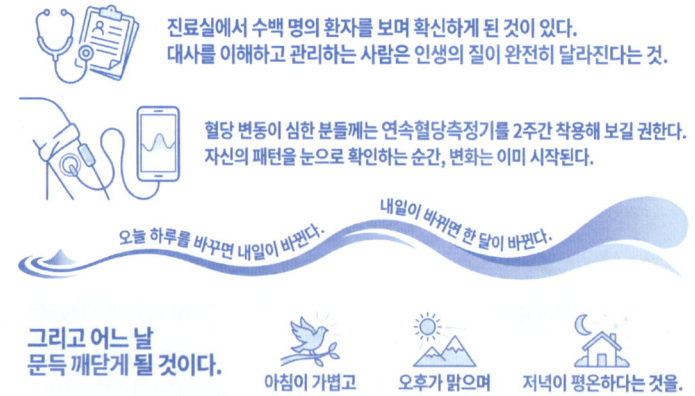

진료실에서 수백 명의 환자를 보며 확신하게 된 것이 있다.
대사를 이해하고 관리하는 사람은 인생의 질이 완전히 달라진다는 것.

혈당 변동이 심한 분들께는 연속혈당측정기를 2주간 착용해 보길 권한다.
자신의 패턴을 눈으로 확인하는 순간, 변화는 이미 시작된다.

오늘 하루를 바꾸면 내일이 바뀐다.

내일이 바뀌면 한 달이 바뀐다.

그리고 어느 날
문득 깨닫게 될 것이다.

아침이 가볍고

오후가 맑으며

저녁이 평온하다는 것을.

[부록] 나의 대사 건강은 몇 점일까?

대사 건강, 조용한 경고

겉으로는 멀쩡해 보인다. 하지만 혈액검사 결과는 다르다. 대사 시스템이 무너지는 건 소리가 없다.

진료실에서 두 부류의 환자를 만난다.

첫 번째는 피로를 호소하는 사람들이다. "선생님, 왜 이렇게 피곤하죠? 잠을 자도 개운하지 않아요." 30대 직장인, 40대 주부, 50대 자영업자. 검사해보면 대사 지표들이 하나둘 경계선을 넘어 있다.

두 번째는 건강검진에서 우연히 발견되는 경우다. 아무 증상도 없었는데 중성지방 200, 공복혈당 110이 나온다. "선생님, 저는 아무렇지도 않은데요?" 바로 이것이 대사 질환의 무서운 점이다. 증상이 나타날 때는 이미 많이 진행된 상태다.

대사증후군은 5가지 지표로 평가한다. 세 개 이상이 기준을 벗어나면 진단이 내려진다. 하지만 진단명보다 중요한 건 내 몸이 보내는 신호를 제대로 읽는 것이다.

핵심 5대 지표 - 몸속 계기판 읽기

1. 허리둘레 - 내장지방의 척도

줄자로 재는 건 단순한 둘레가 아니다. 내장지방의 양을 측정하는 것이다.

피하지방과 내장지방은 다르다. 피하지방은 보기 싫을 뿐이지만, 내장지방은 위험하다. 심장, 간, 췌장 사이에 끼어들어 호르몬을 교란시킨다. 만성 염증의 원인이 된다.

측정 기준

- 여성: 85cm 미만
- 남성: 90cm 미만
- 측정법: 배꼽 높이, 숨을 자연스럽게 내쉰 상태

한 환자가 기억난다. 운동을 꾸준히 하는데도 뱃살만 빠지지 않는다고 했다. 허리둘레를 재보니 92cm. 겉보기엔 날씬했지만 내장지방은 이미 기준을 넘어 있었다.

2. 혈압 - 침묵의 킬러

혈압은 전 세계 사망 원인 1위 위험인자다. 높은 혈압은 단순히 심장에만 무리를 주는 게 아니라, 뇌졸중, 치매, 신장병까지 연쇄적으로 불러온다. 혈관이 마치 오래된 수도관처럼 압력을 견디지 못하고 터지거나 막히는 것이다.

측정 팁: 병원에서 긴장으로 치솟는 '백의 고혈압'보다, 집에서 편안하게 잰 혈압이 진짜 당신의 심혈관 위험을 보여준다. 커피, 운동, 흡연 직후 30분은 피하고, 5분 안정을 취한 후 측정하자.

기준:

이상적: 115/75 mmHg

정상: 120/80 mmHg 미만

경계: 135/85 mmHg 이상

현실 체크: 30대에도 고혈압인 사람이 늘고 있다. 나트륨 과다, 스트레스, 수면 부족이 주범이다.

3. 중성지방 - 달콤한 유혹의 결과

당분과 정제 탄수화물을 많이 먹거나, 술을 자주 마시면 잉여 에너지가 중성지방으로 변해 혈액을 떠돌다가 결국 복부와 간에 쌓인다. **중성지방**이 높다는 건 "당분 과다 + 운동 부족"이라는 적신호다.

밤늦게 치킨과 맥주, 아침에 달달한 음료수, 간식으로 과자… 이런 패턴이 반복되면 간은 마치 과로에 시달리는 공장처럼 계속해서 중성지방을 만들어낸다.

기준:

이상적: 80 mg/dL 미만

정상: 150 mg/dL 미만

위험: 200 mg/dL 이상

현실 체크: 술을 끊고 당분을 줄이면 중성지방은 2주 만에도 확연히 떨어진다.

4. HDL 콜레스테롤 - 혈관 청소부

HDL은 '혈관 청소부' 역할을 하는 좋은 콜레스테롤이다. 혈관 벽에 쌓인 나쁜 콜레스테롤을 거둬들여 간으로 운반하는 쓰레기차 같은 존재다. 너무 낮으면 청소 인력이 부족해지고, 혈관은 점점 더러워진다.

운동, 특히 유산소 운동은 HDL을 높이는 가장 확실한 방법이다. 반대로 앉아 있는 시간이 길고, 트랜스지방을 많이 먹으면 HDL이 떨어진다.

기준:

이상적: 60 mg/dL 이상

위험: 남성 < 40 mg/dL, 여성 < 50 mg/dL

현실 체크: "콜레스테롤 약 먹으면 되지"라고 생각하는 사람들이 많지만, HDL은 약으로 올리기 어렵다. 결국 운동과 식습관 개선이 답이다.

5. 공복혈당 - 대사 붕괴의 마지막 신호

아침 공복혈당은 인슐린 저항성의 '끝자락'에서야 높아진다. 즉, 이미 10년 가까이 대사가 서서히 무너져 왔는데, 이제서야 혈액검사에 나타난다는 뜻이다. 혈당이 정상이라고 안심하기엔 너무 이르다.

기준:

이상적: 70~85 mg/dL

정상: < 100 mg/dL

경계: 100~125 mg/dL

당뇨: ≥ 126 mg/dL

현실 체크: 공복혈당 95mg/dL도 사실은 '정상 상한선'에 가깝다. 80대 초반을 유지하는 것이 이상적이다.

추가로 알아두면 좋은 지표들

현대 의학이 발전하면서, 기본 5대 지표 외에도 더 예민하고 정확한 검사들이 나왔다. 마치 자동차 정밀 진단처럼, 겉으로 드러나지 않는 문제들을 미리 찾아낼 수 있다.

간수치(ALT, GGT) → 지방간과 산화 스트레스의 초기 신호. 술을 안 마셔도 높을 수 있다.

공복 인슐린 & HOMA-IR → 혈당이 정상이라도 이미 인슐린이 과로하고 있는지 확인. 대사 경고등의 역할.

당화혈색소(HbA1c) → 지난 2~3개월간의 평균 혈당. 하루하루 변동이 심한 혈당을 놓치지 않는다.

염증 수치(hs-CRP) → 몸속에서 '미세한 전쟁'이 벌어지고 있는지 확인하는 지표.

요산 → 과당·퓨린 과다 섭취 신호. 통풍뿐만 아니라 인슐린 저항성도 악화시킨다.

사구체 여과율(GFR) → 신장이 얼마나 깨끗하게 혈액을 거르는지 측정.

비타민 D → 뼈·면역·호르몬 균형에 관여. 대부분의 한국인이 부족하다.

왜 병원만 믿고 기다리면 안 되는가?

현재의 의료 시스템은 마치 **'고장 난 차를 긴급 수리해주는 정비소'** 같다. 급성질환—심근경색, 뇌졸중, 골절 같은—에는 탁월하지만, 대사 건강처럼 서서히 무너지는 문제에는 구조적으로 한계가 있다.

고혈압, 당뇨, 지방간, 비만은 하루아침에 생기지 않는다. 매일의 식사, 움직임, 수면, 스트레스 관리—이 작은 선택들이 10년, 20년 쌓여서 '몸의 리듬'을 깨뜨린 결과다.

지금의 의료 시스템은 '불이 나야 소방차를 부르는 구조'다:

증상이 나타난다.

병원에 가서 검사를 받는다.

약을 처방받는다.

원인을 깊게 파고들 시간도, 생활습관을 실제로 바꾸게 도와줄 체계도 부족하다. 의사는 하루에 수십 명을 봐야 하고, 환자는 3분 진료로 근본적인 변화를 기대해야 한다.

병원 검사 결과 읽기 - 숫자 너머의 스토리

검사 결과지를 받았을 때, 단순히 '정상' '비정상'으로만 나누지 말자. 숫자 하나하나가 내 몸이 들려주는 이야기다.

예를 들어:

중성지방 180mg/dL → "최근에 달달한 거 많이 먹었나? 술자리가 잦았나?"

HDL 35mg/dL → "운동 부족인가? 앉아있는 시간이 너무 긴가?"

허리둘레 92cm → "스트레스 때문에 코르티솔이 높아서 복부에만 살이 찌는 건가?"

이런 식으로 숫자를 '증상'이 아닌 '신호'로 읽으면, 무엇을 바꿔야 하는지 방향이 보인다.

앞으로 필요한 변화 - 미래의 건강관리

이제 병을 '고치는 것'에서 '관리하는 것'으로 생각을 바꿔야 한다. 의사는 '진단하는 사람'에서 '변화를 돕는 코치'가 되어야 하고, 병원은 '아플 때만 가는 곳'이 아니라 '건강을 지키는 파트너'가 되어야 한다.

스마트폰, 웨어러블 기기, AI는 이미 내 손안의 '대사 블랙박스'가 될 수 있다. 매일의 혈당, 심박수, 수면, 활동량 데이터를 분석해서 내 몸이 보내는 미세한 신호들을 실시간으로 읽고 맞춤 처방을 줄 수 있다면, 병원은 '마지막 방어선'이 아니라 '함께 달리는 건강 코치'가 될 수 있다.

상상해보자:

"오늘 아침 혈당이 평소보다 5mg/dL 높네요. 어젯밤 늦게 주무셨고, 스트레스 지수도 높았어요. 오늘은 점심 후 10분 산책을 해보시고, 저녁에는 탄수화물을 평소의 80% 수준으로 줄여보세요."

이런 개인 맞춤형 건강 관리가 일상이 되는 날이 그리 멀지 않았다. 중요한 건 그때까지 기다리는 게 아니라, 지금 당장 내 몸의 신호를 읽고 작은 변화를 시작하는 것이다.

☑ **체크포인트:**

내 대사 건강 점수를 매겨보자:

	이상적 (2점)	점수	경계선 (1점)	점수	초과 (0점)	점수
허리둘레	경계선 미만	2	남 90cm* 여 85cm	1	경계선 초과	0
중성지방 (TG)	≦80	2	80 <TG ≤150	1	≧150	0
공복혈당 (FBS)	<85	2	85 ≤ FBS <100	1	≧100	0
HDL (HDL) 콜레스테롤	≧60	2	50≦HDL <60	1	남 <40, 여 <50	0
수축기 혈압 (SBP) 및 이완기 혈압 (DBP)	SBP <120 & DBP <80	2	120 ≤ SBP <130 또는 80 ≤ DBP <85	1	SBP ≥ 130 또는 DBP ≥ 85	0

총점 해석

☺ **8-10점: 우수한 대사 건강 상태**

😐 **5-7점: 주의가 필요한 상태**

☹ **0-4점: 적극적인 생활습관 개선 필요**

숫자는 현재 상태일 뿐, 운명이 아니다. 작은 변화라도 지금 시작하면 6개월 후엔 완전히 다른 결과를 볼 수 있다. ➡

* 남성 바지 치수가 33인치 이상이거나 여성 바지 치수가 31인치를 허리둘레 기준으로 추정할 수 있습니다.

2부
마음과 대사의 연결고리

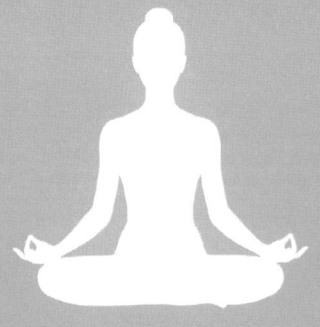

5장. 감정이 식욕을 조종할 때

2024년 9월 13일, 금요일 오후 11시 30분. 서울 마포구 한 아파트 부엌

냉장고 문이 열렸다. 하얀 불빛이 어두운 부엌을 비췄다.

"또…"

소희 님(35세, 마케팅팀장)의 손이 먼저 움직였다. 치킨 남은 것. 콜라 반 병. 아이스크림 통.

점심을 든든히 먹었다. 저녁도 먹었다. 배는 부르다. 그런데 손은 멈추지 않았다.

'오늘 무슨 일이 있었더라?'

아침 9시: 회의에서 기획안 기각당함

점심 12시: 후배가 승진 발표

오후 4시: 상사한테 팀 앞에서 지적받음

저녁 7시: 혼자 집에

입에 치킨을 넣었다.

순간, 모든 게 괜찮아지는 것 같았다. 그 맛. 그 온기. 그 일렁거림. 마치 누군가가 자신을 안아주는 것 같은 느낌. 조금씩 더 집어먹었다.

하지만 10분 후… 텅 빈 통을 보며 자책이 밀려왔다.

"왜 또 …"

하지만 이는 의지 부족이 아니었다. 뇌 속 식욕 조절 시스템이 새로운

신호를 받은 것이다.

뇌가 식욕을 조절하는 방법

우리 뇌 깊숙한 곳, 시상하부(hypothalamus, 뇌 중앙 하부에 위치하며 식욕, 체온, 수면 등을 조절하는 지휘센터)의 궁상핵(arcuate nucleus, 시상하부 내 특정 부위로 식욕 조절의 핵심 지점)에는 서로 반대되는 두 신경세포군이 있다.

AgRP/NPY(Agouti-Related Peptide / Neuropeptide Y - 식욕 증가 신호를 보내는 신경전달물질) **뉴런**은 "먹어"라는 신호를 보내는 액셀이고, **POMC/CART**(Pro-Opiomelanocortin / Cocaine- and Amphetamine-Regulated Transcript - 식욕 억제 신호를 보내는 신경전달물질) **뉴런**은 "그만"이라는 신호를 보내는 브레이크다.

이들은 액셀과 브레이크처럼 우리의 식사를 정교하게 조절한다. 한 입을 먹는 순간 AgRP 활동이 즉시 감소하고 POMC가 활성화된다. 이 균형이 깨지면 배가 부른데도 계속 먹고 싶은 상태가 된다. 실제로 비만 환자의 30%에서 이 신호 체계의 이상이 관찰된다.

음식이 위에 도달하면 복잡한 신호 체계가 작동한다. 위벽이 팽창하며 미주신경(vagus nerve, 뇌와 내장을 연결하는 신경)을 통해 뇌로 신호를 보낸다. 동시에 위장관 호르몬이 분비되는데, **GLP-1**(Glucagon-Like Peptide-1, 글루카곤 유사 펩타이드-1)은 장에서 분비되어 포만감을 유도하고 위 배출을 지연시킨다. **PYY**(Peptide YY, 펩타이드 YY)는 장 하부에서 분비되어 식욕을 억제하고, **CCK**(Cholecystokinin, 콜레시스토키닌)는 소장에서 분비되어 "충분하다"는 신호를 뇌로 전달한다.

이 과정이 원활하면 적절한 포만감과 만족감을 느낀다. 그래서 어떤 날은 밥 한 공기만으로도 충분한데, 또 어떤 날은 과식을 해도 허전하게 느껴지는 차이가 생긴다. GLP-1이 주목받는 이유는 바로 이 '위-뇌-보상' 삼각 연결고리를 조율해, 포만감과 맛의 만족을 동시에 끌어올릴 수 있기 때문이다.

보상 회로가 만드는 갈망

먹는 것은 단순히 위장을 채우는 생리적인 일에 그치지 않는다. 첫 입을 베어 물었을 때 퍼지는 향, 혀 위에서 느껴지는 미묘한 단맛, 씹을 때의 바삭함까지—이 모든 감각은 뇌의 도파민(dopamine, 쾌락과 보상을 매개하는 신경전달물질) 보상 회로를 자극하며 "다음에도 또 먹고 싶다"는 기억을 만든다.

이 보상 회로에 연결된 섬엽(insula, 인슐라)은 마치 '몸 안의 센서 허브'처럼 작동한다. 위장과 장에서 올라오는 신호를 실시간으로 해석하고, 배가 부른지 허기진지를 판단한다. 그래서 같은 초콜릿 케이크라도, 허기진 상태에서 먹을 때와 이미 배부른 상태에서 먹을 때의 만족감이 달라진다. 이 차이를 만드는 심판이 바로 섬엽이다.

섬엽은 단순히 감각 정보를 해석하는 수동적인 부위가 아니라, 위·장 상태를 실시간으로 업데이트하면서 의사결정 과정에 직접 개입한다. 섬엽의 해석이 바뀌면, 같은 음식이라도 "지금 먹어야 할지 말아야 할지"에 대한 판단이 달라진다.

스트레스가 만드는 가짜 배고픔

2024년 10월 2일, 화요일 오후 3시. 회사 회의실

"이번 분기 실적이 왜 이래요?"

상사의 목소리가 차갑다. 팀원 5명 앞에서.

동훈 님(42세, 영업팀)의 뒷목이 뜨거워졌다. 손에 땀이 났다. 심장이 빨리 뛰었다.

오후 3시 30분. 책상으로 돌아왔다.

손이 저절로 서랍을 열었다. 초콜릿. 과자. 사탕.

'점심 먹은 지 2시간밖에 안 됐는데…'

하지만 입은 계속 움직였다.

불안, 외로움, 분노 같은 감정이 갑자기 올라올 때, 우리 뇌 속에서는 편도체(amygdala, 아미그달라—감정 처리의 중추)가 비상 사이렌을 울린다. 그러면 **HPA 축**(Hypothalamic-Pituitary-Adrenal axis, 시상하부-뇌하수체-부신 축—스트레스 반응의 주요 경로)이 가동되면서 코르티솔(cortisol, 스트레스 호르몬)이 분비된다.

코르티솔은 원래 '위기 대응'을 위해 에너지를 확보하게 만드는 역할을 하지만, 동시에 뇌의 보상 회로를 자극해 달고 짠 고칼로리 음식을 '지금 당장 먹어야 하는 것'처럼 매력적으로 느끼게 만든다. 그 결과, 어떤 사람은 상사의 한 마디에 퇴근길에 치즈버거를, 또 어떤 사람은 외로운 밤에 아이스크림 통을 꺼낸다. 이는 단순히 기분을 달래는 행동이 아니라, 신경 회로가 설계된 반응에 가깝다.

코르티솔은 복측피개부(VTA, Ventral Tegmental Area—도파민 생산 중추)와 측좌핵(nucleus accumbens, —보상 경험의 핵심)의 민감도를 높여, 고당·고지방 음식에 대한 '쾌락 신호'를 증폭시킨다. 이로 인해 평소에는 그저 그런 간식이 스트레스 순간에는 강력한 '위로 음식'으로 재학습된다. 이 과정이 반복되면, 뇌는 특정 감정 상태와 특정 음식 사이에 굵은 고속도로를 놓는다. 그 고속도로를 끊기 위해서는 단순한 의지보다, 회로 자체를 다른 보상 경험으로 덮어쓰는 전략이 필요하다.

감정 배고픔과 진짜 배고픔

오후 4시, 사무실

점심을 든든히 먹었는데, 갑자기 초콜릿이 미친 듯이 당긴다. 책상에 있던 과자를 집어 들고 몇 입 먹었지만, 입안의 달콤함이 사라지자 금세 또 허전하다. 배 속은 아직 묵직하고, 실제 에너지가 필요한 상황이 아닌데도, 입과 손은 계속 움직이고 싶은 충동을 느낀다. 이것이 바로 감정 배고픔이다.

오전 11시 30분, 회의 중

아침을 거르고 점심시간이 다가오면, 서서히 속이 비어 가는 느낌이 온다. 눈앞에 있는 음식이 달든 짜든 상관없이 먹고 싶고, 몇 입만 먹어도 만족이 차오른다. 이 배고픔은 생리적 배고픔이다.

진짜 배고픔은 시상하부의 에너지 항상성 회로가 주도권을 쥔다. 이 회로는 위·장 호르몬과 혈당 변화를 감지해 뇌간·시상하부로 신호를 보내고, 식욕을 높인다. 반면 감정 배고픔은 시상하부보다 변연계(limbic system,

감정과 기억의 네트워크)와 **전전두엽**(prefrontal cortex, **의사결정을 담당하는 뇌 전두부)-보상 회로**의 상호작용이 우위에 선다.

불안·외로움·분노 같은 감정이 편도체를 활성화하면 코르티솔 분비가 증가하고, 이는 다시 도파민 보상 경로를 민감하게 만들어 "빠른 에너지 + 강한 맛"을 가진 음식의 매력을 극대화한다. 감정 배고픔은 마음의 상태가 식욕의 리모컨을 뺏는 순간이며, 이는 생리적 배고픔과 완전히 다른 '출발점'을 갖는다.

내 몸의 신호를 읽는 법 - 인터로셉션

우리는 배가 고플 때만 먹는다고 생각하지만, 실제로는 그렇지 않다. 많은 경우, 불안·지루함·외로움 같은 감정이 '배고픔'으로 번역되어 행동으로 이어진다. 이때 필요한 것이 바로 **인터로셉션(interoception, 내수용 감각,** 심박수, 호흡, 위장 수축 등 몸 내부에서 일어나는 생리적 신호를 감지하고 해석하는 능력. 외부 감각(시각, 청각)과 달리 몸속 상태를 인식하는 '내부 센서' 역할), 즉 내몸감각 을 읽고 구분하는 능력이다.

인터로셉션 훈련은 심박수, 호흡, 위장의 미세한 수축과 같은 몸속 신호를 의식적으로 감지하고, 그 신호가 '진짜 배고픔'인지 '감정 신호'인지 구분하는 연습이다. 마치 자동차의 계기판을 자세히 읽어 기름이 떨어졌는지, 경고등이 켜졌는지를 정확히 파악하는 것과 같다.

이 훈련은 **섬엽-전전두엽 네트워크의 연결성**을 강화해 감정이 식욕 회로를 '가로채는' 빈도를 줄인다. 몸속 신호를 더 정확히 읽게 되면, "이건 배고픔이 아니라 스트레스 반응이네"라는 식의 구분이 가능해지고, 불필요한 간식이나 폭식을 줄일 수 있다. 이것은 단순한 마음챙김 이상으로, 뇌 회로를 재훈련하는 전략이기도 하다.

오늘부터 시작하는 식욕 조절법

1. 진짜 배고픔 찾기

아침에 첫 공복감을 느낄 때 세 가지를 확인해본다. 위에서 소리가 나는가? 특정 음식만 생각나는가? 스트레스를 받은 직후인가? 진짜 배고픔은 위에서 시작되고, 기력이 떨어지며, 어떤 음식이든 괜찮다는 느낌이 든다. 반면 가짜 배고픔은 머리에서 시작되고, 특정 음식만 원하며, 감정적 사건 직후에 나타나는 특징이 있다.

점심 전 배고픔을 느끼면 먼저 물 한 잔을 천천히 마시고 2분간 걷는다. 그래도 배가 고프면 이는 진짜 배고픔이다.

한편, 점심식사를 1시에 마쳤는데 오후 3시 달달한 간식이 생각나면 이는 감정 배고픔일 가능성이 높다. 이 경우 5분간 자신의 심박수에 집중해 본다. 손을 배 위에 올리고 위장의 움직임을 느껴본다. 대부분의 갈망은 이렇게 5분만 기다리면 사라진다.

2. 수면으로 식욕 다스리기

저녁 8시부터 전자기기의 블루라이트를 차단하고, 잠들기 2시간 전에는 모든 화면을 끈다. 침실 조명은 최대한 어둡게 하고, 주말에도 평일과 같은 시간에 일어나는 것이 중요하다. 규칙적인 수면 패턴이 호르몬 균형을 회복시킨다.

한 달간 이 방법을 실천한 환자들의 70%가 야식 습관이 개선됐다고 보고했다. 수면의 질이 좋아지면 낮 시간의 과식도 자연스럽게 줄어든다.

"선생님, 신기해요."

한 달 만에 다시 온 소희 님의 표정이 밝아졌다.

"요즘 밤에 냉장고 안 열어요. 아니, 열긴 여는데… 물만 마시고 나와요."

"어떻게 하셨어요?"

"그냥… 5분만 기다렸어요. 선생님이 말씀하신 대로. 심장 소리 듣고, 배에 손 올리고."

"그랬더니?"

"갈망이 사라지더라고요. 신기하게."

3. 스트레스와 음식의 연결고리 끊기

화가 날 때는 냉장고가 아닌 현관문으로 향한다. 3분만 걸어도 코르티솔 수치가 감소한다. 외로울 때는 아이스크림 대신 따뜻한 차를 천천히 마신다. 온기가 옥시토신(oxytocin, 애착과 신뢰의 호르몬) 분비를 촉진해 정서적 안정을 준다.

업무 스트레스를 받으면 과자 대신 탄산수를 마신다. 입안의 자극이 일시적 만족감을 준다. 답답할 때는 계단을 오르내린다. 신체 활동이 엔도르핀(endorphin, 자연 진통제이자 기분 전환 물질)을 분비시켜 기분을 전환한다.

2024년 12월 5일. 동훈 님의 3개월 후

"요즘 회의 때 스트레스 받으면 계단 올라가요."

동훈 님이 웃으며 말했다.

"처음엔 좀 이상했는데… 5층까지 올라갔다 내려오면 머리가 맑아지더라고요."

"과자는요?"

"서랍에 그대로 있어요. 3주째 안 먹었어요."

이 방법들은 단순한 팁이 아니다. 뇌의 보상 회로를 재설정하는 신경과학적 전략이다. 스트레스와 음식의 자동 연결을 끊고 새로운 보상 경로를 만드는 것이다. 3주간 꾸준히 실천하면 새로운 신경 회로가 형성되기 시작한다.

마무리: 시스템의 이해가 열쇠다

우리 몸의 식욕 조절 체계는 생존을 위해 정교하게 설계되었다. 하지만 현대 사회의 스트레스와 생활 패턴이 이 시스템을 교란시킨다. 중요한 것은 의지력이 아니라 시스템의 이해다. 몸이 보내는 진짜 신호를 읽고, 가짜 신호를 구분하며, 새로운 보상 회로를 만들어가는 것. 이것이 지속 가능한 식욕 조절의 핵심이다.

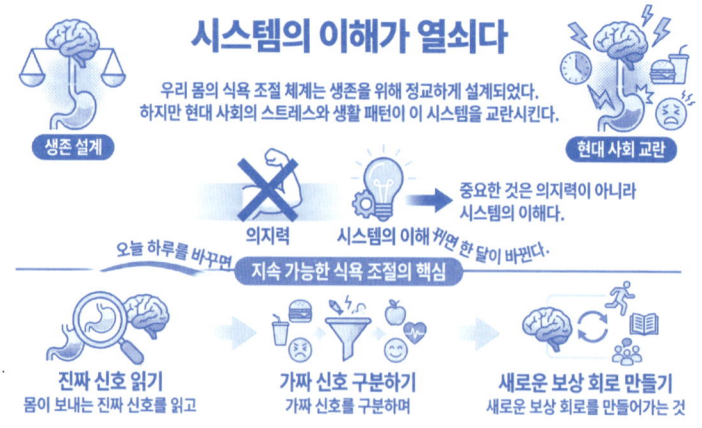

6장. 스트레스와 호르몬의 숨은 작전

보이지 않는 경보 시스템

2024년 10월 17일, 목요일 오전 8시 30분. 서울 강남구 한 회사 회의실 앞

민준 님(38세, IT기업 팀장)이 발표 자료를 쥔 손을 내려다본다. 손바닥에 땀이 배어 있다. 심장이 북소리처럼 뛴다. 회의실 문 너머로 임원들의 목소리가 들린다.

'왜 이렇게 떨리지… 준비는 완벽하게 했는데.'

하지만 떨림은 멈추지 않는다. 입안이 바싹 마르고, 손끝이 차갑다.

이 순간, 민준 님의 몸속에서는 HPA 축(Hypothalamic-Pituitary-Adrenal axis, 시상하부-뇌하수체-부신 축)이라는 비밀 작전팀이 이미 움직이고 있다. HPA 축은 시상하부(Hypothalamus), 뇌하수체(Pituitary), 부신(Adrenal)의 첫 글자를 딴 것으로, 스트레스에 반응하는 우리 몸의 핵심 시스템이다.

첫 번째 신호: CRH - 위기상황 발생

시상하부가 위험을 감지하면 CRH(Corticotropin-Releasing Hormone, 코르티코트로핀 방출 호르몬)라는 화학 신호를 보낸다. 이것은 '위기상황 발생'이라는 첫 번째 경보다. 마치 119에 신고 전화가 걸려온 것과 같다.

두 번째 명령: ACTH - 출동 지시

CRH를 받은 뇌하수체는 즉시 ACTH(Adrenocorticotropic Hormone, 부신피질 자극 호르몬)를 만들어 혈액으로 방출한다. 이것은 '출동 명령서'다. 소방서에서 현장으로 출동 지시를 내리는 것과 같다.

최종 무기: 코르티솔과 아드레날린

ACTH가 부신에 도착하면, 부신은 코르티솔(cortisol)과 아드레날린(adrenaline, 에피네프린)을 대량 생산한다. 이들이 바로 우리 몸을 '전투 모드'로 바꾸는 실제 행동대원들이다.

불과 몇 초 만의 일이다.

간이 글리코겐(glycogen, 저장된 포도당)을 풀고, 근육이 단백질을 분해해 포도당을 만든다. 심장은 더 빠르게 뛴다. 혈액은 소화기관에서 근육과 뇌로 재배치된다. 이것이 우리 몸의 '생존 모드'다.

스트레스 호르몬의 실체

코르티솔 - 응급 에너지 카드

코르티솔은 흔히 '스트레스 호르몬'으로 알려져 있다. 위기의 순간 꺼내 쓰는 비상금 같다. 간에서 포도당을 만들고, 근육 단백질을 분해하며, 지방을 복부로 재배치한다. 단기적으론 생명을 구하지만, 매일 쓰다 보면 몸의 신용등급이 떨어진다.

아드레날린 - 즉각 대응팀

아드레날린(adrenaline, 에피네프린 epinephrine)은 '투쟁 또는 도피(fight-or-flight)' 반응을 일으키는 호르몬이다. 위기 신호가 들어오면 몇 초 만에 작전에 돌입한다. 심박수와 혈압이 오르고, 시야가 선명해진다. 원래는 단기 임무용이다. 하지만 매일 출동하면 시스템이 마비된다.

인슐린 - 연료 배달원의 고충

인슐린(insulin)은 췌장에서 분비되어 포도당을 세포로 운반하는 배달원이다. 그런데 스트레스가 계속되면 세포가 문을 잘 열지 않는다. 배달원은 밖에서 기다리고, 포도당은 혈액에 쌓인다. 이것이 인슐린 저항성(insulin resistance)의 시작이다.

렙틴과 그렐린 - 뒤바뀐 신호등

렙틴(leptin)은 지방세포에서 나와 "그만 먹어도 된다"는 신호를, 그렐린(ghrelin)은 위에서 나와 "지금 먹어야 한다"는 신호를 보낸다. 스트레스 상황에서는 이 신호가 뒤바뀐다. 배가 부른데도 계속 먹고 싶어진다. 특히 달고 기름진 음식을.

갑상선 호르몬 - 느려진 엔진

갑상선 호르몬(T3, triiodothyronine; T4, thyroxine)은 우리 몸의 에너지 대사 속도를 조절한다. 스트레스가 지속되면 활성형인 T3가 감소하고, 몸은

'절전 모드'로 전환된다. 아무리 적게 먹어도 살이 안 빠지는 이유다.

성호르몬 - 몸의 건축 설계사

에스트로겐(estrogen)과 테스토스테론(testosterone)은 단순히 생식 기능만 담당하는 게 아니다. 근육량, 지방 분포, 골밀도, 그리고 인슐린 감수성까지 조절한다.

만성 스트레스로 HPA 축이 과활성화되면 성호르몬 생산이 억제된다. 남성은 테스토스테론이 감소해 근육이 줄고 복부비만이 심해진다. 여성은 에스트로겐 불균형으로 생리 불순과 체지방 증가를 겪는다.

성호르몬은 몸의 '건축 설계사'다. 설계사가 자리를 비우면 근육과 뼈는 덜 지어지고, 지방 창고만 커진다.

성장호르몬 - 야간 수리공의 부재

성장호르몬(GH, Growth Hormone)은 주로 깊은 수면 중에 분비되어 조직을 회복시키고 지방을 태운다. 하지만 코르티솔이 높으면 이 야간 작업이 중단된다. 아침에 일어나도 개운하지 않은 이유다.

GLP-1과 PYY - 포만감 신호

GLP-1(Glucagon-Like Peptide-1, 글루카곤 유사 펩타이드-1)과 **PYY**(Peptide YY, 펩타이드 YY)는 장에서 분비되는 호르몬으로, 뇌에 "충분히 먹었다"는 신호를 보낸다. 스트레스 상황에서는 이 호르몬들의 분비가 줄어, 과식하기 쉬워진다.

급성 VS 만성: 완전히 다른 시나리오

급성 스트레스 - 일시적 비상사태

민준 님의 프레젠테이션을 앞두고 긴장하는 것은 정상이다. 몸은 즉시 '스프린트 모드'로 전환한다. 간이 비상 연료인 글리코겐을 방출하고, 심장이 빠르게 뛴다. 집중력은 최고조에 달한다. 이건 우리 조상이 맹수를 만났을 때 생존하게 해준 시스템이다.

중요한 건, 프레젠테이션이 끝나면 시스템이 정상으로 돌아온다는 것이다. 코르티솔이 떨어지고, 근육이 이완되며, 소화기능이 회복된다. 이런 급성 스트레스는 오히려 우리를 더 강하게 만든다. 운동처럼.

만성 스트레스 - 끝나지 않는 전시상황

2024년 11월 3일, 금요일 오후 10시. 지혜 님(32세, 마케팅 매니저)의 집

"또 카톡이네…"

지혜 님이 한숨을 쉬며 핸드폰을 본다. 밤 10시인데 상사에게서 온 메시지다. "내일 아침 회의 자료 수정 부탁."

'오늘만 벌써 세 번째야…'

아침에 일어나자마자 업무 걱정, 출근길 교통체증, 끝없는 회의, 퇴근 후에도 이어지는 카톡. 몸은 계속 '비상모드'다. 코르티솔이 24시간 높은 상태로 유지된다.

문제는 스트레스가 매일, 매시간 계속될 때다. 그 결과는 파괴적이다. **인슐린 저항성**이 생긴다. 세포가 포도당을 받아들이지 않아 혈당이 계속 높다. **복부비만**이 심해진다. 코르티솔이 지방을 복부로 집중시킨다. **근육 손실**이 가속화된다. 단백질이 계속 분해되어 근육이 빠진다. **면역력이 저하**된다. 감기에 자주 걸리고 회복이 느리다. **수면 장애**가 생긴다. 밤에도 각성 상태가 지속된다.

더 무서운 건, 이 상태가 '정상'처럼 느껴진다는 것이다. 몸이 만성 스트레스에 적응해버려, 휴식 상태를 오히려 불안하게 느낀다. 마치 전쟁이 끝났는데도 계속 참호를 파는 병사처럼.

대사 유연성을 되찾는 네 가지 전략

1. 미세 회복 - 1분의 마법

하루 세 번, 단 1분이면 충분하다. 의자에 편하게 앉아 '4-7-8 호흡법'을 시작한다. 먼저 코로 4초 동안 천천히 숨을 들이마신다. 그다음 7초 동안 숨을 참는다. 이때 산소가 온몸 구석구석으로 퍼져나간다. 마지막으로 입을 통해 8초에 걸쳐 길게 내쉰다.

이 짧은 호흡의 리듬이 교감신경(sympathetic nervous system, 긴장·각성을 담당)의 경보를 해제한다. 애리조나 대학의 앤드류 웨일(Andrew Weil) 박사가 개발한 이 호흡법은 "신경계를 위한 천연 진정제" 역할을 한다.

2022년 연구(Vierra et al.)에 따르면 4-7-8 호흡법이 심박변이도(HRV, Heart Rate Variability—심장 건강과 스트레스 회복력의 지표)를 개선하고 혈압을 낮추며, 특히 교감신경 활동을 감소시켜 **부교감신경**(parasympathetic nervous system, 휴식·회복을 담당) 우위 상태로 전환시킨다. 최근 연구들은 이 호흡법이 불안을 감소시키고 수면의 질을 향상시킨다는 것을 입증했다.

2024년 11월 25일. 다시 만난 민준 님

"선생님, 요즘 회의 전에 화장실 가서 1분씩 호흡 연습해요."
민준 님이 웃으며 말했다.
"처음엔 좀 이상했는데, 신기하게 손 떨림이 줄더라고요. 머리도 맑아
지고."
"계속하셨군요."
"네, 이제는 안 하면 오히려 불안해요. 습관이 됐어요."

2. 스트레스 방전 - 10분 움직임

퇴근 후 10분, 이렇게 실천해보자.
처음 3분은 가벼운 걷기로 시작한다. 편안한 속도로 걷기 시작하되,
억지로 빠르게 걸을 필요는 없다. 걸으면서 양팔을 자연스럽게 흔들고,
어깨를 앞뒤로 천천히 돌린다. 이때 호흡은 자연스럽게, 코로 들이마시고
입으로 내쉰다.
중간 5분은 동적 스트레칭을 한다. 걸으면서 할 수 있는 간단한 동작
들이다. 먼저 목을 좌우로 천천히 돌려 긴장을 푼다. 양팔을 머리 위로 올
렸다가 내리기를 5회 반복한다. 어깨를 으쓱했다가 떨어뜨리는 동작을
10회. 걸으면서 양팔을 크게 원을 그리듯 돌린다. 손목과 발목도 가볍게
돌려준다.
마지막 2분은 마무리 정리 시간이다. 다시 편안한 걷기로 돌아온다.
이때는 걸으면서 온몸의 긴장이 빠져나가는 것을 느낀다. 발바닥이 땅에

닿는 감각에 집중하면서 "오늘 하루도 수고했다"고 스스로에게 말해준다.

이 10분 동안 하루 종일 몸속에 쌓인 긴장이 마치 전선의 과부하처럼 빠져나간다. 뇌는 마침내 "전투 종료" 신호를 받는다. 더 이상 경계 태세를 유지할 필요가 없다는 것을 온몸이 알아차리는 순간이다.

2024년 12월 8일. 지혜님의 3주 후

"요즘 퇴근하면 무조건 10분 걸어요. 집 앞 공원 한 바퀴."

지혜 님의 얼굴에 생기가 돌았다.

"처음엔 귀찮았는데, 걷고 나면 밤에 카톡이 와도 덜 신경 쓰이더라고요."

"수면은요?"

"전보다 훨씬 잘 자요. 새벽에 깨는 일도 줄었고요."

3. 밤의 의식 - 코르티솔 차단

취침 1시간 전, 조명을 어둡게 낮추고 모든 화면을 끈다. 이 단순한 행동이 놀라운 변화를 일으킨다. 빛이 줄어들면서 멜라토닌(melatonin, 수면 호르몬)이 무대 중앙으로 나와 주인공이 되고, 낮 동안 활약했던 코르티솔은 조용히 퇴장한다.

이때부터가 진짜 회복의 시간이다. 몸의 모든 시스템이 재충전 모드로 전환되는 황금 시간대가 시작된다. 성장호르몬이 분비되고, 손상된 조직이 복구되며, 면역세포가 활성화된다. 하루 종일 일한 몸이 드디어 정비소에 들어가는 것이다.

4. 진짜 배고픔 구별법

오후 4시, 사무실.

갑자기 단 것이 당긴다면 잠시 멈춰 스스로에게 물어본다. "이건 진짜 배고픔일까, 아니면 마음의 허기일까?"

진짜 배고픔은 어떤 음식이든 받아들인다. 사과든 샐러드든 상관없다. 위가 텅 빈 느낌이 들고, 에너지가 떨어지는 게 느껴진다. 시간이 지날수록 점점 강해진다.

하지만 감정적 허기는 다르다. 초콜릿, 아이스크림, 라면처럼 특정 음식만 집요하게 원한다. 갑자기 생기고, 스트레스를 받은 직후에 나타난다. 머릿속에서 시작되는 갈망이다.

이 구별을 할 수 있다면 불필요한 에너지 과잉을 막고 몸의 균형을 올바르게 잡을 수 있다. 작은 질문 하나가 큰 변화를 만드는 것이다.

5분만 기다려본다. 물 한 잔을 천천히 마시고, 심박수에 집중한다. 진짜 배고픔이라면 5분 후에도 여전히 먹고 싶다. 하지만 감정적 배고픔이라면 대부분 사라진다.

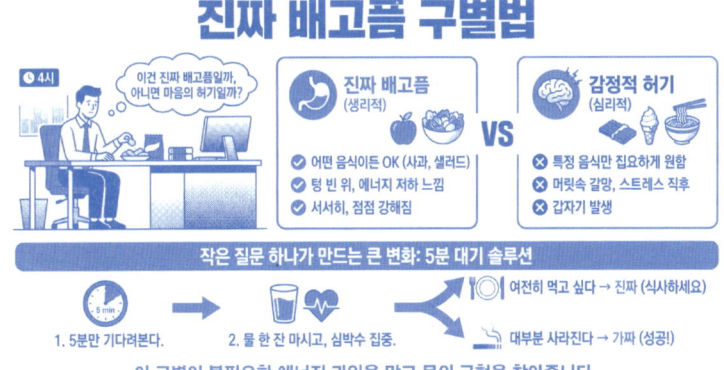

진짜 배고픔 구별법

진짜 배고픔 (생리적)	VS	감정적 허기 (심리적)
✔ 어떤 음식이든 OK (사과, 샐러드)		✘ 특정 음식만 집요하게 원함
✔ 텅 빈 위, 에너지 저하 느낌		✘ 머릿속 갈망, 스트레스 직후
✔ 서서히, 점점 강해짐		✘ 갑자기 발생

작은 질문 하나가 만드는 큰 변화: 5분 대기 솔루션

1. 5분만 기다려본다. → 2. 물 한 잔 마시고, 심박수 집중. → 여전히 먹고 싶다 → 진짜 (식사하세요) / 대부분 사라진다 → 가짜 (성공!)

이 구별이 불필요한 에너지 과잉을 막고 몸의 균형을 찾아줍니다.

7장. 나침반이 가리키는 마음의 지도: Wheel of Awareness의 과학

알아차림의 바퀴가 돌려주는 대사 스위치

2024년 11월 15일, 금요일 오후 11시 30분. 서울 송파구 한 아파트 거실

은지 님(37세, 회계사)이 냉장고 앞에 섰다. 야근을 마치고 돌아온 지 30분. 피곤하다. 몸이 무겁다.

"오늘도 또…"

냉장고 문을 열었다. 케이크 한 조각이 눈에 들어왔다. 손이 저절로 움직였다.

'먹으면 안 되는데… 내일 아침에 후회할 텐데…'

하지만 멈출 수가 없었다.

바쁜 일상 속에서 우리는 종종 길을 잃는다. 스트레스가 쌓이고, 감정이 휘몰아치며, 몸의 신호를 놓치는 순간들이 반복된다. 이때 우리 몸속에서는 보이지 않는 전쟁이 벌어진다. 스트레스를 받으면 코르티솔(cortisol, 스트레스 호르몬)이 "비상사태!"라고 외치며, 우리 몸의 에너지 시스템 전체를 뒤흔든다.

이때가 바로 몸의 균형이 무너지는 순간이다.

하지만 우리 안에는 이미 이 혼돈을 잠재울 수 있는 시스템이 있다.

UCLA 의과대학의 다니엘 시겔 박사(Daniel J. Siegel)가 제시한 'Wheel of Awareness(알아차림의 바퀴)'는 단순한 마음챙김 도구가 아니다. 그것은 우리 몸의 호르몬 시스템을 다시 정상 궤도로 올려놓는 생물학적 스위치다.

바퀴의 중심에서 시작되는 대사 회복

UCLA 의과대학의 정신과 교수 다니엘 시겔 박사는 수십 년간 뇌과학과 마음챙김을 연구하며, 우리 의식을 하나의 바퀴에 비유해 설명했다.

이 바퀴의 중심에는 허브(hub)가 있다. 여기는 변하지 않는 고요한 알아차림의 자리다. 생각이 떠오르고 사라져도, 감정이 밀려왔다 빠져나가도, 이 중심만은 흔들림 없이 그 자리에 머물러 있다.

바퀴의 중심에서 뻗어 나가는 살(spokes)은 우리가 주의를 향하는 방향이다. 마치 나침반의 바늘처럼, 우리가 의식을 어디에 두느냐에 따라 다른 풍경을 보여 준다.

그리고 바퀴의 테두리(rim)에는 우리가 실제로 경험하는 네 가지 세계가 놓여 있다.

중심의 힘 - 전전두엽의 CEO

중심의 허브는 변하지 않는 알아차림의 자리다. 의학적으로 보면 이곳은 전전두엽(prefrontal cortex, PFC), 즉 우리 뇌의 CEO가 있는 곳이다. 이 CEO가 깨어 있을 때 우리 몸의 호르몬 균형이 잡힌다. 반대로 스트레스로 이 중심이 흔들리면, 전체 시스템이 비상모드로 전환된다.

연구에 따르면 단 2분간의 알아차림 연습만으로도 코르티솔 수치가 23% 감소하고, 인슐린 감수성(insulin sensitivity, 세포가 인슐린에 반응하는 정도)

이 개선된다. 이것은 우리가 의식의 중심을 잡는 순간, 몸의 에너지 시스템이 정상 가동을 시작한다는 의미다.

네 개의 창이 보여주는 대사 신호

첫 번째 창: 오감을 통한 즉각적인 대사 전환

2024년 11월 18일, 월요일 오후 3시. 회사 회의실

회의가 끝나고 은지 님이 책상으로 돌아왔다. 상사의 지적이 계속 귓가에 맴돌았다. 손이 저절로 서랍으로 향했다. 초콜릿.

'잠깐…'

은지 님이 멈췄다. 며칠 전 배운 방법을 떠올렸다.

눈을 감았다. 귓가에 스며드는 소리들에 집중했다. 에어컨의 윙윙거리는 소리, 창밖에서 지저귀는 새소리, 멀리서 들려오는 자동차 엔진 소리. 피부로 느끼는 공기의 온도와 습도, 의자에 닿은 등과 엉덩이의 감각, 발바닥이 바닥을 누르는 압력감.

30초가 지났다.

초콜릿에 대한 갈망이 조금 줄어들었다.

나침반을 첫 번째 방향으로 돌리면, 지금 이 순간의 감각 세계가 열린다. 이 순간 우리는 마치 정원을 거니는 관리인이 된다. 하나하나의 감각을 손끝으로 만지듯 섬세하게 느끼며, 지금 여기의 현실로 돌아온다. 스마트폰 화면에 빨려 들어가던 의식이, 진짜 세계의 생생함 속으로 착륙한다.

감각에 집중하는 것은 단순해 보이지만, 우리 몸에는 극적인 변화를 일으킨다. 발바닥의 감각, 공기의 온도를 느끼는 순간 부교감신경이 활성화된다. 이것은 우리 몸을 '전투-도피' 모드에서 '휴식-소화' 모드로 전환시킨다.

대사적으로 이는 무엇을 의미할까? 미토콘드리아라는 세포 내 에너지 공장들이 비상 가동을 멈추고 정상 운전을 시작한다. 급하게 포도당만 태우던 시스템이 지방도 효율적으로 연소할 수 있는 상태가 되는 것이다. 이것이 바로 '대사 유연성'이 회복되는 순간이다.

두 번째 창: 몸이 말하는 진짜 에너지 상태

2024년 11월 20일, 수요일 저녁 8시. 집 거실

저녁을 먹은 지 한 시간이 지났다. 그런데 은지 님은 또 배가 고픈 것 같다. 냉장고 쪽으로 걸어가려다 멈췄다.

'진짜 배고픈 걸까?'

배에 손을 올렸다. 천천히 호흡하면서 느껴봤다.

실제로는 배가 아직 가득 차 있다. 위는 묵직하다. 그런데 어깨와 목이 뻐근하다. 긴장되어 있다.

'아… 배고픈 게 아니라 긴장이 풀리고 싶은 거구나.'

두 번째 방향으로 나침반을 돌리면, 시선은 안쪽으로 향한다. 5장에서 언급한 인테로셉션, 즉 내 몸 감각을 읽을 수 있는 능력이다. 우리 몸은 하나의 정교한 지도다. 심장은 북소리처럼 규칙적으로 뛰고, 폐는 풍선처럼 부풀었다 수축한다. 위장은 때로는 고요한 호수처럼, 때로는 물결치는 강처럼 느껴진다.

우리 몸은 정확한 에너지 게이지를 가지고 있다. 위장의 팽만감, 혈당의 미세한 변화, 근육의 긴장도 - 이 모든 것이 현재 에너지 상태를 알려

준다. 문제는 스트레스라는 소음이 이 신호들을 왜곡한다는 것이다.

스트레스를 받으면 코티솔이 가짜 배고픔 신호를 만든다. "당장 고칼로리 음식이 필요해!"라고 외친다. 하지만 몸의 실제 감각에 귀 기울이면 진실이 드러난다. 위는 아직 가득 차 있고, 실제로는 목과 어깨의 긴장이 문제다. 이때 필요한 것은 음식이 아니라 휴식이다.

렙틴과 그렐린이라는 식욕 호르몬들도 알아차림을 통해 정상화된다. 연구에 따르면 마음챙김 식사를 하는 사람들은 포만감을 15% 더 빨리 느끼고, 과식 확률이 40% 감소한다.

세 번째 창: 생각이 만드는 대사 패턴

2024년 11월 22일, 금요일 오후 5시. 퇴근 준비 중

"주말에 또 회식이네… 다이어트는 또 실패하겠지."

은지 님의 머릿속에 이런 생각이 떠올랐다. 순간 어깨가 무겁게 느껴진다.

'잠깐, 이건 그냥 생각일 뿐이야.'

은지 님이 멈춰 섰다. 떠오르는 생각을 구름처럼 바라봤다.

'아, 지금 내 뇌가 미리 실패를 예상하고 있구나. 하지만 실제로 일어난 일은 아니잖아.'

생각을 알아차리자, 그 무게가 조금 가벼워졌다.

세 번째 방향으로 나침반을 돌리면, 드넓은 하늘이 펼쳐진다. 머릿속에 떠오르는 생각들은 바람에 흘러가는 구름과 같다. "오늘 저녁 뭘 먹지?", "내일 회의 준비는 다 됐나?", "주말에 친구를 만날까?" 이런 생각들이 끝없이 떠오르고 사라진다.

감정도 마찬가지다. 불안은 먹구름처럼 하늘을 어둡게 만들고, 기쁨은 황금빛 노을처럼 마음을 물들인다. 중요한 것은 우리가 구름에 휘말리지 않고, 구름을 바라보는 하늘의 시선을 유지하는 것이다. 알아차림은 바로 이 하늘의 넓음이다.

"스트레스받으니까 단 게 필요해"라는 생각 자체가 혈당을 올린다는 사실을 아는가? 우리의 생각은 실제 호르몬 분비를 좌우한다. 스트레스 상황을 계속 떠올리면 코티솔이 지속적으로 분비되고, 이는 인슐린 저항성을 높여 대사 증후군의 원인이 된다.

하지만 생각을 구름처럼 관찰하면 어떻게 될까? "아, 지금 내 뇌가 스트레스 모드구나"라고 인식하는 순간, 전전두엽이 활성화되며 편도체의 과민반응이 진정된다. 이는 코티솔 분비를 감소시키고, 대사를 안정화시킨다.

네 번째 창: 관계가 조절하는 에너지 시스템

2024년 11월 25일, 월요일 오전 9시. 병원 진료실

"선생님, 신기해요."

은지 님이 웃으며 말했다.

"어제 친구들이랑 만났는데, 전처럼 과식 안 했어요."

"어떻게 하셨어요?"

"먹기 전에 잠깐 생각해봤어요. '이 음식을 먹고 나면 내일 아침 나는 어떤 기분일까?' 그랬더니 조절이 되더라고요."

네 번째 방향으로 나침반을 돌리면, 우리를 둘러싼 관계의 우주가 보인다. 가장 가까운 곳에는 가족과 친구들이 있다. 정원 속 나무와 꽃처럼 다정하고 친밀하다. 조금 더 멀리 보면 동료와 이웃, 지역사회가 바다처럼 넓게 펼쳐진다.

더 멀리 시선을 돌리면, 같은 시대를 살아가는 모든 사람들, 지구상의 생명체들, 우주의 별들까지 보인다. 인간은 사회적 동물이다. 고립감을 느끼면 우리 몸은 생존 위기로 인식하고 에너지를 저장 모드로 전환한다. 실제로 외로움은 염증 마커를 증가시키고 대사율을 떨어뜨린다.

반면 연결감을 느끼면 옥시토신(oxytocin, 애착과 신뢰의 호르몬)이 분비되고, 이는 코티솔을 중화시킨다. 내일 아침 가족과 함께할 건강한 모습을 상상하는 것만으로도 뇌는 장기적 보상 회로를 활성화시킨다. 이는 즉각적인 당분 섭취 욕구를 감소시킨다.

일상에서 실천하는 대사 회복법

2024년 12월 1일, 일요일 오후 10시. 은지 님의 집

야근 후 집에 돌아온 저녁, 은지 님이 냉장고 앞에 섰다. 케이크가 눈에 들어온다. 하지만 이번엔 달랐다.

1단계: 감각에 집중(30초)

발바닥의 차가운 감각에 집중했다. 냉장고 문의 차가운 손잡이 느낌, 냉장고에서 나오는 윙윙 소리, 주방의 형광등 빛.

이 순간 부교감신경이 활성화되며 코르티솔이 감소한다.

2단계: 몸의 신호 읽기(30초)

배에 손을 올려봤다. 실제로 배고픈가? 아니면 어깨가 긴장되어 있는가?

'아… 피곤한 거지, 배고픈 게 아니네.'

몸의 진짜 신호를 읽으면 가짜 배고픔의 정체가 드러난다.

3단계: 생각 관찰하기(30초)

떠오르는 생각들을 관찰했다. "보상이 필요해", "오늘은 특별해" - 이런 생각들이 자동적임을 알아차리자, 그 힘이 약해졌다.

4단계: 미래 연결하기(30초)

내일을 생각했다. 개운한 아침, 활력 넘치는 하루. 이 상상이 도파민 보상 회로를 재설정한다.

2분이 지났다.

은지 님이 냉장고 문을 닫았다. 케이크 대신 따뜻한 차를 선택했다. 억지로 참는 것이 아니었다. 몸이 진짜 원하는 것이 무엇인지 알게 된 것이다.

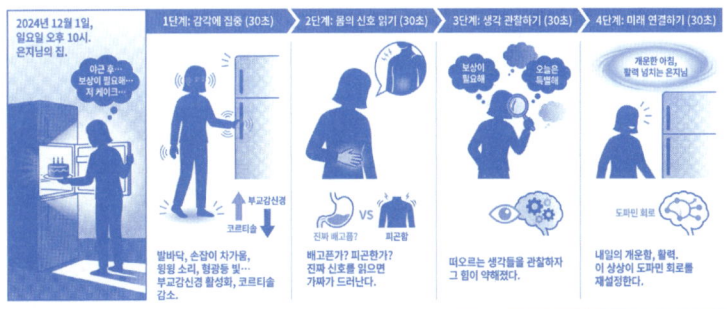

103

알아차림이 선물하는 자유

2024년 12월 15일, 금요일. 2개월 후

"선생님, 요즘 야식 거의 안 먹어요."

은지 님의 얼굴에 생기가 돌았다.

"처음엔 2분이 긴 것 같았는데, 지금은 자동으로 돼요. 냉장고 앞에 서면 자연스럽게 몸의 신호를 확인하게 되더라고요."

"체중은요?"

"3kg 빠졌어요. 그런데 더 중요한 건, 이제 음식이 저를 조종하지 않는다는 거예요. 제가 선택하는 거죠."

Wheel of Awareness는 우리 몸의 37조 개 세포와 대화하는 방법이다. 매 순간 일어나는 에너지 변환 과정 - 음식이 연료가 되고, 스트레스가 회복이 되는 이 놀라운 대사 과정을 우리가 의식적으로 조절할 수 있게 해준다.

알아차림의 바퀴를 돌리는 것은 곧 대사의 스위치를 켜는 것이다. 스트레스로 경직된 대사를 유연하게, 혼돈에 빠진 에너지 시스템을 균형 있게, 소진된 미토콘드리아를 활력 있게 만드는 것이다.

오늘 밤, 당신이 무언가를 갈망할 때 잠시 멈춰보자. 그리고 알아차림의 바퀴를 한 바퀴 돌려보자. 그 순간 당신은 자신의 대사를 조절하는 진정한 주인이 된다.

8장. 작심삼일을 이기는 마음 습관: 뇌가 만드는 자동 조종 시스템

작심삼일의 진짜 원인: 뇌의 에너지 절약 전략

2025년 1월 1일, 수요일 오전 9시. 서울 강남구 한 카페

"올해는 정말로 매일 운동하겠어!"

경민 님(38세, IT기업 과장)이 노트에 새해 계획을 적었다. 옆에는 다이어트 책과 헬스장 등록증이 놓여 있다.

2025년 1월 8일, 수요일 오후 10시. 같은 사람의 집 거실

경민 님이 소파에 누워 있다. 헬스장 가방은 현관에 그대로. 노트는 어디 갔는지 보이지 않는다.

"또 이렇게 되네…"

새해 첫날, 우리는 거창한 계획을 세운다. 하지만 일주일이 지나면 어김없이 같은 자리에 앉아 있는 자신을 발견한다.

왜 이런 일이 반복될까? 문제는 의지가 약해서가 아니다. 우리가 뇌의 작동 방식을 제대로 이해하지 못했기 때문이다. 뇌는 마치 숙련된 회계사처럼, 언제나 에너지를 절약하려 한다. 새로운 결심은 고속도로 톨게이트처럼 많은 연료를 소모하지만, 습관은 익숙한 시골길처럼 적은 에너지로도 자동으로 달릴 수 있다.

두 개의 시스템: CEO와 비서

아침에 눈을 뜨자마자 우리는 무의식적으로 양치질을 한다. 손이 저절로 치약을 짜고, 칫솔질 동작이 자연스럽게 이어진다. 하지만 새로운 습관을 시작하려 하면 전혀 다르다. "오늘은 꼭 스트레칭 10분 해야지"라는 결심은 머릿속에서 몇 번을 맴돌다가 금세 무거워진다.

이는 뇌의 두 가지 서로 다른 시스템 때문이다. 전전두엽은 결정을 내리고 계획을 세우는 CEO와 같다. 빠르고 정확하지만, 많은 에너지를 소모한다. 반면 선조체(기저핵)는 숙련된 비서와 같다. 처음에는 서툴지만, 한번 학습하면 최소한의 에너지로 완벽하게 업무를 처리한다.

2024년 11월 20일, 수요일 오후 6시 30분. 강동구 한 아파트 현관

경호 님(38세, 직장인)이 퇴근 후 현관문을 열었다.

'오늘은 꼭 헬스장 가야지…'

하지만 몸은 자동으로 소파로 향했다. 헬스장 가방을 꺼낼 생각조차 들지 않았다.

뇌 속에는 이미 '현관문 소리(단서, cue) → 소파에 눕기(행동, routine) → 안정감(보상, reward)'의 회로가 굳어져 있었기 때문이다.

하지만 만약 경호 님이 현관에 운동화를 놓아두고, 들어서자마자 신발만 신고 3분간 동네를 걷기 시작했다면? 며칠 지나지 않아 '현관문 = 운동화 신기'라는 새로운 회로가 자리 잡았을 것이다.

작은 불씨에서 시작하는 변화의 마법: 제임스 클리어(James Clear)의 1% 법칙

습관 연구의 대가 제임스 클리어는 『아주 작은 습관의 힘』이란 책에서 놀라운 사실을 밝혔다. 매일 1%씩만 개선해도 1년 후에는 37배나 나아진다는 것이다. 반대로 매일 1%씩 나빠지면 1년 후 거의 제로에 가까워진다. 이것이 바로 습관의 복리 효과다.

습관 형성에서 가장 흔한 실수는 처음부터 큰 불을 지피려는 것이다. "매일 1시간 운동해야지", "오늘부터 단 음식을 완전히 끊어야지"와 같은 거창한 목표들 말이다. 하지만 큰 장작만 던져 넣으면 불은 금세 꺼진다.

제임스 클리어가 제시한 '2분 법칙'이 여기서 빛을 발한다. 어떤 습관이든 2분 안에 끝낼 수 있는 버전으로 시작하라는 것이다. "매일 요가하기"는 "요가 매트 펴기"로, "매일 책 읽기"는 "한 페이지 읽기"로 축소한다.

2024년 9월 15일, 일요일 오전 7시. 송파구 한 아파트

지현 님(35세, 회사원)이 운동화를 신었다.

"하루 만 보 걷기"라는 큰 목표에 번번이 실패했었다. 그러나 오늘은 달랐다.

"일단 지하철 한 정거장만 덜 타고 걸어보자."

처음에는 매일 5분씩 걷는 데 성공했다. 두 달 뒤, 지현님은 자연스럽게 30분 이상 걸으며 만 보를 채우는 사람이 되어 있었다.

작은 행동이 강력한 이유는 성공 경험을 빠르게 쌓게 하기 때문이다. 뇌는 성공할 때마다 도파민이라는 보상 호르몬을 분비하며, "이 행동은 좋은 것"이라고 학습한다. 작은 성공이 쌓이면 뇌는 점점 더 큰 도전에도 용기를 내게 된다.

좀비 모드와 습관의 삼박자

찰스 두히그(Charles Duhigg)가 『습관의 힘』에서 밝힌 습관의 삼박자 - 단서(Cue), 행동(Routine), 보상(Reward)이 바로 이 메커니즘을 설명한다. 제임스 클리어는 여기에 '갈망(Craving)'을 추가해 4단계로 확장했다.

2024년 10월 3일, 목요일 오후 4시. 홍대 디자인 스튜디오

현주 님(33세, 디자이너)이 클라이언트에게 지적을 받았다. 스트레스가 몰려온다.

손이 저절로 서랍으로 향했다. 초콜릿.

"오늘은 안 먹어야지"라는 결심도 소용없다. 스트레스라는 감정이 단서(cue)가 되고, 단맛에 대한 갈망(craving)이 생기며, 먹는 행동(routine)이 자동으로 실행된 뒤, 달콤함이 보상(reward)으로 연결된다.

몇 분 후, 현주 님이 빈 포장지를 보며 중얼거렸다.

"왜 또 그랬지…"

반대로 태훈 님(41세, 영업사원)은 아침 알람 소리만 울려도 몸이 자동으로 운동화를 신는다. **알람이라는 단서**가 곧장 행동을 불러내고, **땀 흘린 뒤의 상쾌함이 보상**으로 자리 잡았기 때문이다.

중요한 건 뇌는 이 과정의 '좋고 나쁨'을 따지지 않는다는 사실이다. 단서와 행동, 보상이 한번 묶이고 나면, 그 고리는 유익하든 해롭든 동일한 힘으로 반복된다.

의지력이라는 배터리 관리법

많은 사람이 습관 실패의 원인을 "나는 의지가 약해서"라고 말한다. 하지만 과학은 다른 이야기를 들려준다. 의지력은 성격의 문제가 아니라 한정된 자원이라는 것이다. 바우마이스터 교수(Roy Baumeister)의 '자아 고갈' 연구가 이를 증명한다.

하루를 스마트폰 배터리에 비유해보자. 아침에 100%로 충전되어 있던 배터리는 회의 중 스트레스, 업무 중 집중력 소모, 사람과의 갈등으로 조금씩 방전된다. 저녁이 되면 배터리는 10% 남짓. 바로 이때가 가장 위험한 순간이다.

2024년 11월 12일, 화요일 오후 8시. 용산구 한 아파트

수진 님(31세, 마케터)이 퇴근 후 집에 도착했다.

점심까지만 해도 건강한 식사를 유지했다. 그러나 지금은 피곤함이 몰려온다.

편의점 앞을 지나가다 발걸음이 멈췄다. 아이스크림.

'오늘 하루 정말 힘들었으니까… 하나쯤은 괜찮겠지?'

냉동고 문을 열었다.

낮 동안 쌓인 업무 스트레스와 피로가 수진 님의 '의지력 배터리'를 소진시켰기 때문이다.

반면 같은 회사의 민호 님(36세, 개발자)은 저녁 약속 전에 잠깐 산책을 하거나, 단백질 스낵을 챙겨 먹는 습관을 들였다. 덕분에 배터리가 방전되기 전에 충전이 이루어져, 충동적 선택을 피할 수 있었다.

제임스 클리어는 이런 문제의 해결책으로 '정체성 기반 습관'을 제시한다. "나는 운동을 한다"가 아니라 "나는 운동하는 사람이다"라고 정의하는 것이다. 정체성이 바뀌면 의지력을 덜 소모하면서도 일관된 행동을 유지할 수 있다.

환경이 만드는 자동 시스템

"내 의지가 약해서 그래"라고 자책하기 전에, 주변 환경을 살펴보자. 제임스 클리어는 "환경이 행동을 결정한다"고 강조한다. 우리는 동기부여의 생물이 아니라 환경의 생물이다.

책상 위에 초콜릿이 놓여 있다면, '먹지 말아야지'라는 결심은 오래 가지 않는다. 그러나 초콜릿 대신 물병이나 견과류가 눈에 보이는 곳에 있다면, 무심코 손이 가는 행동 자체가 달라진다. 이것이 클리어가 말하는 '환경 디자인'의 힘이다.

2024년 10월 25일, 금요일 밤 11시, 마포구 한 오피스텔

유진 님(34세, 프리랜서)이 야근을 마치고 집에 왔다. 배달 앱이 눈에 들어온다.

핸드폰 첫 화면에 배달 앱 아이콘이 놓여 있었기 때문이다.

'또 시키게 되겠네…'

유진 님은 작은 실험을 했다. 배달 앱을 폴더 안에 숨기고, 대신 홈 화면에 피트니스 앱을 두었다.

결과는 놀라웠다. 배달 음식을 주문하는 빈도가 눈에 띄게 줄고, 운동을 기록하는 횟수가 늘어났다.

클리어의 습관 4법칙 중 첫 번째가 바로 "명확하게 만들기(Make it

Obvious)"다. 좋은 습관의 단서는 눈에 잘 띄게, 나쁜 습관의 단서는 보이지 않게 배치하는 것이다.

작은 성공이 만드는 도미노 효과

BJ 포그 박사의 '습관의 디테일(Tiny habits)' 연구와 제임스 클리어의 '습관 쌓기(Habit Stacking)' 개념은 작은 변화가 어떻게 큰 변화로 이어지는지 보여 준다.

2024년 9월 1일, 일요일 아침 7시. 강서구 한 아파트

미영 님(42세, 주부)이 일어나자마자 물 한 컵을 마셨다.

처음엔 단순히 갈증을 해소하기 위함이었다. 그런데 며칠이 지나자 아침 공복의 무거움이 덜해졌고, 자연스럽게 출근길에 발걸음이 가벼워졌다.

출근 후에는 카페인 음료 대신 물을 찾게 되었고, 점심 후에는 과식 대신 산책을 택했다.

단순한 '아침 물 한 컵'이 연쇄적으로 다른 행동까지 바꾸어 놓은 것이다.

이것이 클리어가 말하는 '키스톤 습관(Keystone Habit)'의 힘이다. 하나의 작은 습관이 다른 습관들을 자연스럽게 이끌어낸다. 작은 성공은 심리적 자신감을 높여준다. "나도 할 수 있다"는 믿음이 커지면, 더 큰 변화에도 도전할 용기가 생긴다.

습관의 전염성: 관계 속에서 번지는 변화

크리스태키 교수(Nicholas Christakis)와 파울러 교수(James Fowler)의 연구는 습관이 사회적 네트워크를 통해 전파된다는 것을 밝혔다. 우리의 행동은 가족, 친구, 동료에게 바이러스처럼 전염된다.

2024년 8월 10일, 토요일 아침. 서초구 한 아파트

정희 님(45세, 교사)이 혼자 다이어트를 결심했다. 아침마다 걸음을 기록하고, 점심 식사에서 채소를 먼저 먹는 습관을 들였다.

그런데 몇 주 지나자 남편도 자연스럽게 저녁에 함께 산책을 나가기 시작했다.

더 놀라운 건 아이들도 따라 했다. 아이들은 간식 대신 과일을 찾고, 가족 모두가 저녁마다 함께 걷는 시간을 갖게 되었다.

클리어는 이를 "환경의 일부가 되는 사람들"이라고 표현한다. 우리는 소속 집단의 행동을 무의식적으로 모방한다.

반복과 시간: 습관을 굳히는 황금열쇠

새로운 습관이 자동화되기까지 얼마나 걸릴까? 흔히 21일이라고 하지만, 런던대학(University College London)의 심리학 교수인 필리파 랠리(Phillippa Lally) 연구에 따르면 평균 66일, 범위는 18일에서 254일까지 다양하다. 습관의 복잡도와 개인차에 따라 달라진다.

클리어는 "반복 횟수가 시간보다 중요하다"고 강조한다. 매일 하는 습관은 일주일에 한 번 하는 습관보다 7배 빨리 자동화된다.

2024년 10월 1일. 은평구 병원 간호사실

은희 님(40세, 간호사)이 저녁 10분 명상을 시도했지만, 며칠 만에 번번이 실패했다.

그러나 시간을 아침으로 바꾸고, 알람 직후 '3분만' 앉는 것으로 목표를 낮췄다. 아침마다 같은 시간, 같은 순서로 반복되자 습관은 점차 굳어졌다.

두 달 뒤에는 10분이 자연스럽게 가능해졌다.

실패를 끌어안는 끈기의 힘

클리어는 "실패하지 않는 것보다 빨리 회복하는 것이 중요하다"고 말한다. 절대 이틀 연속 놓치지 마라, 월요일 실패했어도 화요일 복귀하면 된다. 수요일 또 실패했어도 목요일 다시 돌아오면 된다. 이 원칙이 완벽주의의 함정을 피하게 해준다.

2024년 11월 5일. 성동구 한 사무실

준혁 님(37세, 자영업자)이 매일 조깅을 결심했지만, 일주일에 두세 번은 빠졌다.

처음엔 크게 낙담했지만, "빠진 날은 실패가 아니라 평균을 만드는 과정"이라고 재해석했다.

클리어의 개념을 빌리자면, 준혁 님은 자신을 "매일 달리는 사람"이 아니라 "달리는 사람"으로 정의한 것이다. 정체성이 바뀌자 한두 번 빠지는 것이 실패가 아니라 일시적 예외가 되었다.

석 달 뒤 그는 자연스럽게 주 5회 달리는 사람이 되어 있었다.

실천 프로젝트: 아침 첫 5분의 복합 습관

이제 클리어의 '습관 쌓기'와 '2분 법칙'을 실제로 적용해볼 차례다. 아침 5분 루틴은 물 200ml 마시기 + 알아차림 명상 + 간단한 스트레칭으로 구성된다.

전날 밤 준비 단계에서는 침대 옆 탁자에 물컵을 채워두고, 침대 옆 바닥에 매트를 미리 펴두며, 평일과 주말 동일한 시간에 알람을 설정한다. 이것이 '환경 디자인'이다.

아침에 눈을 뜨자마자 물컵을 들어 한 모금 마신다. 30초. 이어서 침대 옆 매트에 앉아 눈을 감고 호흡을 따라간다. 2분. 고개를 좌우로 천천히 돌리고 어깨를 들어올렸다 내려놓는다. 1분.

네 발로 매트에 올라 고양이-소 자세를 5회 반복한다. 1분. 서서 발뒤꿈치를 15회 들어 올린다. 30초.

이 작은 루틴이 습관의 모든 원리를 담고 있다. 작은 시작(2분 법칙), 명확한 단서(알람), 즉각적인 보상(상쾌함), 그리고 점진적 확장(1% 개선). "습관은 삶을 바꾸는 복리 이자"다. 매일 1%씩 나아지면 1년 후 37배의 변화를 경험하게 될 것이다.

5분이라는 작은 불씨가 하루 전체를 바꾸는 큰 불로 번져나갈 것이다. **시작이 반이 아니다. 시작이 전부다.**

아침 첫 5분의 복합 습관

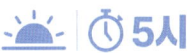 5시

습관은 삶을 바꾸는 복리 이자다. 시작이 반이 아니다, 시작이 전부다.

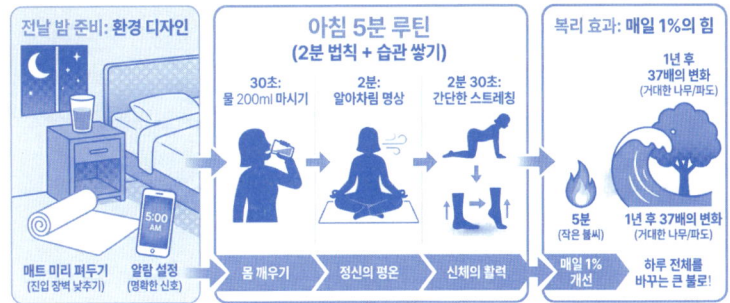

전날 밤 준비: 환경 디자인

매트 미리 펴두기
(진입 장벽 낮추기)

알람 설정
(명확한 신호)

아침 5분 루틴
(2분 법칙 + 습관 쌓기)

30초:
물 200ml 마시기

2분:
알아차림 명상

2분 30초:
간단한 스트레칭

몸 깨우기 → 정신의 평온 → 신체의 활력

복리 효과: 매일 1%의 힘

1년 후
37배의 변화
(거대한 나무/파도)

5분
(작은 불씨)

1년 후 37배의 변화
(거대한 나무/파도)

매일 1%
개선

하루 전체를
바꾸는 큰 불로!

9장. 마음이 몸을 움직이는 신경과학적 마법

생각 한 줄이 몸을 바꾸는 순간들

퇴근길 지하철, 호르몬이 춤추기 시작하다

2024년 11월 20일, 수요일 오후 7시 30분. 서울 2호선 지하철 안

하루 종일 이어진 회의와 야근에 지친 현우 님(35세, IT기업 과장)의 머릿속에 문득 한 문장이 떠오른다.

"나는 원래 의지가 약해."

단순한 자기평가처럼 보이는 이 순간, 현우 님의 몸속에서는 놀라운 생화학적 드라마가 시작된다. 뇌의 지휘센터인 시상하부가 즉시 경보를 울리고, HPA축이라 불리는 시상하부-뇌하수체-부신 축이 작동한다. 마치 화재경보기가 울리면 건물 전체가 비상사태로 전환되듯, 코르티솔이라는 스트레스 호르몬이 혈관을 타고 온몸으로 퍼져나간다.

이 코르티솔은 뇌의 보상회로(도파민시스템)를 예민하게 만든다. 평소라면 그냥 지나쳤을 편의점의 초콜릿과 라면이 갑자기 황금빛으로 빛나 보이기 시작한다. '지금 당장의 해결책'처럼 느껴지는 것이다. 현우 님의 손은 자석에 끌리듯 자동으로 편의점 문을 향해 뻗어 나간다. 달콤하고 기름진 음식 한 입을 삼키는 순간 잠깐의 위로가 찾아온다. 하지만 그 달콤함이 사라지자마자 "또 실패했네"라는 더 큰 자책의 파도가 마음을 덮친다.

이것이 바로 현대인이 매일 경험하는 '생각 → 호르몬 → 행동 → 후회'

의 악순환이다.

주의의 방향 전환

그런데 여기서 놀라운 전환이 가능하다.

같은 상황에서 현우 님이 단 한 문장만 바꿔본다면?

"나는 의지가 약해"라는 판단 대신 "내 몸이 지금 위로를 찾고 있구나"라고 말해보는 것이다.

이 작은 변화만으로도 주의의 방향이 완전히 달라진다. 시선이 음식에서 내 몸의 신호로 이동하면서, 빠른 심장박동과 뻣뻣한 어깨, 메마른 입술이 눈에 들어온다. 단 1분간 깊은 호흡을 하며 긴장을 풀어주는 것만으로도 HPA축의 과열은 가라앉고, 단것에 대한 강렬한 욕구는 한결 부드러워진다.

다니엘 시겔(Daniel Siegel) 박사가 밝혀낸 주의력의 비밀

신경과학의 아버지로 불리는 다니엘 시겔 박사는 수십 년 간의 연구 끝에 간단하면서도 혁명적인 문장 하나를 남겼다.

"Where attention goes, neural firing flows, and neural connection grows."

주의가 머무는 곳마다 신경이 발화하고, 그 반복이 결국 새로운 뇌 회로를 만들어낸다는 뜻이다.

이는 단순한 철학적 격언이 아니라 실제 뇌 영상 연구로 확인된 과학적 사실이다. 우리가 어디에 주의를 기울이느냐에 따라 뇌의 물리적 구조가 바뀌고, 호르몬 분비 패턴이 달라지며, 결국 행동의 자동화 경로가 새롭게 형성된다.

2024년 10월 5일, 목요일 오후 3시. 강남구 한 마케팅 회사

수진 님(42세, 마케터)이 상담사와 대화를 나누고 있다.

"스트레스받을 때마다 단 음식을 찾아요. 어떻게 해야 할까요?"

상담사가 흥미로운 비유를 들려주었다.

"몸을 하나의 회사라고 상상해 보세요. 평소에는 '스트레스와 불안팀'이 회의실에서 가장 큰 목소리를 냅니다. 이들이 먼저 발언권을 잡으면 '즉시 보상팀'이 야식과 단 음식이라는 안건을 신속히 통과시킵니다.

하지만 회의실 자체를 옮겨서 '호흡과 감각팀'이 먼저 발언하도록 하면 어떨까요? 그러면 '장기 가치팀'이 회의를 주도하면서 수면의 질과 다음 날의 활력을 우선순위에 두게 됩니다."

수진 님은 이 비유를 듣고 실험을 시작했다. 스트레스를 느낄 때마다 1분간 '회의실 이동'을 했다.

한 달 후, 그녀는 체중이 2kg 줄었을 뿐 아니라 오후의 에너지 레벨이 눈에 띄게 개선되었다고 보고했다.

감정이 배고픔을 납치하는 교묘한 순간

2024년 11월 8일, 금요일 오후 4시. 홍대 디자인 스튜디오

현주 님(38세, 디자이너)이 책상에 앉아 있다. 점심을 배부르게 먹었는데도 달달한 초콜릿이 강렬하게 떠오른다. 배는 여전히 든든한데 마음만 텅 빈 것 같고, 어느새 손은 책상 서랍의 과자 봉지를 열고 있다.

118   2부 마음과 대사의 연결고리

이것이 바로 감정이 배고픔 신호를 가로채는 교묘한 순간이다. 한 신경과학자는 이를 흥미로운 비유로 설명했다.

"몸속 배고픔 신호를 강에서 유유히 헤엄치는 물고기라고 생각해 보세요. 원래는 위가 비고 혈당이 떨어지면 '진짜 배고픔'이라는 물고기가 자연스럽게 올라옵니다. 그런데 감정이라는 낚시꾼이 먼저 낚싯바늘을 던져 물고기를 가로챕니다. 불안, 외로움, 스트레스라는 낚싯바늘이 허기를 훔쳐가고, 결국 우리가 잡게 되는 것은 에너지 결핍이 아니라 감정의 허기인 셈입니다."

최근 뇌영상 연구는 이 현상의 신경과학적 메커니즘을 명확히 보여준다.

감정적 배고픔은 시상하부가 아닌 **변연계(편도체와 해마)**와 **보상 회로(측좌핵, 복측피개부)**에서 출발한다. 반면 **생리적 배고픔**은 위와 장의 수축, **그렐린 호르몬**의 증가가 시상하부 궁상핵을 직접 자극하며 시작된다. 즉, 배 속은 차 있어도 뇌의 감정 회로가 배고픔의 리모컨을 빼앗아버리는 것이다.

현주 님이 "나는 식탐이 많아"라고 자신을 비난하면, 뇌는 오히려 더 큰 보상 욕구로 반응한다. 하지만 그녀가 "아, 지금은 외로움이 배고픔을 가장하고 있구나"라고 라벨링하면 완전히 다른 일이 일어난다. 주의가 음식에서 감정으로 옮겨가면서 충동의 강도가 눈에 띄게 줄어든다. 이것이 바로 알아차림의 신경과학적 힘이다.

파도를 타는 서퍼처럼: 제3의 물결 심리치료

심리치료의 역사를 바다의 파도에 비유하면 흥미로운 진화가 보인다. 첫 번째 물결은 행동치료였고, 두 번째는 인지행동치료였다. 이들의 공통점은 "나쁜 생각과 행동을 고쳐야 한다"는 전제였다.

하지만 제3의 물결에서는 혁명적인 발상이 등장했다. 불편한 감정과 충동을 없애려 애쓰기보다, 그것을 받아들이며 함께 살아가는 기술을 익히자는 것이다. 마치 서퍼가 파도를 없애려 하지 않고 그 위를 타고 넘어가듯이.

ACT: 수용전념치료

수용전념치료(ACT)를 개발한 스티븐 헤이즈(Steven Hayes) 박사는 이렇게 설명한다. "대부분의 사람들은 갈망의 파도를 없애려고 애쓰다가 물에 휩쓸립니다. 하지만 서퍼는 다릅니다. 파도를 없애지 않고 그 위를 타고 넘어갑니다."

2024년 9월 12일, 화요일 오전 2시. 종로구 한 병원 간호사실

정아 님(33세, 간호사)이 야간 근무를 마치고 집에 도착했다. 폭식하고 싶은 충동이 밀려온다.

처음엔 "참아야 해, 먹으면 안 돼"라고 싸웠지만, 결국 더 큰 폭식으로 이어졌다.

ACT 상담을 받으면서 그녀는 갈망을 파도로 보는 법을 배웠다. "지금 당장 먹어야 진정된다"는 목소리가 들려도, "그건 단지 뇌의 생각일 뿐"이라고 한 발짝 떨어져 관찰했다.

놀랍게도 파도는 3~5분이면 저절로 가라앉았다.

DBT: 변증행동치료

변증행동치료(DBT)를 창시한 마샤 리네한(Marsha Linehan) 박사는 여기에 더 구체적인 기술을 추가했다. **마음챙김, 고통 감내, 정서 조절, 대인관계 효율성**이라는 네 개의 기둥을 세웠다. 마치 태풍 속에서도 굳건히 서 있는 등대처럼, 감정의 파도가 아무리 거세도 중심을 잃지 않는 내적 안정성을 기르는 것이다.

등대 불빛을 찾아서: 가치의 발견

2024년 10월 18일, 금요일 오후 6시, 병원 상담실

민수 님(45세, 중간관리자)이 상담사와 마주 앉았다.

"늘 야근 후 야식을 먹고 후회를 반복해요. '내일은 참아야지'라는 다짐은 며칠을 가지 못합니다."

상담사가 예상치 못한 질문을 던졌다.

"진짜 지키고 싶은 건 무엇입니까?"

민수 님은 잠시 생각하다가 천천히 답했다. "사실은… 건강한 몸으로 60세에 아내와 세계여행을 가는 게 꿈이에요. 특히 안나푸르나 트레킹을 함께 하고 싶어요."

그 순간 무언가가 바뀌었다. 야식을 참는 이유가 단순한 칼로리 절약이 아니라 '함께할 체력 만들기'로 연결된 것이다. 그의 선택은 더 이상 억제가 아니라 등대를 향한 항해가 되었다.

가치는 바로 이런 등대 불빛과 같다. 삶의 바다에 파도가 거세게 몰아

쳐도, 멀리서 방향을 비춰주는 밝은 빛 말이다.

3개월 후 민수 님은 5kg을 감량했고, 아내와 함께 첫 트레킹 연습을 시작했다.

"이제 야식의 유혹이 올 때마다 안나푸르나 정상에서 아내와 일출을 보는 장면을 떠올려요. 그러면 신기하게도 배고픔이 사라집니다."

자기연민이라는 따뜻한 혁명

텍사스 대학의 크리스틴 네프(Kristin Neff) 박사는 자기연민(self-compassion)을 연구하며 놀라운 발견을 했다. 자기비난이 동기부여가 될 거라 생각하지만, 실제로는 정반대였다. 자기연민을 실천하는 사람들이 오히려 더 큰 변화를 만들어냈다.

네프 박사는 자기연민을 세 가지 요소로 정의했다.

첫째는 **자기친절** - 비난 대신 따뜻함으로 대하기.

둘째는 **공통 인간성** - 나만 힘든 게 아니라는 인식.

셋째는 **마음챙김** - 부정적 경험을 과도하게 확대하지 않기.

2024년 11월 25일, 월요일 오후 8시. 서초구 한 법률사무소

윤희 님(40세, 변호사)이 독특한 방법으로 자기연민을 실천했다.

"저는 제 안의 상처받은 7살 어린아이를 상상해요. 그 아이가 '또 실패했어'라고 울 때, 어른인 제가 다가가서 안아주는 거죠. '괜찮아, 누구나 실수해. 다시 일어나면 돼'라고 말하면서요."

이 방법을 실천한 지 두 달, 윤희 님의 야식 습관은 자연스럽게 줄어들었다.

"예전엔 실패하면 '역시 난 안 돼'라며 더 많이 먹었어요. 이제는 '오늘은 힘들었구나, 내일은 더 나아질 거야'라고 스스로를 달래니, 폭식의 악순환이 끊어졌어요."

1분의 기적: 실전에서 바로 쓰는 기법

복잡한 명상이나 긴 상담이 필요한 것은 아니다. 단 60초만 있으면 충분하다. 갈망이나 스트레스가 올라오는 순간, 다음 네 단계를 따라해보자.

정지 단계(10초) 34세 은행원 서준 님은 이렇게 설명한다. "발바닥과 어깨의 힘을 빼고, 지금 내가 서 있는 자리를 온전히 느껴요. 발가락 하나하나가 바닥에 닿는 감각, 공기의 온도, 주변의 소리. 이 10초가 폭주하는 기차를 멈추는 브레이크가 됩니다."

호흡 단계(20초) 4초 들이마시고 7초 멈추고 8초에 걸쳐 천천히 호흡을 내쉰다. 이때 배가 부드럽게 오르내리는 것을 관찰한다. 신경과학적으로 이 호흡법은 부교감신경을 활성화시켜 즉각적으로 스트레스 반응을 완화한다.

라벨링 단계(10초) "지금은 외로움 + 단맛 갈망이 올라오고 있구나"라고 조용히 이름 붙인다. 판단하지 말고 그저 관찰자가 되어본다. 41세 프리랜서 나연 님은 "감정에 이름을 붙이는 순간, 그것이 나를 지배하는 힘이 반으로 줄어들어요"라고 말한다.

가치 연결 단계(20초) "내일 아침의 맑은 에너지가 나의 목표다"라고 떠올리며, 물 한 잔을 마시거나 창가로 걸어나간다. 이때 중요한 것은 구체적인 이미지다. 상쾌한 아침의 나, 거울 속 밝은 표정, 가벼운 몸으로 계단을 오르는 모습.

이 짧은 훈련은 단순한 기분 전환이 아니다. 실제로 뇌의 신경 발화 패턴을 바꾸고 새로운 회로를 만드는 신경과학적 개입이다. 반복할수록 '충동의 회의실'은 힘을 잃고, '가치의 회의실'이 점점 더 강해진다.

2024년 12월 10일. 한 달 후

재희 님(39세, 상담사)이 말했다.

"처음엔 1분이 영원처럼 길게 느껴졌어요. 하지만 한 달이 지나자 이 1분이 제 하루를 구원하는 마법의 시간이 되었습니다. 이제는 스트레스가 올 때마다 '아, 1분의 시간이구나'라고 미소 짓게 돼요."

생각 한 줄이 호르몬을 바꾸고, 호르몬이 행동을 바꾸며, 행동이 인생을 바꾼다. 그 시작은 단 1분, 지금 이 순간의 알아차림이다.

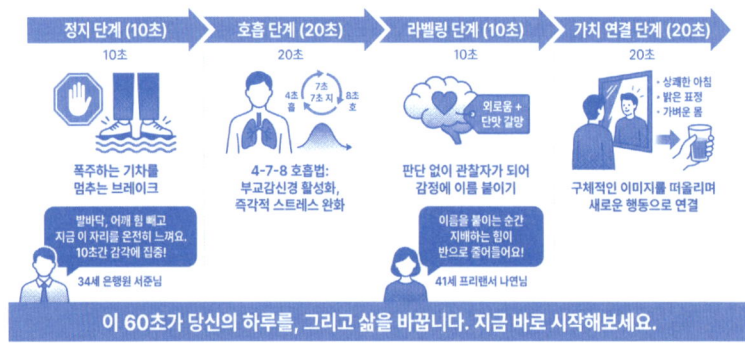

실전에서 바로 쓰는 기법: 단 60초면 충분하다
복잡한 명상이나 상담 없이 갈망과 스트레스를 즉시 다루는 4단계 솔루션

정지 단계 (10초)	호흡 단계 (20초)	라벨링 단계 (10초)	가치 연결 단계 (20초)
10초	20초	10초	20초
폭주하는 기차를 멈추는 브레이크	4-7-8 호흡법: 부교감신경 활성화, 즉각적 스트레스 완화	판단 없이 관찰자가 되어 감정에 이름 붙이기	구체적인 이미지를 떠올리며 새로운 행동으로 연결
발바닥, 어깨 힘 빼고 지금 이 자리를 온전히 느껴요. 10초간 감각에 집중!		이름을 붙이는 순간 지배하는 힘이 반으로 줄어들어요!	
34세 은행원 서준님		41세 프리랜서 나연님	

이 60초가 당신의 하루를, 그리고 삶을 바꿉니다. 지금 바로 시작해보세요.

10장. 새로운 정체성, 새로운 몸

정체성이 만드는 진짜 변화의 비밀

두 의대생이 보여 준 놀라운 차이

2018년 3월, 서울대학교 의학도서관

같은 테이블에 앉은 두 학생. 현우 님과 지은 님. 둘 다 해부학 시험을 2주 앞두고 있었다.

현우 님의 책상 위엔 형광펜 다섯 자루와 족보가 있었다. 그는 숨죽여 암기 중이었다. "상완이두근 기시점: 견갑골 관절상결절과 오훼돌기, 정지점: 요골조면…" 입으로 중얼거리며 키워드에 노란 형광펜을 그었다.

옆자리 **지은 님**은 달랐다. 그녀는 해부학 교과서 대신 임상 증례집을 펴놓고, 메모하며 읽고 있었다. "회전근개 파열 환자의 통증 패턴은… 아, 그래서 견봉하 공간이 중요하구나." 그녀의 노트엔 환자 그림과 화살표가 가득했다.

시험 전날 밤, 새벽 2시

현우 님: (에너지 드링크를 들이켜며) "아직 3장 남았는데…"

그는 벼락치기의 달인이었다. 시험 2주 전부터 도서관에 틀어박혀, 출제 패턴을 분석하고, 족보를 달달 외웠다. 밤을 새워가며 암기한 내용으로 4.3 만점을 받았다.

시험이 끝나자마자? 게임방으로 직행했다. "이제 끝났다!"

지은 님: (창밖을 보며) "내일 시험이지만, 오늘은 여기까지."

그녀는 매일 조금씩 공부했다. 시험 기간이 아니어도. 교수님 설명 중 이해 안 되는 부분이 있으면 수업 후 찾아갔다.

"교수님, 회전근개가 찢어지면 왜 야간통이 심한가요?"

병원 실습에서 만난 환자의 어깨가 궁금하면, 집에 와서도 논문을 찾아봤다. 그녀에게 공부는 시험을 위한 것이 아니었다. **미래에 만날 환자들을 위한 준비**였다.

5년 후, 인턴 수련

2023년 9월, 응급실

현우 님: (차트를 보며 당황) "이 환자 어깨 통증인데… 신경 손상인지 근육 손상인지 어떻게 구분하지?"

옆에 있던 선배가 한숨을 쉬었다. "교과서 몇 페이지에 있었잖아."

"아, 그게… 기억이 안 나서…"

그는 시험 성적은 좋았지만, 졸업 후 임상에서 자주 당황했다. 암기했던 지식들이 실제 상황에선 연결되지 않았기 때문이다. 환자 앞에서 "이건 분명 외웠는데…"라며 머뭇거렸다.

지은 님: (침착하게 환자를 진찰하며) "어깨를 이렇게 들어보세요. 아, 60도에서 통증이 오시네요. 충돌 증후군(Impingement Syndrome; 어깨 힘줄이 뼈에 눌려 염증이 생기는 질환) 가능성이 있겠습니다."

환자가 물었다. "선생님, 수술해야 하나요?"

"일단 초음파로 확인해보고요, 대부분은 물리치료와 주사로 좋아지십니다. 제가 논문 본 결과로는 80%가 보존적 치료로 회복됩니다."

선배가 옆에서 고개를 끄덕였다. "역시 믿고 맡길 만하네."

차이의 핵심은 목적에 있다

현우 님에게 공부는 **'성적이라는 결과'를 얻기 위한 수단**이었다. 목표가 달성되면(시험이 끝나면) 동기도 사라졌다.

지은 님에게 공부는 **'의사라는 정체성'을 구현하는 자연스러운 과정**이었다. 시험이 있든 없든, 성적이 좋든 나쁘든, 그녀는 계속 배우고 성장했다.

같은 강의실, 다른 질문

● 현우 님: "이거 시험에 나와요?"
● 지은 님: "이걸 알면 환자한테 어떻게 도움이 될까요?"

다이어트에도 똑같이 적용되는 원리

2022년 5월, 한 다이어트 카페의 두 게시글

"드디어 10kg 감량 성공!"(작성자: 결심123)

"3개월 동안 하루 500칼로리만 먹고 매일 2시간씩 러닝머신 뛰었어요. 체중계 숫자가 드디어 50kg대! 너무 기뻐요. 오늘부터는 좀 먹어야겠어요 ㅜㅜ"

4개월 후, 같은 아이디의 게시글

"다시 원래대로… 요요 왔어요 저는 왜 안 되는 걸까요…"

"체중계 숫자보다 중요한 것."(작성자: 건강한엄마)

"오늘도 계단으로 출근했어요. 아침엔 물 한 잔, 샐러드 먼저 먹기. 체중은 잘 모르겠는데(사실 한 달째 안 재봤어요), 몸이 가볍고 기분이 좋아요. 나는 건강한 대사를 가진 사람이니까요."

1년 후, 같은 아이디의 게시글

"작년 이맘때 시작했네요. 체중? 8kg 빠졌어요. 근데 더 중요한 건, 이제 이게 제 일상이라는 거예요. 정체기도 왔었고, 회식도 많았지만, 저는 제가 누군지 알아요. 건강한 사람이요."

정체성 기반 습관

제임스 클리어는 이렇게 강조했다:

"진정한 변화는 결과를 쫓는 것을 멈추고 정체성을 살아갈 때 시작된다."

담배를 끊는 두 사람:

- "나는 담배를 끊으려고 **노력 중**이야" → 실패율 70%
- "나는 **비흡연자**야" → 성공률 80%

단어 하나의 차이가 뇌의 작동 방식을 완전히 바꾼다.

거울 속 내가 결정하는 매일의 선택

2023년 11월, 월요일 아침 7시 30분

36세 개발자 민준 님의 일상

엘리베이터 앞. 버튼을 누르려다 멈췄다.

'나는 운동하는 사람이야.'

그의 발이 자동으로 계단 쪽으로 향했다. 5층까지. 숨이 찼지만 기분이 좋았다.

점심시간. 동료들이 말했다. "치킨 시켜요!"

민준 님이 웃으며 대답했다. "저는 샐러드 먹을게요. 운동하는 사람은 단백질 챙겨야죠."

"에이, 하루 정도는 괜찮잖아요."

"괜찮은 게 아니라, 제가 원래 이렇게 먹는 사람이에요."

6개월 전까지만 해도 민준 님은 달랐다

매번 "운동해야지"라고 다짐했지만 실패했다. 헬스장 등록비만 3번 날렸다.

전환점은 거울 앞에서 왔다.

2023년 5월 15일, 일요일 아침. 샤워 후 거울을 보다가 멈췄다.

'나는⋯ 누구지?'

"나는 운동하려고 **노력하는** 사람이 아니야."

심호흡을 했다.

"나는 원래 운동하는 사람이야."

정체성이 바뀌자 선택이 바뀌었다.

☑️ 변화의 시작: 상황별 마인드셋 비교

상황	이전 (노력하는 사람)	이후 (운동하는 사람)
엘리베이터 앞	피곤한데... 다음에	당연히 계단이지
점심 메뉴	오늘은 치킨...	단백질 먹어야지
주말 오전	좀 더 자자...	산책하고 올까?
야식 유혹	하루쯤이야...	배고프지 않은데?

**작은 생각의 변화가 큰 행동의 차이를 만듭니다.
지금 당신의 선택은?**

마치 스마트폰이 설정된 운영체제(OS; Operating System)에 따라 작동하듯, 우리의 행동도 **자기 정체성이라는 운영체제**에 따라 자동으로 실행된다.

양파껍질처럼 벗겨지는 변화의 세 층위

변화에는 세 개의 층위가 있다. 마치 양파껍질처럼, 겉에서부터 안쪽으로 들어갈수록 더 깊고 지속적인 변화가 일어난다.

첫 번째 층: 결과의 변화

가장 표면적인 층이다. "5kg 감량하기", "허리둘레 5cm 줄이기"처럼 눈에 보이는 성과에 집중하는 단계다. 대부분의 다이어터가 머무는 곳이다.

42세 주부 경희 님의 이야기

2023년 7월 1일, 토요일 오후.
카카오톡 알림. 대학 동창회 초대장이었다.
'9월 15일. 2개월이네…'
경희 님은 즉시 결심했다. "동창회 때까지 7kg 빼자!"
하루 1,000칼로리, 매일 1시간 유산소. 체중계 숫자가 떨어질 때마다 기뻤다.

9월 14일, 금요일 밤.
거울 앞에 섰다. 날씬해진 몸. "드디어!"

9월 16일, 일요일.

동창회가 끝났다. 저녁엔 치킨과 맥주. "이제 끝났으니까…"

12월 1일, 목요일.

체중계를 피하고 싶었다. 올라갔다.

다시 원래 체중.

"나는 왜 맨날 이 모양일까…"

두 번째 층: 과정의 변화

조금 더 깊은 층이다. 새로운 운동 루틴을 만들고, 식단 일기를 쓰고, 물 마시는 습관을 들이는 단계다.

38세 영업사원 성호 님의 이야기

2023년 1월 2일, 월요일.

새해 결심을 세웠다. "매일 아침 6시 기상, 운동 1시간!"

알람을 5개 맞췄다. 운동복을 침대 옆에 뒀다. 운동 기록 앱을 깔았다.

1월 15일까지는 잘했다.

1월 16일, 월요일 새벽.

알람이 울렸다. 손이 자동으로 알람을 껐다.

'오늘은 피곤해… 내일부터 다시.'

3월 1일.

운동 기록 앱 마지막 기록: 1월 20일.

"역시 난 안 돼…"

성호 님은 과정을 바꿨지만, 여전히 그에게 운동은 '해야 하는 의무'였다. 동기부여가 떨어지면 멈췄다.

세 번째 층: 정체성의 변화

가장 깊은 단계로, 자신에 대한 믿음과 세계관이 바뀌는 지점이다. 여기서 진정한 변화가 시작된다.

클리어의 '투표 이론(Voting Theory)'

매번 건강한 선택을 할 때마다, 우리는 "나는 건강한 사람"이라는 정체성에 **한 표를 던지는 것**이다.

- 계단 선택: 건강한 사람에게 1표
- 물 한 잔 마시기: 건강한 사람에게 1표
- 야채 먼저 먹기: 건강한 사람에게 1표

표가 쌓일수록 그 정체성은 더욱 견고해진다.

내일의 나를 오늘 만나는 정체성 선언문

정체성 선언문은 단순한 목표 설정을 넘어, **미래의 가치 있는 순간**과 연결될 때 강력한 힘을 발휘한다.

20대의 자유로운 꿈

28세 그래픽 디자이너 서연 님

2023년 10월, 회사 점심시간.

인스타그램을 보다가 멈췄다. 친구가 베트남 하노이 골목을 걷는 영상이었다.

'나도 저렇게 가고 싶은데…'

문득 작년 여행이 떠올랐다. 계단만 오르면 숨이 차서 친구들이 기다려줘야 했던 순간. 부끄러웠다.

'다음에 갈 땐 달라야 해.'

서연 님은 수첩을 꺼내 적었다.

"나는 친구들과 세계를 여행하며 마음껏 웃고 걸을 수 있기 위해 건강한 대사를 가진 사람이다."

그날 저녁부터 운동이 달라졌다.

계단을 오를 때마다: "베트남 골목 연습."

물을 마실 때마다: "더운 나라 수분 보충 연습."

야채를 먹을 때마다: "여행 체력 만들기."

6개월 후, 2024년 4월.

서연 님은 친구 5명과 베트남행 비행기에 올랐다.

하노이 구시가지. 좁은 계단을 오를 때, 서연 님은 웃으며 앞장섰다.

"언니, 체력 좋아졌다!"

"응, 나 원래 여행하는 사람이거든."

30대 스타트업 개발자 준혁 님

2023년 2월, 새벽 2시.

아이디어가 머릿속에서 폭발했다. 노트북을 열었다. 코딩을 시작했다.

1시간 후. 눈이 침침했다. 머리가 아팠다.

'체력이 안 따라줘…'

준혁 님은 에너지 드링크를 마셨지만 소용없었다. 결국 포기하고 잠들었다.

아침에 일어났을 때, 아이디어는 이미 흐려져 있었다.

'체력만 좋았어도…'

준혁 님은 그날 선언문을 적었다.

"나는 내 아이디어를 끝까지 밀어붙이고, 밤새 몰입해도 아침에 웃으며 발표할 수 있는 체력을 위해 건강한 대사를 가진 사람이다."

그날부터 운동은 '창업가의 체력 훈련'이 되었고, 건강한 식사는 '두뇌 연료 공급'이 되었다.

6개월 후, 2023년 8월.

IR(Investor Relations; 투자 유치 발표) 피칭 전날 밤. 준혁 님은 새벽 4시까지 자료를 다듬었다.

다음 날 오전 10시, 발표장.

"이것이 저희 서비스의 핵심입니다."

투자자들이 고개를 끄덕였다. 질의응답이 이어졌다. 준혁 님은 밝은 얼굴로 대답했다.

투자 유치 성공.

동료가 물었다. "형, 어제 거의 안 잤잖아요. 어떻게 저렇게 멀쩡해요?"

"나 원래 체력 좋은 사람이야."

40대의 책임감 있는 사랑

47세 금융업 종사자 영수 님

2022년 12월 24일, 크리스마스 저녁.
딸(17세)이 케이크를 들고 왔다.
"아빠, 나중에 우리 같이 유럽 여행 가요. 아빠가 은퇴하면."
"그래, 꼭 가자."
딸이 웃었다. "약속이에요. 30년 뒤에도요!"
'30년 뒤…'
영수 님은 거울을 봤다. 뱃살, 계단만 올라도 숨참.
'이 상태로 30년 뒤를 맞이할 수 있을까?'

영수 님은 다음 날 선언문을 적었다.
"나는 30년 뒤에도 딸과 세계여행을 하기 위해 건강한 대사를 가진 사람이다."

2023년 6월, 회식 자리.
"영수 부장님, 소주 한잔하시죠!"
"오늘은 패스할게요. 30년 뒤에 딸이랑 유럽 가려면 건강해야 해서요."
동료들이 웃었다. "딸 바보시네!"

영수 님도 웃었다. "맞아요, 딸 바보 건강한 아빠요."

45세 교사 미경 님

2023년 3월, 졸업식.
제자가 울면서 안겼다.
"선생님, 고등학교 가서도 놀러 올게요. 약속해요."
"그래, 선생님 여기 있을게."
제자가 가고 난 뒤, 미경 님은 생각했다.
'나는 언제까지 이 아이들 곁에 있을 수 있을까?'
요즘 계단만 올라도 숨이 찼다. 수업 후엔 기진맥진했다.
'은퇴 후에도 아이들을 도와주고 싶은데…'

미경 님은 그날 선언문을 적었다.
"나는 은퇴 후에도 지역 아이들에게 책을 읽어주고 봉사하기 위해 건강한 대사를 가진 사람이다."

매일 아침 산책하며 생각했다.
'10년 뒤, 20년 뒤에도 나는 아이들 곁에 있을 거야.'

60대의 지혜로운 본보기

65세 은퇴자 동훈 님

2023년 5월, 일요일 오후.

손주(7세)가 공을 들고 왔다.

"할아버지, 같이 놀아요!"

동훈 님은 무릎이 아팠다. "할아버지 오늘은 좀 피곤해서…"

손주가 실망한 표정으로 돌아갔다.

동훈 님은 마음이 아팠다.

'나는 좋은 할아버지가 아닌가 봐.'

다음 날 아침, 동훈 님은 결심했다.

"나는 손주에게 건강한 몸의 본보기가 되기 위해 건강한 대사를 가진 사람이다."

그날부터 매일 아침 6시, 동네 공원에서 스트레칭.

"손주랑 놀 준비 운동이야."(아내에게)

6개월 후, 2023년 11월.

손주가 또 공을 가져왔다.

"할아버지!"

동훈 님은 웃으며 일어났다. "그래, 가자!"

공원에서 30분을 뛰어놀았다. 숨은 찼지만 행복했다.

"할아버지 진짜 건강해졌어요!"

'응, 할아버지는 원래 건강한 사람이거든.'

62세 주부 순자 님

2023년 4월, 남편과의 대화.

"여보, 은퇴하면 우리 유럽 여행 갈까?"

남편이 웃었다. "그래, 평생 고생만 했으니 이제 좀 즐겨보자."

순자 님은 기뻤다. 하지만 동시에 걱정이 밀려왔다.

'내가 그때까지 걸을 수 있을까?'

최근 오래 걷기만 해도 허리와 무릎이 아팠다.

순자 님은 그날 선언문을 적었다.

"나는 배우자와 함께 노년에도 여행을 다니며 손을 잡고 걸어 다니기
위해 건강한 대사를 가진 사람이다."

매일 저녁, 남편과 동네 한 바퀴 산책.

"여보, 이거 유럽 연습이야."

남편이 웃으며 손을 잡아주었다.

"그래, 우리 꼭 갈 거야."

등산길에서 배우는 정체성의 힘

41세 회계사 평수 님의 설악산 도전기

2023년 3월, 일요일.

10살 아들이 말했다. "아빠, 설악산 대청봉 가요!"

평수 님은 망설였다. 등산? 지난 5년간 운동 한 번 제대로 안 했는데…

"아빠… 못 가요?"

"아니다. 가자!"

평수 님은 그날 밤 선언문을 적었다.

"나는 아들과 설악산 대청봉에 오르기 위해 건강한 대사를 가진 사람이다."

매일 아침 계단 오르기: "설악산 연습" 주말 동네산 등반: "대청봉 리허설"

6개월 후, 2023년 9월.

설악산 대청봉 정상.

아들이 소리쳤다. "아빠! 우리 해냈어요!"

평수 님도 소리쳤다. "그래! 우리가 해냈다!"

산 아래를 내려다보며 깨달았다.

'정체성이란 바로 이 등산의 이유와 같구나. 목적지가 명확할 때, 험한 길도 걸을 수 있어.'

새로운 정체성이 만드는 놀라운 변화

10,000명의 성공 비밀을 추적한 연구

1994년, 미국 콜로라도대학교와 브라운대학교의 연구팀은 흥미로운 프로젝트를 시작했다. 미국 국가 체중조절등록부(NWCR; National Weight Control Registry)라는 이름의 이 연구는, 체중 감량에 성공하고 그것을 **1년 이상 유지한 사람들**만을 추적했다. 일반적인 다이어트 연구와 달리, "실패한 사람들"이 아니라 "성공한 사람들"에게 집중한 것이다.

참가 조건은 까다로웠다. 최소 13.6kg(30파운드) 이상 감량하고, 그 체중을 1년 이상 유지해야 했다. 30년이 지난 지금, 이 등록부엔 1만 명이 넘는 '성공한 사람들'의 데이터가 쌓여 있다.

그들은 무엇이 달랐을까?

연구팀은 처음에 운동 시간, 식단 구성, 칼로리 섭취량 같은 '행동 패턴'을 분석했다. 그런데 시간이 지나면서 더욱 흥미로운 발견이 있었다.

5년 이상 체중을 유지한 사람들은 스스로를 더 이상 "다이어트하는 사람"으로 정의하지 않았다.

한 참가자의 인터뷰가 이를 잘 보여 준다.

"처음 2년은 매일 '참아야지, 참아야지' 했어요. 케이크를 보면 '안 돼, 다이어트 중이야'라고 생각했죠. 그런데 어느 순간부터 달라졌어요. 케이크를 봐도 '나는 건강한 음식을 먹는 사람이니까 저건 선택지가 아니야'라고 자연스럽게 생각하더라고요. 참는 게 아니라, 그냥 내가 원래 그런 사람인 거예요."

연구팀은 이 변화를 "정체성 전환(Identity Shift)"이라고 명명했다. 성공적으로 체중을 유지한 사람들은 평균 3~4년차에 이런 전환을 경험했다.

계단을 선택하는 두 가지 이유

같은 행동도, 그 이유에 따라 지속성이 완전히 달랐다.

정체성 전환 이전(1~2년차)
- "살 빼야 하니까 계단으로…"
- "오늘은 참아야지…"
- "목표 체중까지 얼마 안 남았어."

정체성 전환 이후(3년차 이상)
- "나는 계단 쓰는 사람이야."
- "건강한 사람은 당연히 이렇게 먹지."

● "이게 내 일상이야."

전자는 **의지력**에 의존했다. 의지력이 약해지면 행동도 멈췄다. 후자는 **정체성**에 기반했다. 의지력이 필요 없었다. 그냥 자신이 누구인지 알고 있었기 때문이다.

실패와 재기의 차이

NWCR 연구는 참가자들의 "실패 경험"도 추적했다. 놀랍게도 성공 유지자들도 평균 2~3회의 체중 증가를 경험했다. 휴가, 명절, 스트레스… 이유는 다양했다.

차이는 그다음이었다.

정체성이 약한 사람: "아, 역시 난 안 돼. 다 망했어."

→ 포기하고 예전으로 돌아감.

정체성이 확립된 사람: "잠깐 궤도를 벗어났네. 다시 돌아가면 돼."

→ 자신이 누구인지 알기에 빠르게 회복.

한 참가자는 이렇게 말했다.

"명절에 5kg 쪘어요. 예전 같았으면 '망했다, 다 끝났다'고 생각했을 거예요. 하지만 이번엔 달랐어요. '나는 건강한 사람이야. 지금 좀 궤도를 벗어났을 뿐이야'라고 생각했죠. 2주 만에 다시 제자리로 돌아왔어요. 왜냐하면 건강한 선택이 내 본모습이니까요."

연구팀의 결론

30년간의 데이터 분석 끝에 연구팀은 이렇게 정리했다.

"장기적인 체중 유지의 핵심은 '무엇을 하느냐'가 아니라 '자신을 누구로 보느냐'에 있다."

운동 방법, 식단 종류, 칼로리 계산… 이런 것들은 모두 중요하다. 하지만 이것들이 지속되려면, 그 밑바탕에 "나는 건강한 사람이다"라는 확고한 정체성이 자리 잡아야 한다.

행동은 변할 수 있다. 환경도 변한다. 의지력도 오르락내리락한다. 하지만 정체성은 흔들리지 않는다. 폭풍우 속에서도 배를 잡아주는 닻처럼, 정체성은 우리를 붙잡아준다.

43세 마케팅 매니저 수진 님의 180일 여정

2023년 1월 1일.
수진 님은 스스로를 "운동하는 척하는 사람"이라고 불렀다.
헬스장 등록만 하고 안 갔다. 운동복만 10벌 샀다.

2023년 1월 15일부터.
매일 아침 거울을 보며 말했다.
"나는 활력 있는 사람이다."
처음엔 어색했다. '거짓말 같은데…'

2주가 지나자 신기한 일이 일어났다.
아침에 눈을 뜨면 자동으로 질문이 떠올랐다.

'활력 있는 사람은 아침에 뭘 하지?'

그러면서 스트레칭을 시작했다. 계단을 이용했다. 점심시간엔 산책을 했다.

6개월 후, 2023년 7월.

동료가 말했다. "수진 매니저님, 요즘 얼굴이 진짜 밝아졌어요!"

"그래요? 저 원래 활력 있는 사람이거든요."

정체성 선언이 현실이 되었다.

나비의 변태처럼, 완전히 새로운 존재로

정체성 선언문은 단순히 몸무게를 줄이겠다는 좁은 목표를 넘어, '가치 있는 삶을 살기 위해 건강한 대사를 가진 사람'이라는 더 큰 그릇으로 자신을 확장시킨다.

마치 애벌레가 "나는 날 수 있는 존재"라고 믿기 시작할 때 날개가 자라나듯, 우리가 "나는 건강한 대사를 가진 사람"이라고 믿기 시작할 때 실제로 그런 사람이 되어간다.

다이어트는 끝이 있지만, 건강한 사람으로 사는 것은 평생의 여정이다.

그 여정은 "나는 누구인가?"라는 질문에 대한 답을 바꾸는 순간 시작된다.

당신에게 묻는다.

당신은 체중을 줄이려는 사람인가,

아니면 이미 건강한 사람인가?

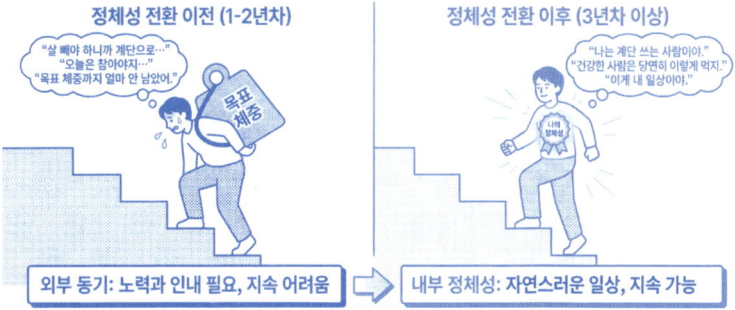

이 질문에 대한 답이 당신의 내일을 결정할 것이다.

3부
대사 설계를 위한 4가지 도구

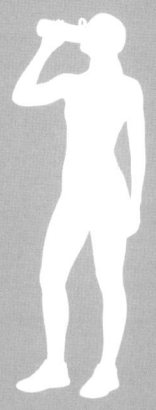

11장. 몸의 계기판 들여다보기: 에너지 로그 완전 가이드

계기판 없는 자동차를 운전한다면

자동차를 운전한다고 상상해보자. 그런데 계기판이 깜깜하다. 속도계도 없고, 연료 게이지도 없고, 엔진 경고등도 없다. 당신은 오로지 '감'으로만 운전해야 한다. 얼마나 빨리 달리고 있는지, 언제 주유소에 들러야 할지, 엔진이 과열되고 있는지 전혀 알 수 없다.

이런 상황에서 안전하게 목적지에 도착할 수 있을까? 아마도 불안하고 초조한 마음으로 운전대를 잡게 될 것이다. 언제 멈춰설지, 언제 고장이 날지 예측할 수 없는 상황에서 말이다.

놀랍게도 우리 몸도 정확히 이와 같다. 겉으로 보기에는 멀쩡해 보여도, 내부에서는 대사가 삐걱거리고 있을 수 있다. 피로가 쌓이고 있는지, 감정이 불안정해지고 있는지, 진짜 배고픔인지 스트레스성 식욕인지 우리는 제대로 알아차리지 못한다.

그 신호들을 정확하게 포착해내는 가장 간단하면서도 강력한 도구가 바로 에너지 로그다.

몸의 세 가지 핵심 계기판

자동차에 속도계, 연료 게이지, 온도계가 있듯이, 우리 몸에도 세 가지 중요한 계기판이 있다.

첫 번째 계기판: 활력(Energy, 0~10점)

활력은 대사 엔진이 얼마나 잘 돌아가는지 보여주는 가장 직접적인 신호다.

오후 3시에 활력이 3점 이하로 떨어진다면, 점심 식사 구성에 문제가 있을 가능성이 크다. 혈당이 급등한 후 하락하면서 오후 피로가 찾아온 것이다. 아침에 일어났는데 활력이 4점 이하라면, 수면의 질이 떨어졌거나 만성 피로 상태일 가능성이 있다. 운동 후 활력이 8점 이상으로 올라간다면, 그건 대사가 잘 작동하고 있다는 신호다.

활력 점수를 기록하면, 당신의 에너지 패턴이 보인다. 언제 배터리가 충전되고, 언제 방전되는지. 어떤 활동이 에너지를 주고, 어떤 활동이 에너지를 빼앗는지. 그리고 그 패턴을 알면, 하루를 설계할 수 있다.

두 번째 계기판: 배고픔(Hunger, 0~10점)

배고픔은 단순히 "먹고 싶다"는 신호가 아니다. 몸의 연료 상태를 알려주는 정교한 센서다.

식사 후 2시간에서 3시간이 지났는데 배고픔이 7점 이상으로 치솟는다면, 혈당이 급등했다가 급락했을 가능성이 크다. 아침 공복에 배고픈 정도가 8점 이상이라면, 전날 저녁에 과식했거나 수면이 부족했을 가능성이 있다. 점심 식사 직후에 배고픔이 3점 이하로 떨어진다면, 그건 과식의 신호다.

배고픔 점수를 일주일 동안 기록하면, 당신이 어떤 음식을 먹을 때 혈당이 안정되고, 어떤 음식을 먹을 때 롤러코스터를 타는지 보인다. 그리고 그걸 알면, 더 이상 같은 실수를 반복하지 않게 된다.

세 번째 계기판: 감정(Mood, 0~10점)

기분은 뇌와 호르몬, 그리고 감정의 균형을 보여주는 신호다.

식사 후 기분이 8점 이상으로 올라간다면, 그 식사는 적절했다는 신호다. 공복일 때 기분이 3점 이하로 떨어진다면, 혈당이 저하되었거나 감정식욕이 작동하고 있을 가능성이 있다. 야식을 먹은 후 기분이 일시적으로 상승한다면, 그건 감정 보상 메커니즘이 작동한 것이다.

기분 점수를 기록하면, 감정과 식욕의 연결고리가 보인다. 어떤 감정이 어떤 음식을 찾게 만드는지. 어떤 상황에서 폭식 충동이 일어나는지. 그리고 그 연결고리를 알면, 감정 식욕에서 벗어날 수 있다.

언뜻 보면 이 세 가지는 독립적으로 보인다. 하지만 실제로는 하나의 거대한 회로에 연결되어 있다. 마치 도미노처럼, 한 부분이 무너지면 나머지도 연쇄적으로 흔들린다.

활력이 꺾이면 기분도 가라앉는다. 기분이 흔들리면 달달한 간식이 간절해진다. 간식을 먹으면 순간적으로는 기분이 나아지지만, 곧 더 큰 무기력이 찾아온다. 결국 세 바늘은 서로를 흔들며 우리 대사 전체의 안정성을 보여주는 종합 지표인 셈이다.

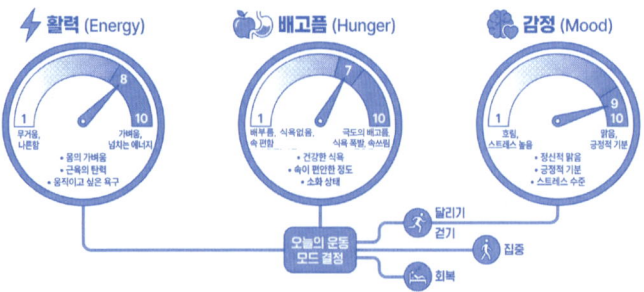

패턴을 읽는 법

일주일만 기록하면 패턴이 보이기 시작한다. 어떤 사람은 혈당 롤러 코스터 패턴을 보인다. 식후 2시간만 지나면 배고픔이 7점 이상으로 치솟고, 오후 활력이 급격히 3점 이하로 떨어진다. 이런 경우 단순 탄수화물을 줄이고, 단백질과 섬유질을 늘려야 한다.

어떤 사람은 만성 피로 패턴을 보인다. 아침 활력이 지속적으로 4점 이하이고, 오후 활력도 2점에서 3점대에 고정되어 있다. 이런 경우 수면 시간을 확보하고, 스트레스를 관리하고, 필요하다면 갑상선 검사를 고려해야 한다.

어떤 사람은 감정 식욕 패턴을 보인다. 기분이 3점 이하일 때 배고픔이 급상승하고, 특정 시간대, 예를 들어 저녁 7시에 규칙적으로 충동이 일어난다. 이런 경우 감정을 인식하는 훈련을 하고, 대체 활동을 설계해야 한다.

어떤 사람은 회복 중인 대사 패턴을 보인다. 배고픔이 3점에서 6점 사이로 규칙적이고, 활력이 6점에서 8점 사이로 안정적이고, 기분이 대체로 6점에서 8점 사이로 긍정적이다. 이런 경우 건강한 대사 유연성을 갖춘 상태이므로, 현 상태를 유지하면 된다.

대사 건강 체크리스트: 3가지 핵심 계기판

계기판 (Metric)	의미 (Meaning)	점수 해석 (Score Interpretation)
활력 (Energy)	오늘 몸이 얼마나 가볍고 에너지가 넘치는지	0점: 완전 탈진, 침대에서 일어나기 힘듦 5점: 평범한 컨디션, 일상생활 가능 10점: 최고 컨디션, 무엇이든 가능
배고픔 (Hunger)	진짜 허기 vs 감정적 갈망 구분	0점: 전혀 배고프지 않음 5점: 적당한 허기감 10점: 강렬한 갈망(특히 단것/기름진 것) 0 5 10
감정 (Mood)	정서의 안정감과 긍정성	0점: 불안/우울/짜증 극심 5점: 평범한 기분 10점: 차분하고 긍정적, 의욕 충만

매일 아침 이 세 가지를 체크하여 당신의 대사 상태를 파악하세요

세 사람의 에너지 로그가 드러낸 진실

42세 직장인 민수 님: 오후의 함정과 밤의 허전함

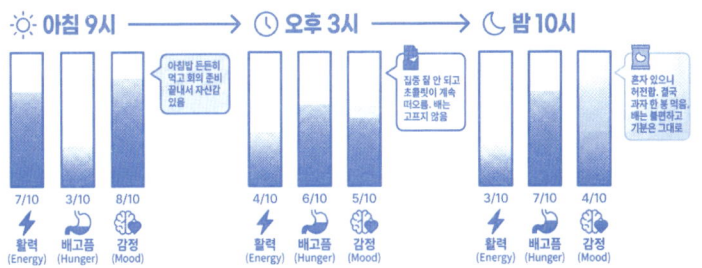

오늘의 대사 일기: 활력, 배고픔, 감정의 흐름

☀ 아침 9시 ⟶ 🕒 오후 3시 ⟶ 🌙 밤 10시

아침밥 든든히 먹고 회의 준비 끝내서 자신감 있음

집중 풀 안 되고 초콜릿이 계속 떠오름, 배는 고프지 않음

혼자 있으니 허전함, 결국 과자 한 봉 먹음, 배는 불편하고 기분은 그대로

7/10 3/10 8/10 　 4/10 6/10 5/10 　 3/10 7/10 4/10
활력 배고픔 감정 　 활력 배고픔 감정 　 활력 배고픔 감정
(Energy) (Hunger) (Mood) 　 (Energy) (Hunger) (Mood) 　 (Energy) (Hunger) (Mood)

하루의 흐름을 기록하고 패턴을 발견하는 것이 변화의 시작입니다.

민수 님은 아침마다 출근 준비로 분주하지만, 회의와 보고서를 미리 챙겨둔 덕에 하루의 시작은 비교적 안정적이다. 아침밥도 챙겨 먹고 자신감 있게 일을 시작한다.

하지만 시간이 흘러 오후가 되면 상황은 완전히 달라진다. 점심 후 2~3시간이 지나면서 눈꺼풀이 무거워지고, 집중력이 점차 떨어진다. 그때마다 머릿속에는 초콜릿과 과자가 떠오른다. 배가 고파서라기보다는 "에너지가 바닥난 느낌" 때문에 단 음식이 간절해진다.

민수 님의 로그를 보면 오후 3시와 밤 10시가 반복적인 위험 시간대다. 오후 3시에는 활력과 감정이 동시에 떨어지며 "집중력 저하 + 스트레스"가 맞물린다. 이때 올라오는 간식 욕구는 진짜 배고픔이라기보다 업무 피로에 대한 보상 심리다. 밤 10시에는 하루 동안 쌓인 피로와 외로움이 겹치면서, 활력은 바닥인데 감정 점수도 함께 낮아진다. 이때 찾아오는 식욕은 사실 허기보다는 공허함의 표현이다.

29세 대학원생 지우 님: 야행성 악순환의 덫

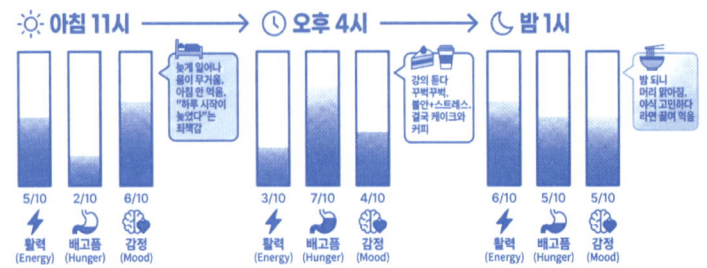

지우 님은 밤늦게까지 공부하는 것이 익숙한 대학원생이다. 시험과 과제에 쫓겨 새벽 2~3시까지 공부하는 날이 많고, 자연스럽게 아침에 늦게 일어난다. 하루의 시작이 늦어지면 늘 "또 늦잠 잤다"는 죄책감이 따라붙는다.

지우 님의 하루는 처음부터 리듬이 어긋나 있다. 새벽까지 공부하다 보니 아침에 늦게 일어나는 것이 일상이 되었다. 아침 공백은 단순히 아침 식사를 거르는 수준이 아니라, 활력과 감정의 기초 점수를 깎아내는 출발점이 된다.

늦게 일어난 죄책감은 감정 점수를 낮추고, 이는 자기효능감을 떨어뜨린다. 오전의 활력 부족은 결국 오후로 이어져, 강의나 공부 중 쉽게 졸음이 몰려온다. 이때 찾아오는 강한 단 음식 욕구는 진짜 배고픔이라기보다 불안과 피로가 합쳐진 보상 갈망이다.

밤이 되면 지우 님의 뇌는 역설적으로 각성된다. 낮 동안 충분히 활동하지 못했기 때문에, 밤에 집중력이 살아나며 공부가 잘되는 것처럼 느껴진다. 그러나 이 각성은 동시에 야식을 부른다. 라면이나 과자 같은 고칼로리 음식은 뇌에 빠른 보상을 주지만, 먹고 난 뒤 위장은 불편해지고 수면 질은 더 나빠진다.

63세 은퇴자 순자 님: 외로움이 배고픔으로 둔갑할 때

오늘의 대사 일기: 활력, 배고픔, 감정의 흐름 (은퇴자 편)

☀ 아침 7시 → ⏱ 오후 2시 → 🌙 밤 9시

손주 어린이집 데려다주고 기분 좋음

점심 먹고 졸려서 TV 보다가 과일·떡 많이 먹음

하루 집안일 끝나니 기력 빠짐. 혼자 있어 허전해 과일 먹음

6/10	3/10	8/10	4/10	5/10	5/10	3/10	6/10	4/10
⚡ 활력 (Energy)	🫃 배고픔 (Hunger)	🧠 감정 (Mood)	⚡ 활력 (Energy)	🫃 배고픔 (Hunger)	🧠 감정 (Mood)	⚡ 활력 (Energy)	🫃 배고픔 (Hunger)	🧠 감정 (Mood)

은퇴 후의 하루 흐름을 기록하고 패턴을 발견하는 것이 변화의 시작입니다.

순자 님은 은퇴 후 대부분의 시간을 집에서 보내며, 손주를 돌보는 것이 큰 기쁨이다. 아침에는 손주와 함께하는 시간이 활력의 원천이지만, 오후가 되면 졸음이 몰려와 TV를 보면서 과일이나 떡을 과하게 먹곤 한다.

순자 님의 하루는 아침부터 따뜻하다. 손주를 돌보는 시간이 활력과 감정을 동시에 끌어올려 주지만, 오후로 갈수록 피로가 찾아온다. 점심 이후 몰려오는 졸음을 이기지 못하고 TV 앞에 앉으면, 자연스럽게 손은 과일이나 떡으로 향한다. 배가 고파서라기보다는 지루함과 습관적 위로가 음식 섭취를 유도하는 것이다.

저녁이 지나고 혼자 있는 시간이 길어질수록 외로움이 배고픔으로 위장해 다가온다. 결국 과자나 간식이 그 빈자리를 채우지만, 허전한 감정은 여전히 남는다. 순자 님의 경우, 진짜 배고픔보다 외로움과 피로가 식습관을 좌우하는 전형적인 '정서성 과식 패턴'이다.

나의 몸을 읽는 7일간의 기록 프로젝트

기록 방법

사람들은 흔히 변화를 결심하면 바로 식단을 고치거나 운동 계획을 세우려 한다. 하지만 그보다 먼저 해야 할 일이 있다. 내 몸을 있는 그대로 바라보는 것, 즉 모니터링이다.

대사는 눈에 보이지 않게 돌아가는 공장과 같다. 공장이 제대로 굴러가고 있는지, 어느 부분에서 삐걱거리는지는 체중계 숫자만으로는 알 수 없다. 그래서 우리는 에너지 로그라는 기록 도구를 통해, 활력·배고픔·감정을 직접 확인해 볼 필요가 있다.

하루 세 번, 아침·오후·저녁에 잠시 멈춰 서서 자신에게 물어본다:

"지금 내 활력은 몇 점인가?"(0~10점)

"배고픔은 얼마나 되나?"(0~10점)

"감정은 어떤가?"(0~10점)

점수를 적고 간단히 메모를 남기면 된다. "회의 준비 때문에 스트레스가 많았다", "혼자 있으니 허전하다", "밤새워 공부해 몸이 무겁다" 같은 기록은 **당신의 대사가 어떤 패턴을 따라 움직이는지 보여주는 중요한 단서가 된다.**

이때 가장 중요한 원칙이 있다. 바로 고치려 하지 않는 것이다. 최소 3

일, 가능하다면 7일 동안은 기록만 해보자. 판단하지 말고, 교정하려 하지 말고, 그저 관찰만 하는 것이다.

그러면 놀라운 일이 일어난다.

특정 시간대에 활력이 떨어지고, 감정이 배고픔으로 둔갑하며, 진짜 배고픔이 올라오는 순간이 언제인지 자연스럽게 드러난다. 자동차의 계기판을 들여다보듯, 당신도 이제 내 몸의 계기판을 확인할 수 있다. 그 순간 "나는 오후 3시에 쉽게 무너지는구나", "밤 10시 이후가 가장 위험하구나" 같은 깨달음이 찾아온다.

일일 대사 로그: 내 몸의 신호 기록하기				
체크 시간 🕐	활력 (0-10) ⚡	배고픔 (0-10) 🖐	감정 (0-10) 🧠	메모 📒
아침 (기상 후 1시간) ☀	◯ 0◯━10	◯ 0◯━10	◯ 0◯━10	
오후 🕐 (3-4시경)	◯ 0◯━10	◯ 0◯━10	◯ 0◯━10	
저녁 🌙 (9-10시경)	◯ 0◯━10	◯ 0◯━10	◯ 0◯━10	

특이사항, 식사 내용, 활동 등을 자유롭게 기록하세요.

가치 기반 대사 처방전

많은 사람들이 대사 건강을 이야기할 때 식단, 운동, 체중 같은 요소만 떠올린다. **하지만 진짜 변화를 만들어내는 힘은 단순한 행동 교정이 아니라, 내가 중요하게 여기는 가치와 정체성과 연결될 때 나온다.**

우리가 왜 간식을 줄이고, 왜 더 움직이려 애쓰는가?

그것은 단순히 살을 빼기 위해서가 아니라, 더 성취적인 삶을 살고 싶거나, 스스로 성장하고 싶거나, 사랑하는 사람과 오래 함께하고 싶기 때문이다.

민수 님의 처방전: 성과와 가족 사이의 균형

상태	위험 신호	대체 전략
오후 3시 🕐	피로·스트레스 🌩️→ 초콜릿 갈망 🍫	물 300ml + 스트레칭 3분 → 간식 대신 활력 회복 🥤 🏃 ⚡
밤 🕙 10시	허전함·피로 → 과자 폭식 🍿	산책 20분 or 가족·친구와 통화 → 허전함을 관계로 대체 📱 🧑‍🤝‍🧑

민수 님의 선언문: "나는 활력 있고 성과를 내며, 가족과 함께하는 사람이다."

지우 님의 처방전: 성장과 자기효능감 회복

나의 위험 신호 및 대체 전략 (늦잠/불규칙 편)

상태	위험 신호	대체 전략
아침 늦잠	죄책감 + 활력 저하	기상 30분 내 단백질 간식(계란·두유) → 활력 기반 세우기
오후 4시	불안·피로 → 단 음식 폭식	물 300ml + 심호흡 2분 + 창밖 보기 → 불안 대신 리셋
밤 11시	각성·야식 → 수면 질 저하	무카페인 차 + 조명 낮추기 → 야식 루틴 끊기

지우 님의 선언문: "나는 내 미래를 준비하고, 자기 관리를 해내는 사람이다."

순자 님의 처방전: 돌봄과 연결의 가치

건강한 습관을 위한 행동 전략
(Action Strategy for Healthy Habits)

상태	위험 신호	대체 전략
오후 2시	졸음·지루함 → 과일·떡 과식	식후 산책 10분 or 파워냅 15분 → 피로를 간식 대신 해결 ☑
밤 9시	외로움·피로 → 과자 군것질	전화 1통 or 취미 활동 20분 → 외로움 대체 루틴 ☑

핵심 요약: 위험 신호를 인지하고 건강한 대체 행동으로 습관을 만드세요!

순자 님의 선언문: "나는 가족을 돌보고, 오래도록 연결을 이어가는 사람이다."

상태별 대사 처방전: 세 축의 균형 찾기

우리가 하루를 살면서 경험하는 배고픔, 활력, 감정은 따로 떨어져 있는 것이 아니다. 세 개의 계기판처럼 서로 얽혀 있어, 어느 한쪽이 흔들리면 나머지 두 축도 덩달아 요동친다.

배고픔에 대응하는 법

배고픔에는 두 종류가 있다. 진짜 배고픔은 위와 장이 비어가며 서서히 올라오는 생리적 신호다. 이때는 단백질이나 채소 같은 포만감을 주는 음식을 소량 섭취하면 된다.

감정적 배고픔은 갑작스럽게 특정 음식이 땡기며 찾아오는 심리적 갈망이다. 이때는 **STOP 루틴**이 효과적이다.

Stop(멈추고) - Take breath(숨 쉬고) - Observe(관찰하고) - Proceed(진행하기).
잠깐 멈추고 물을 마시며 시간을 벌면, 갈망의 파도가 지나간다.

활력을 관리하는 법

저활력(0~4점) 상태에서는 의지만으로 버티기보다 '마이크로 리셋'이 필요하다. 짧은 파워냅, 물 한 컵, 가벼운 스트레칭이 도움이 된다.

중간 활력(5~6점)일 때는 집중력을 끌어올릴 수 있는 작은 루틴을 적용한다. 산책이나 심호흡으로 컨디션을 올릴 수 있다.

고활력(7~10점) 상태에서는 에너지를 낭비하지 말고 생산적 활동에 투자한다. 운동이나 집중 업무 같은 생산적 활동에 이 에너지를 쓰는 것이다.

감정을 다스리는 법

감정은 다른 두 축을 쉽게 가로채기 때문에 우선순위가 가장 높다.

불안할 때는 현재로 돌아오는 감각 훈련이 필요하다. 발바닥의 감각, 호흡의 리듬에 집중하면 불안이 가라앉는다.

분노할 때는 정반대 행동을 해보는 연습이 도움이 된다. 화가 날 때 일부러 미소를 짓거나, 느리게 움직이면 감정의 온도가 내려간다.

외로움일 때는 관계 가치를 떠올리고 연결 행동을 한다. 전화 한 통, 문자 한 줄이라도 누군가와 연결되면 외로움이 줄어든다.

무기력할 때는 작은 행동으로 다시 움직이기 시작한다. 물 한 잔 마시기, 창문 열기 같은 작은 행동이 무기력의 늪에서 빠져나오는 첫걸음이 된다.

나의 대사 신호 체크리스트 및 대체 전략

상태	체크 포인트	대체 전략
배고픔	진짜 vs 감정적 배고픔	• 진짜: 단백질·채소 소량 섭취 • 감정적: STOP 루틴 + 물 300ml + 2분 딜레이
활력	0-4 저활력 5-6 중간 7-10 고활력	• 저활력: 파워냅·물·스트레칭 • 중간: 심호흡·짧은 산책 • 고활력: 운동·집중 과제 실행
감정	불안/분노 외로움/무기력	• 불안: 현재 감각 연결 • 분노: 반대 행동·주의 분산 • 외로움: 관계 가치 리마인드·연결 행동 • 무기력: 작은 행동 시작·기본기 관리

나만의 대사 처방전 워크시트

이제 당신 차례다. 나만의 대사 처방전을 만들어보자.

먼저 "나의 취약 시간대는 언제인가?"를 찾아본다. 오후 3시인가, 밤 10시인가?

그 시간대에 자주 반복되는 행동은 무엇인가? 단 음식 폭식? 과자 집어먹기? 야식?

그때 내가 진짜로 지키고 싶은 가치는 무엇인가? 가족? 성장? 건강? 자유? 성취?

그 가치를 살릴 수 있는 작은 대체 행동은 무엇일까? 물 한 컵과 스트레칭? 산책 20분? 허브티? 전화 통화?

마지막으로 나의 선언문을 작성해보자.

"나는 _____ 사람이다."

예를 들어, 한 참가자는 이렇게 작성했다. 취약 시간대는 오후 4시. 반복 행동은 단 음식 폭식. 내 가치는 성장과 자기 관리. 대체 행동은 물 300ml 마시고 창밖 보기, 심호흡 2분. 그리고 선언문: "나는 자기 관리를 해내고, 미래를 준비하는 사람이다."

이 과정은 단순한 계획 세우기가 아니다. 내 몸의 신호를 읽고, 가치와 연결하며, 새로운 정체성을 만들어가는 여정이다. 계기판을 읽을 수 있게 되면, 더 이상 막연한 불안 속에서 운전하지 않아도 된다.

당신의 몸은 이미 모든 답을 알고 있다. 에너지 로그는 그 답을 듣는 방법을 알려주는 도구일 뿐이다.

나의 변화를 위한 5단계 자기 성찰 로그

단계	질문	내 기록
1	나의 취약 시간대는?	(예: 오후 3시, 밤 10시)
2	그때 반복되는 행동은?	(예: 단 음식 폭식, 과자, 야식)
3	내가 지키고 싶은 가치는?	(예: 가족, 성장, 건강, 자유)
4	가치를 살릴 대체 행동은?	(예: 물+스트레칭, 산책, 허브티)
5	나의 선언문	"나는 _____ 사람이다."

솔직한 기록이 변화의 시작입니다. 매일 꾸준히 작성해보세요.

12장. 좋은 연료, 나쁜 연료 - 대사 건강을 결정짓는 식사의 비밀

왜 어떤 사람은 아침을 먹고 점심까지 거뜬한데, 당신은 두 시간 마다 배가 고플까?

같은 200kcal를 먹어도 몸의 반응은 완전히 다르다. 식빵 두 조각은 2시간 후 당신을 졸리고 배고프게 만들지만, 계란 두 개는 5시간 동안 안정적인 에너지를 선물한다. 차이는 칼로리가 아니라 연료의 질이다.

우리가 먹는 음식은 단순한 영양소 덩어리가 아니라, 몸속 호르몬을 움직이고 유전자 스위치를 켜고 끄는 생화학적 신호다. 좋은 연료는 혈당을 안정시키고 지방을 태우며 뇌를 깨운다. 나쁜 연료는 인슐린을 폭주시키고 지방을 쌓으며 염증을 키운다. 현대인이 하루 종일 피곤하고 배고픈 이유는 의지가 약해서가 아니다. 단지 24시간 나쁜 연료를 주입하며 살고 있기 때문이다. 이제 세 가지 질문에 답하면, 당신의 몸은 완전히 다른 방식으로 작동하기 시작할 것이다.

얼마나, 무엇을, 언제 먹을 것인가?

"얼마나, 무엇을, 언제" - 세 가지 질문

대사 유연성을 회복하는 열쇠는 세 가지 질문에 있다.

첫째, 얼마나 먹을 것인가. 연료통의 크기를 정하는 문제다.

둘째, 무엇을 먹을 것인가. 연료의 혼합비를 정하는 문제다.

셋째, 언제 먹을 것인가. 연료를 주입하는 시간을 정하는 문제다.

이 세 가지 질문에 답하면, 우리는 대사 유연성을 되찾을 수 있다.

1) 얼마나 먹을 것인가: 연료통의 크기를 먼저 정한다

2023년 4월, 화요일 오후 2시, 진료실

42세 주부 혜진 님이 진료실 문을 열고 들어왔다. 얼굴이 창백했다. 눈 밑에 다크서클이 짙게 깔려 있었다.

"선생님, 저 하루 800칼로리만 먹고 있어요."

차트를 펼쳤다. 2주 전 첫 방문 때보다 3kg이 빠져 있었다. 숫자만 보면 성공적이었다. 하지만 혜진 님의 표정은 어두웠다.

"요즘 어떠세요?"

"너무 피곤해요. 아침에 일어나도 개운하지 않고, 낮에는 계속 졸려요. 그리고…"

혜진 님이 머리를 만졌다.

"머리카락이 많이 빠져요. 아침에 빗질하면 손에 한 움큼씩 빠져요. 변비도 심하고요."

혜진 님의 몸은 지금 '위기 모드'에 들어가 있었다. 800칼로리는 생존에 필요한 최소한의 에너지도 안 되는 수준이었다. 몸은 모든 불필요한 기능을 꺼버렸다. 머리카락 자라는 것도, 장 운동도, 생리 주기도 모두 '사치'로 판단해 멈춘 것이다.

"800칼로리는 너무 적어요. 몸이 패닉 상태에 빠진 거예요."

"그럼… 더 먹어야 해요? 그럼 살이 다시 찌는 거 아닌가요?"

"아니요. 지금은 몸이 절약 모드로 들어가서 칼로리를 안 쓰고 있어요. 기초대사량이 떨어진 거죠. 이 상태로 계속 가면 더 위험해요."

혜진 님의 눈이 흔들렸다.

"그럼… 얼마나 먹어야 해요?"

"1,200칼로리로 올려보세요. 기초대사량보다는 적지만, 몸이 위기라고 느끼지 않을 정도예요. 단백질을 충분히 드시고, 채소도 많이 드세요."

8주 후, 다시 찾아온 혜진 님

진료실 문이 열렸다. 혜진 님이 들어왔다. 표정이 달라져 있었다. 얼굴에 생기가 돌았다.

"선생님!"

"어떠세요?"

"5kg 빠졌어요!"

차트를 확인했다. 68kg에서 63kg으로. 허리둘레도 4cm 줄었다.

"컨디션은 어때요?"

"많이 좋아졌어요. 피곤함도 많이 줄었고, 머리카락도 덜 빠져요. 800칼로리 먹을 땐 매일 쓰러질 것 같았는데, 1,200칼로리는 견딜 만해요."

"좋아요. 이제 몸이 안정적으로 감량하고 있는 거예요."

혜진 님이 웃었다. 처음 왔을 때와는 완전히 다른 사람 같았다.

체중 감량의 원리는 단순하다

체중 감량의 원리는 사실 단순하다. 에너지 적자를 만들면 된다. 먹는 칼로리보다 쓰는 칼로리가 많으면, 몸은 저장된 지방을 꺼내 쓴다.

하지만 몸은 단순한 기계가 아니다. 몸은 생존 기계다. 수백만 년 진화 과정에서, 몸은 '굶주림'을 가장 큰 위협으로 학습했다. 그래서 에너지가 부족하면 몸은 즉시 반응한다.

첫째, 기초대사율을 낮춘다. 심장 박동, 체온 유지, 세포 재생 같은 기본 기능에 쓰는 에너지를 줄인다. 마치 난로의 불을 약하게 줄이듯, 몸속 대사의 불을 약하게 만든다.

둘째, 식욕을 높인다. 뇌는 그렐린(Ghrelin)이라는 배고픔 호르몬을 더 많이 분비하고, 렙틴(Leptin)이라는 포만감 호르몬을 덜 분비한다. 그래서 조금만 먹어도 금방 배고파진다.

셋째, 활동량을 줄인다. 무의식적으로 움직임이 줄어든다. 계단 대신 엘리베이터를 타고, 걷기보다는 앉아 있게 된다.

이 세 가지가 합쳐지면, 체중 감량은 점점 더 어려워진다. 적게 먹어도 살이 안 빠지고, 조금만 먹어도 금방 배고프고, 움직이기 싫어진다. 이것이 극단적 다이어트가 실패하는 이유다.

실용적인 칼로리 설정: 몸이 패닉에 빠지지 않는 선

그렇다면 얼마나 먹어야 할까?

일반적으로 하루 1,000에서 1,500칼로리가 실용적이다. 이 범위는 몸이 '위기'라고 느끼지 않으면서도, 충분한 에너지 적자를 만들 수 있는 구간이다.

하루 500에서 750칼로리 정도의 적자가 생기면, 일주일에 0.5에서 1kg 정도 감량할 수 있다. 이 속도는 '건강한 속도'다.

근육 손실을 최소화하면서 지방을 줄일 수 있다

더 빠른 감량이 필요할 때는 초저칼로리 식단, 즉 하루 600에서 1,000 칼로리를 쓸 수도 있다. 다만 이때는 단백질을 충분히 보충해야 한다. 단백질이 부족하면 근육이 먼저 빠진다.

500칼로리 미만으로 내려가는 것은 특별한 경우에만 단기간 시행한다. 수술 전 급속 감량이나 당뇨병 관해를 위한 집중 치료 같은 경우다. 이럴 땐 반드시 의료진의 감독이 필요하다.

대체식의 활용: 단백질로 배고픔을 채운다

2023년 6월, 29세 직장인 동현 님이 진료실을 찾았다.

"선생님, 다음 달에 친구 결혼식이 있어요. 빠르게 빼고 싶은데, 방법이 있을까요?"

"얼마나 빼고 싶으세요?"

"8kg 정도요. 가능할까요?"

한 달에 8kg. 쉽지 않은 목표였다. 하지만 불가능하지는 않았다.

"초저칼로리 식단을 해 볼까요? 단, 단백질은 충분히 챙겨야 해요. 근육이 빠지면 안 되니까요."

"어떻게 하면 되나요?"

"아침과 점심은 단백질 쉐이크로 대체하세요. 저녁은 닭가슴살이나 생선에 채소를 곁들여 드시고요. 하루 총 800칼로리 정도 될 거예요."

동현 님은 고개를 끄덕였다.

"해 볼게요."

4주 후

동현 님이 다시 왔다. 얼굴이 확연히 갸름해져 있었다.

"선생님, 8kg 빠졌어요!"

"컨디션은 어땠어요? 힘들지 않았어요?"

"처음 며칠은 좀 힘들었어요. 배고픔이 계속 왔거든요. 근데 단백질 쉐이크가 생각보다 배를 채워줘서 견딜 만했어요. 일도 평소처럼 했고요."

"다행이네요. 근데 이제는 어떻게 하실 거예요?"

"이제 결혼식 끝났으니까… 원래대로 먹어도 되죠?"

"아니요. 천천히 칼로리를 올려야 해요. 급격히 늘리면 요요 현상이 와요."

동현 님의 표정이 굳었다.

"그럼 어떻게 해요?"

"일주일에 100에서 200칼로리씩 천천히 늘려가세요. 이번 주는 900칼로리, 다음 주는 1,100칼로리 이런 식으로요. 한 달 정도 걸려서 1,500칼로리까지 올리면 안전해요."

"알겠습니다."

정체기는 실패가 아니다

4주에서 6주쯤 지나면, 체중계 숫자가 멈춘다. 아무리 열심히 해도 체중이 떨어지지 않는다. 이걸 '정체기'라고 부른다.

정체기는 실패가 아니다. 몸이 새로운 칼로리에 적응한 것뿐이다. 처음에는 1,200칼로리가 적다고 느꼈던 몸이, 이제는 1,200칼로리에 맞춰 기초대사율을 낮춘 것이다.

이때 포기하면 안 된다. 두 가지 전략을 쓸 수 있다.

첫째, 근력운동으로 근육량을 유지한다. 근육은 우리 몸에서 가장 많은 칼로리를 태우는 조직이다. 근육이 줄면 기초대사량도 줄어든다. 그래서 감량 중에도 근력운동은 필수다.

둘째, 일주일에 하루나 이틀 정도 칼로리를 조금 늘려본다. 이를 '리피드(Refeed)'라고 한다. 몸에 "지금 굶고 있는 게 아니야"라는 신호를 보내는 것이다. 그러면 기초대사율이 다시 올라가고, 다음 주부터 체중이 다시 떨어지기 시작한다.

2) 어떻게 먹을 것인가: 탄·단·지의 최적 배합

총 연료량을 정했으면, 이제는 연료의 혼합비를 잡을 차례다. 같은 1,500칼로리라도, 어떻게 섞느냐에 따라 완전히 다른 경험이 된다. 배부름의 질이 달라지고, 식후 졸음이 오느냐 마느냐가 갈리며, 운동할 때 힘이 나는지, 밤에 잘 잠들 수 있는지까지 모두 달라진다.

단백질: 엔진 블록을 지키는 보호막, 그리고 뇌와 기분의 설계자

2023년 7월, 38세 요가 강사 수연 님이 진료실에 왔다.

"선생님, 체중은 내려갔는데 뭔가 이상해요."

"어떻게 이상한데요?"

"거울을 보면… 탄력이 없어요. 예전엔 몸에 선이 있었는데, 지금은 그냥 말랐어요. 힘도 없고요."

차트를 확인했다. 3개월 동안 8kg 감량. 숫자만 보면 성공이었다.

"식단은 어떻게 하셨어요?"

"채소 위주로 먹었어요. 샐러드, 과일, 현미밥 조금. 고기는 살 찔까 봐 거의 안 먹었어요."

문제가 보였다.

"단백질을 거의 안 드신 거네요."

"네… 고기 먹으면 살 찔까 봐요."

"그게 문제예요. 체지방만 빠진 게 아니라 근육도 같이 줄어든 거예요."

수연 님의 얼굴이 어두워졌다.

"그럼 어떻게 해요?"

"지금부터라도 단백질을 충분히 드세요. 하루에 체중 1kg당 1.5g 정도. 수연님은 지금 55kg이니까, 하루 80g 정도 드셔야 해요."

"80g이요? 그게 얼마나 되는 건데요?"

"닭가슴살로 치면 350~400g 정도요. 달걀로 치면 12개 정도고요. 물론 하루에 닭가슴살만 먹으란 게 아니라, 달걀도 먹고, 두부도 먹고, 생선도 먹으면서 총합 80g을 채우는 거예요."

단백질이 하는 일

단백질은 단순히 근육만 지키는 게 아니다.

우리 몸에서 단백질은 부품이자, 신호이자, 조율자다. 단백질을 구성하는 아미노산 중에서도 필수 아미노산(Essential Amino Acids) 9종은 반드시 음식으로 섭취해야 한다. 히스티딘, 아이소류신, 류신, 리신, 메싸이오닌, 페닐알라닌, 트레오닌, 트립토판, 발린. 이 아홉 가지는 몸에서 만들어지지 않는다.

그중 류신(Leucine)은 근육 단백질 합성의 스위치 역할을 한다. 운동 후 류신이 풍부한 음식을 먹으면, 근육 단백질 합성이 145%나 증가한다는 연구 결과도 있다. 그래서 감량 중에도 닭가슴살, 달걀, 유청 단백질 같은 류신이 풍부한 음식을 먹는 것이 중요하다.

하지만 아미노산의 역할은 근육에서 끝나지 않는다.

트립토판(Tryptophan)은 뇌에서 세로토닌(Serotonin)의 재료가 된다. 세로토닌은 기분과 수면, 충동 억제를 조율하는 신경전달물질이다. 트립토판이 충분히 공급되면 마음이 안정되고, 밤에는 수면 호르몬 멜라토닌(Melatonin) 합성도 도와준다. 칠면조 고기나 우유를 먹고 나면 졸음이 오는 이유가 여기 있다.

페닐알라닌(Phenylalanine)과 티로신(Tyrosine)은 도파민(Dopamine)과 노르아드레날린(Noradrenaline)의 전구체. 이 아미노산들이 충분해야 뇌는 '집중 모드'로 들어갈 수 있고, 아침에 활력을 내는 호르몬 신호도 매끄럽게 작동한다.

즉, 단백질을 충분히 먹는다는 것은 단순히 근육을 만드는 게 아니다. 집중력, 기분, 수면까지 포함해 전신의 균형을 맞추는 작업이다.

단백질이 부족하면 생기는 일

체중계 숫자는 내려가는데, 거울 속 모습에서 탄력이 사라지는 경우가 있다. 이는 체지방만 빠지는 게 아니라 근육까지 함께 줄어든 결과다.

근육은 단순히 몸매의 선을 만드는 장식이 아니다. 근육은 우리 몸에서 가장 큰 '기초 연소 엔진'이다. 가만히 앉아 있어도, 자고 있어도, 근육은 칼로리를 태운다. 이 엔진이 작아지면 칼로리 소모도 줄고, 다시 살이 찌기 쉬운 몸이 된다.

따라서 감량을 하더라도 단백질 섭취는 결코 줄여서는 안 된다.

얼마나 먹어야 할까

이상체중 1kg당 최소 1.0g에서 1.5g이 권장된다. 감량 초반처럼 배고 픔이 크거나 근손실 위험이 높은 시기에는 1.5g에서 2.0g까지 올려도 괜찮다.

이상체중은 간단하게 계산할 수 있다. 키를 미터 단위로 바꾼 다음, 제곱해서 22를 곱하면 된다.

예를 들어, 키가 165cm라면 1.65미터다. 1.65 곱하기 1.65는 2.7225. 여기에 22를 곱하면 약 60kg이 나온다. 이게 이상체중이다.

만약 단백질을 1.2g/kg 섭취한다고 하면, 하루 목표는 약 72g이다.

숫자가 감이 안 온다면 음식으로 바꿔보자.

닭가슴살 100g에는 단백질이 약 20g 들어 있다. 달걀 한 개에는 6에서 7g. 그릭요거트 한 컵에는 10g. 두부 반 모에는 15g 정도.

즉, 아침에 달걀과 그릭요거트를 먹고, 점심에 닭가슴살이나 생선을 곁들이고, 저녁에 두부 요리를 더하면 하루 권장량을 어렵지 않게 채울 수 있다.

단백질의 또 다른 장점: 포만감과 열발생

단백질을 먹으면 장에서 CCK(Cholecystokinin; 콜레시스토키닌)와 GLP-1(Glucagon-Like Peptide-1; 글루카곤 유사 펩타이드-1) 같은 호르몬이 분비된다. 이 호르몬들은 뇌에 "이제 충분하다"라는 신호를 보낸다. 그래서 단백질을 먹으면 배가 더 오래 부른 느낌이 든다.

또한 단백질은 처리 과정에서 다른 영양소보다 더 많은 열을 발생시킨다. 이를 **음식 유발성 열발생**(TEF; Thermic Effect of Food)이라고 부른다. 단백질은 섭취한 칼로리의 20에서 30%를 소화와 흡수 과정에서 열로 날려버린다. 탄수화물은 5에서 10%, 지방은 0에서 3%에 불과한 것과 비교하면 엄청난 차이다.

즉, 같은 100칼로리라도 단백질로 먹으면 그중 20에서 30칼로리는 몸속에서 '불씨'로 날아가 버린다. 탄수화물이나 지방보다 훨씬 효율이 낮다. 오히려 이 비효율이 감량에는 유리하다.

단백질 섭취 시 주의할 점

물론 모든 상황에서 단백질을 무한정 늘려도 되는 건 아니다.

신장 질환이 있는 사람이나 단백질 대사에 부담이 될 수 있는 고위험군은 섭취량과 단백질의 출처를 반드시 주치의와 상의해야 한다.

또 단백질의 원천도 중요하다. 붉은 고기 위주의 식단은 장기적으로 심혈관 질환 위험을 높일 수 있다. 반대로 생선, 콩류, 두부, 저지방 유제품처럼 식물성 단백질과 저지방 동물성 단백질을 섞어 먹는 것이 더 안전하고 균형 잡힌 전략이다.

탄수화물: 가속 페달의 민감도를 조절한다

2023년 9월, 41세 프리랜서 작가 정훈 님이 진료실을 찾았다.

"선생님, 저는 집에서 일하는데요. 점심 먹고 나면 오후 내내 머리가 안 돌아가요. 졸리고, 집중이 안되고…"

"점심에 뭘 드세요?"

"보통 배달 음식이요. 덮밥이나 국수, 라면 같은 거요. 빨리 먹을 수 있는 거."

"탄수화물 위주네요."

"네… 그게 문제인가요?"

"탄수화물 자체가 나쁜 건 아니에요. 근데 양과 종류, 그리고 타이밍이 중요해요."

탄수화물은 몸의 가속 페달이다

탄수화물은 우리 몸에서 가장 빠르게 에너지로 전환되는 연료다. 자동차의 가속 페달처럼, 얼마나 밟느냐에 따라 속도와 엔진 반응이 달라진다.

문제는 현대인의 식단에 탄수화물이 너무 많다는 것이다. 아침에 빵, 점심에 면, 저녁에 밥, 그리고 간식으로 과자. 하루 종일 가속 페달을 밟고 있는 셈이다.

그러면 엔진은 과열된다. 혈당이 급등하고, 인슐린이 과도하게 분비되며, 결국 혈당이 급락하면서 피로와 졸음이 찾아온다. 이게 반복되면 인슐린 저항성이 생기고, 대사 유연성은 무너진다.

케토 식사: 가장 극적인 전략

가장 극적인 전략은 케토 식사(Ketogenic Diet)다.

하루 탄수화물을 20에서 50g 이하로 제한하면, 몸은 포도당 대신 지방을 주요 연료로 쓴다. 간에서는 케톤체(Ketone Bodies)라는 물질을 만들어 뇌와 근육에 공급한다. 이 상태를 영양학적 케토시스(Nutritional Ketosis)라고 부른다.

케토시스에 들어가면 놀라운 일이 일어난다. 배고픔이 줄어든다. 지방 연소가 촉진된다. 일부 사람에서는 혈당 조절도 개선된다.

2023년 10월, 48세 당뇨병 환자 명수님이 케토 식사를 시작했다.

"선생님, 처음 3일은 정말 힘들었어요. 머리 아프고, 온몸에 힘이 없고…"

이게 케토 플루(Keto Flu)다. 몸이 포도당에서 지방으로 연료를 전환하는 과정에서 일시적으로 나타나는 증상이다. 두통, 피로, 변비, 어지럼증 등이 나타날 수 있다.

"그런데 4일째부터 신기한 일이 일어났어요. 배가 안 고픈 거예요. 점심시간이 되어도 그냥 넘어갈 수 있더라고요. 머리도 맑아졌고요."

8주 후, 명수님은 10kg을 감량했다. 공복혈당도 140에서 110으로 떨어졌다.

하지만 케토 식사가 모든 사람에게 맞는 건 아니다. 고강도 운동을 하는 사람은 퍼포먼스가 떨어질 수 있다. 장기간 유지하기도 어렵다. 그래서 케토는 목적과 기간을 정해 활용하는 '전략적 도구'로 보는 게 적절하다.

저탄수화물: 조금 더 유연한 접근

케토까지 가지 않아도, 하루 50에서 130g 정도의 저탄수화물(Low-Carb) 식사도 효과적이다.

이 구간은 혈당을 안정적으로 유지하면서도, 운동량에 따라 유연하게 조절할 수 있다.

정훈 님에게는 이 방식을 권했다.

"아침과 점심은 탄수화물을 최소화하세요. 대신 단백질과 채소, 좋은 지방으로 채우세요. 저녁에만 현미나 고구마 같은 좋은 탄수화물을 적당히 드세요."

"구체적으로 어떻게 먹어요?"

"아침은 달걀 스크램블에 아보카도, 점심은 닭가슴살 샐러드, 저녁은 생선구이에 현미밥 반 공기 정도요."

4주 후, 정훈 님의 변화

정훈 님이 다시 왔다. 표정이 밝았다.

"선생님, 오후 졸음이 거의 사라졌어요. 점심 먹고도 집중력이 유지돼요. 글 쓰는 속도도 빨라졌고요."

"체중은요?"

"4kg 빠졌어요. 근데 더 좋은 건, 배고픔이 덜하다는 거예요. 예전엔 두세 시간마다 배가 고팠는데, 지금은 한 끼 먹으면 다섯 시간은 거뜬해요."

정훈 님의 몸은 대사 유연성을 되찾고 있었다. 포도당과 지방을 자유롭게 오가는 능력이 회복된 것이다.

탄수화물의 품질도 중요하다

같은 40g의 탄수화물이라도, 품질이 다르면 몸의 반응도 다르다.

현미, 보리, 렌틸콩, 채소, 과일은 섬유소와 미네랄을 함께 제공한다. 혈당이 천천히 오르고, 오래 유지되며, 급락하지 않는다. 엔진이 부드럽게 돌아간다.

반면 흰 빵, 단 음료, 과자는 혈당을 급등시킨다. 인슐린이 과도하게 분비되고, 혈당이 급락하면서 피로와 졸음이 찾아온다. 엔진이 요동친다.

따라서 탄수화물을 먹을 때는 양뿐 아니라 질도 따져야 한다.

지방: 연료의 '질감'을 결정한다

2024년 2월 8일 목요일 오전 9시 30분, 영미 님(52세, 사무직)은 건강검진 결과지를 들고 진료실 문을 열었다. 총콜레스테롤 240, LDL콜레스테롤 160, 중성지방 280. 그녀는 10년 넘게 기름기를 최대한 피해왔다. 삼겹살 대신 닭가슴살, 볶음 대신 찜, 샐러드에도 드레싱을 뿌리지 않았다.

"선생님, 저는 기름진 음식 정말 안 먹는데 왜 수치가 이렇게 높을까요?"

그녀의 식단 기록을 보니 패턴이 보였다. 아침은 흰쌀밥에 김치와 나물. 점심은 구내식당 백반에서 고기반찬 빼고. 저녁은 현미밥 한 공기에 두부조림. 간식으로 과일과 떡. 지방은 거의 없었지만, 탄수화물은 하루 300g이 넘었다.

"영미 님, 중성지방이 높은 건 지방을 많이 먹어서가 아니에요. 과도한 탄수화물이 간에서 중성지방으로 전환되는 겁니다. 우리 몸에서 만들어지는 콜레스테롤과 중성지방은 먹는 기름보다 혈당과 인슐린의 영향을 훨씬 많이 받아요."

그녀는 놀란 표정이었다. "그럼 어떻게 해야 하나요?"

"먼저 탄수화물 양을 줄이세요. 밥을 반 공기로. 그리고 좋은 지방을 적절히 드세요. 올리브유로 요리하고, 간식으로 견과류 가볍게 한 줌 정도 추가하시길 권합니다. 고등어, 삼치, 정어리 같은 등푸른 생선을 일주일에 세 번 정도 드셔 보세요. 생선의 오메가-3 지방산인 EPA(eicosapentaenoic acid, 에이코사펜타엔산)와 DHA(docosahexaenoic acid, 도코사헥사엔산)는 간에서 나쁜 지방 덩어리(VLDL, very low density lipoprotein, 초저밀도 지단백)가 만들어지는 것을 줄이고 지방 연소를 촉진해서 중성지방을 낮춰줍니다."

올리브유는 볶음과 구이에 충분히 사용할 수 있다. 발연점이 생각보다 높고(190~210℃) 항산화 성분이 풍부해 산화에 강하기 때문이다. 단, 연기가 날 정도로 높은 온도는 피하고, 튀김용으로는 발연점이 더 높은 기름을 선택하는 게 좋다.

지방은 단순한 에너지원이 아니다

지방은 세포막을 구성하고, 호르몬을 만들며, 비타민 흡수를 돕는다. 뇌의 60%는 지방으로 이루어져 있다. 지방 없이는 뇌가 제대로 작동하지 않는다.

문제는 어떤 지방을 먹느냐다.

필수 지방산: 반드시 먹어야 하는 지방

우리 몸에서 만들어지지 않아 반드시 음식으로 섭취해야 하는 지방이 있다. 필수 지방산(Essential Fatty Acids)이다.

오메가-3 지방산(ALA, EPA, DHA)과 오메가-6 지방산(리놀레산)이 여기에 속한다.

오메가-3는 등푸른 생선, 아마씨, 호두에 많다. 염증을 줄이고, 혈관 건강을 돕는다.

오메가-6는 식물성 기름에 많다. 적정량은 필요하지만, 과잉 섭취 시 염증 반응을 촉진할 수 있다.

현대인의 식단은 오메가-6가 너무 많고, 오메가-3가 너무 적다. 이 불

균형이 만성 염증을 일으킨다.

포화지방 VS 불포화지방

포화지방은 상온에서 고체다. 버터, 라드, 기름진 붉은 고기에 많다. 과다 섭취 시 LDL 콜레스테롤을 높여 심혈관 질환 위험을 높인다.

불포화지방은 상온에서 액체다. 올리브유, 아보카도, 견과류, 생선 기름에 많다. 세포막 유연성을 높이고, 인슐린 감수성을 개선하며, 혈관을 보호한다.

일반적으로 총 열량의 25에서 35%를 지방으로, 그중 포화지방은 7에서 10% 이내, 나머지는 불포화지방으로 채우는 것이 권장된다.

영미 님의 변화

영미 님에게 조리용 기름을 올리브유로 바꾸고, 하루 한 줌의 견과류를 먹고, 일주일에 두세 번 등푸른생선을 먹도록 권했다.

"기름을 먹으라는 게 낯설어요…"

"좋은 기름이에요. 혈관에 좋은 기름이고요."

3개월 후

3개월 후인 5월 15일 수요일, 영미 님이 재검진 결과를 들고 왔다. 중성지방은 280에서 180으로 떨어졌다. 총콜레스테롤 220, LDL콜레스테롤 155로 소폭 감소했고, HDL콜레스테롤은 45에서 52로 올랐다.

"선생님, 제가 뭘 바꿨는지 아세요? 밥을 반 공기로 줄이고, 샐러드에 올리브유 듬뿍 넣어 먹었어요. 아몬드도 매일 한 줌씩. 고등어를 일주일에 세 번, 연어를 한 번. 처음엔 무서웠는데, 오히려 배고프지 않고 힘도 나더라고요. 특히 중성지방이 100이나 떨어진 게 신기해요."

"맞아요. 중성지방은 식사 패턴 변화에 가장 빠르게 반응합니다. 탄수화물을 줄이니까 간이 더 이상 과잉 중성지방을 만들지 않고, 오메가-3는 그 과정을 더 강화해줬어요. LDL콜레스테롤은 크게 안 떨어졌지만, 염증이 줄고 혈관 건강은 분명히 좋아지고 있어요."

6개월 후인 8월 20일 화요일, 영미 님의 중성지방은 120까지 내려갔다. 총콜레스테롤 210, LDL콜레스테롤 150, HDL콜레스테롤 55. 그녀가 웃으며 말했다.

"이제 지방이 무섭지 않아요. 오히려 좋은 지방은 제 혈관을 지켜주는 친구 같아요. 밥 양 줄이고 생선 먹으니까 몸이 가벼워졌어요. 중성지방 수치 보면 제 식사가 제대로 가고 있다는 걸 알 수 있어서 좋고요."

그녀의 변화는 지방을 먹어서가 아니라, 탄수화물을 줄이고 오메가-3가 풍부한 생선으로 대사를 개선했기 때문이었다. 좋은 지방은 직접 콜레스테롤을 낮추는 게 아니라, 중성지방을 줄이고 HDL을 높이며 염증을 가라앉혀 혈관을 건강하게 만드는 조력자였다.

지방은 작은 습관에서 시작한다

지방은 이론보다 작은 습관이 중요하다.

아침에 부엌 불을 켤 때, 버터 대신 올리브유를 쓴다. 볶음이나 샐러드 드레싱에도 올리브유를 쓴다.

오후 간식으로 과자 대신 견과류 한 줌을 먹는다. 아몬드나 호두 스무 알에서 서른 알 정도면 충분하다. 포만감이 오래가고, 혈당의 급등락을 막는다.

주말 장을 볼 때 생선 두세 마리를 넣는다. 일주일에 두 번만 등푸른생선을 먹어도 오메가-3 지방산이 뇌와 심장을 지킨다.

튀김은 어떻게 할까? 집에서 매일 튀김을 하는 건 연료를 탁하게 쓰는 것과 같다. 하지만 명절이나 특별한 날에만 튀김을 즐긴다면, 그건 하나의 '행사 음식'이 된다. 외식 자리에서 튀김이 나왔다면, 한두 점 맛보는 정도로 충분하다.

이 작은 조율이 장기적으로는 심장과 간을 지켜주는 큰 안전장치가 된다.

영양소별 실생활 적용 요약표

나의 건강을 위한 필수 영양소 가이드

영양소	핵심 기능	권장 섭취량/범위	대표 식품	실생활 적용 팁
단백질	근육 보존, 신경전달물질 합성, 포만감 유지	이상체중 1kg당 1.0-1.5g (감량 초반 1.5-2.0g/kg)	닭가슴살, 달걀, 그릭요거트, 두부, 생선	아침 달걀·요거트, 점심 단백질 메인, 저녁 두부 요리. 신장 질환자는 섭취 조율 필요
탄수화물	주 연료, 운동 퍼포먼스·집중력 조절	케토: 20-50g/day 탄수: 50-130g/day	현미, 보리, 채소, 과일, 렌틸콩	운동량 많은 날은 탄수화물↑, 앉아 있는 날은 품질(현미·채소)↑, 정제 탄수화물은 최소화
지방	세포막 구성, 호르몬 재료, 장기 에너지	총 열량의 25-35% (포화지방 ≤ 7-10%)	올리브유, 아보카도, 견과류, 등푸른 생선	조리용 기름을 올리브유로 바꾸고, 하루 한 줌 견과, 주 2-3회 생선. 튀김은 '행사 음식'으로만

균형 잡힌 영양 섭취가 건강한 대사의 기초입니다.

3) 언제 먹을 것인가: 시계를 바꾸면 같은 식사가 다르게 작동한다

2023년 12월, 36세 간호사 은지 님이 진료실에 왔다.

"선생님, 저는 밤 근무가 많아요. 그래서 식사 시간이 엉망이에요. 먹는 양은 많지 않은데 살이 계속 쪄요."

"주로 언제 드세요?"

"밤 근무 때는 새벽 2시쯤 간식 먹고, 집에 와서 아침 7시쯤 밥 먹고 자요. 낮 근무 때는 보통 사람처럼 먹고요."

은지 님의 문제는 양이 아니었다. 타이밍이었다.

같은 음식도 언제 먹느냐에 따라 다르다

우리 몸은 24시간 주기로 돌아가는 생체 시계를 갖고 있다. 이를 일주기 리듬(Circadian Rhythm)이라고 한다.

낮에는 활동과 연소 모드다. 인슐린 감수성이 높고, 소화 효소가 활발하며, 대사율도 높다. 같은 음식을 먹어도 더 효율적으로 처리된다.

밤에는 회복과 수리 모드다. 인슐린 감수성이 떨어지고, 소화 효소도 줄어들며, 대사율도 낮아진다. 같은 음식을 먹어도 더 많이 지방으로 저장된다.

따라서 아침 햇살을 받으며 먹는 한 끼는 엔진에 맑은 기름을 채우는 것과 같다. 혈당이 안정적으로 오르고, 인슐린이 제 역할을 하며, 뇌와 근육이 힘을 낸다.

반면 늦은 밤 피곤한 상태에서 먹는 간식은, 이미 창고 문이 닫힌 시간에 억지로 짐을 들이밀어 넣는 것과 같다. 기름은 제자리를 못 찾고 지방으로 저장되기 쉽다.

간헐적 단식: 먹는 시계를 바꾸는 전략

이 원리를 응용한 것이 간헐적 단식(Intermittent Fasting)이다. 복잡한 칼로리 계산 없이 "먹는 시계"만 바꿔도 몸의 리듬은 크게 달라진다.

16:8 방식: 가장 실용적인 시작점

가장 흔한 방식은 16시간 공복, 8시간 식사(16:8)다.

예를 들어, 오전 10시에 첫 식사를 하고 오후 6시에 마지막 식사를 끝내는 것이다. 이렇게 하면 저녁 늦은 간식이 자연스럽게 줄고, 밤에는 인슐린 농도가 충분히 내려가면서 지방 연소가 켜질 여유가 생긴다.

2024년 1월, 44세 사업가 재석 님이 16:8 방식을 시작했다.

"처음 사흘은 아침이 너무 고팠어요. 10시까지 기다리는 게 힘들더라고요."

"그런데요?"

"4일째부터는 괜찮아지더라고요. 오히려 아침에 몸이 가벼운 느낌이었어요. 점심 먹기 전까지 집중력도 좋았고요."

8주 후, 재석 님은 5kg을 감량했다. 더 놀라운 건 공복혈당이 110에서 95로 떨어진 것이다.

"저녁 6시 이후엔 아무것도 안 먹으니까, 밤에 속도 편하고 잠도 잘 와요."

중요한 원칙: 잠들기 3~4시간 전엔 식사를 마친다

16:8 방식을 할 때 가장 중요한 원칙은 잠들기 최소 3시간에서 4시간

전에는 식사를 마쳐야 한다는 것이다.

그래야 밤사이 인슐린과 코르티솔 리듬이 회복되고, 성장호르몬과 멜라토닌이 제자리를 찾는다. 이 시간에 맞춰 몸은 세포를 수리하고, 뇌는 기억을 정리한다.

5:2 방식: 주간 리듬을 활용한 전략

5:2 단식은 일주일 중 5일은 평소대로 먹고, 2일은 강하게 줄이는 방식이다.

단식일이라고 해서 물만 마시는 게 아니라, 여성은 약 500칼로리, 남성은 약 600칼로리 정도의 아주 저칼로리 식사만 허용된다.

예를 들어, 월요일과 목요일을 단식일로 정하면, 그날은 채소 수프, 삶은 달걀, 생선 한 토막 정도로 식단을 꾸린다.

2024년 2월, 39세 교사 미경 님이 5:2 방식을 시작했다.

"월요일과 목요일만 500칼로리 먹고, 나머지는 평소대로 먹으니까 사회생활 유지하기 편해요."

12주 후, 미경 님은 7kg을 감량했다. 허리둘레도 8cm 줄었다.

"단식일은 좀 힘들지만, 다음 날 먹을 수 있다는 생각에 견딜 만해요."

ADF(격일 단식): 가장 강력하지만 도전적인 방법

최근 네트워크 메타분석에서 ADF(Alternate-Day Fasting; 격일 단식)가 체중 감량 효과가 가장 뛰어나다는 결과가 나왔다.

ADF는 이름 그대로, 하루는 정상 식사, 다음 날은 단식을 반복한다. 단식일에는 완전 금식 또는 평소 칼로리의 25% 이하(약 500칼로리 내외)만

허용된다.

월요일, 수요일, 금요일, 일요일은 거의 먹지 않고, 화요일, 목요일, 토요일은 자유롭게 먹는 패턴이다.

2024년 3월, 46세 IT 개발자 성훈 님이 ADF를 시도했다.

"처음 2주는 정말 힘들었어요. 단식일에 회의하면서 머리가 안 돌아가더라고요."

"그런데요?"

"3주째부터는 적응이 됐어요. 단식일에도 집중력이 유지되고, 오히려 몸이 가벼운 느낌이었어요."

12주 후, 성훈 님은 12kg을 감량했다. 체지방률도 28%에서 22%로 떨어졌다. 지방간 수치도 정상으로 돌아왔다.

하지만 ADF는 초보자에게는 적응 장벽이 높다. 피로감, 집중력 저하, 사회적 불편감이 있을 수 있다. 따라서 16:8이나 5:2 방식으로 먼저 시작하는 게 안전하다.

은지 님을 위한 맞춤 전략

밤 근무가 많은 은지 님에게는 일반적인 간헐적 단식을 그대로 적용할 수 없었다.

"은지 님은 근무 패턴이 불규칙하니까, 원칙을 하나만 지키세요. 잠들기 3시간 전엔 식사를 끝내세요."

"밤 근무 때는요?"

"밤 근무 때는 새벽 2시에 간식 먹지 마시고, 대신 퇴근 직후 오전 6시쯤 가볍게 드세요. 그리고 바로 주무세요."

"낮 근무 때는요?"

"저녁 6시 전에 식사를 끝내세요."

8주 후, 은지 님은 4kg을 감량했다.

"선생님, 신기해요. 먹는 양은 비슷한데, 시간만 바꿨더니 체중이 빠지네요."

"타이밍이 중요하다는 걸 몸으로 느낀 거예요."

간헐적 단식 방식 비교표

간헐적 단식의 세 가지 주요 방식 비교 가이드

방식	설명	장점	주의사항
16:8 방식	하루 16시간 공복, 8시간 식사	실행이 비교적 쉬움, 생활 리듬에 맞추기 수월	식사 창 관리 필요, 야간 식습관 조정 필요
5:2 방식	주 5일 정상 식사, 2일은 여성 ≈ 500 kcal, 남성 ≈ 600 kcal	주중 일상 유지 용이, 체중 감량 및 혈당 개선 가능	단식일 혈당 조절 필요, 어지럼·집중 저하 가능
ADF(격일 단식) 식사 ↔ 단식	하루 정상식사 ↔ 하루 완전 금식 또는 20–30% 칼로리 섭취	최근 메타분석에서 체중 감량 효과 가장 높음, 대사 건강 전반에 유리	초기 적응 어려움, 사회적 활동 대응 필요, 장기 지속성 아직 불명

자신의 생활 패턴과 건강 상태에 맞는 방식을 선택하는 것이 중요합니다.

4) 네 가지 주행 모드 - 하루/일주일/한달/1년을 상황에 맞게 변속한다

사람의 하루는 정해진 궤도로만 흘러가지 않는다. 전날의 수면, 아침의 기분, 오늘의 일정과 움직임의 무게에 따라 몸은 늘 다른 신호를 보낸다.

그래서 식사도 하나의 고정식이 아니라, 도로 상황에 맞춰 기어를 바꾸듯 바꾸어야 한다.

회복 주행 모드 - 조금 먹고, 조금 움직인다

2024년 4월 15일, 월요일 아침.

37세 디자이너 지혜 님은 눈을 떴을 때부터 몸이 무거웠다. 주말에 야근을 했다. 밤을 거의 새웠다.

'오늘은… 조용히 가야겠다.'

아침은 그릭요거트 한 컵에 블루베리 몇 알만 먹었다. 점심은 연어 샐러드를 시켜 천천히 먹었다. 저녁은 맑은 국과 두부로 마무리했다.

총 칼로리는 약 1,100칼로리. 평소보다 훨씬 적었다. 하지만 단백질과 채소는 충분했다.

운동은 가벼운 산책 30분만 했다.

다음 날 아침, 지혜 님은 개운하게 눈을 떴다.

'어제 무리하지 않길 잘했어.'

회복 주행 모드는 피로가 쌓였거나 스트레스가 심한 날에 쓴다. 몸에 부담을 주지 않으면서도 영양 밀도는 높게 유지한다.

엔진 확장 모드 - 많이 먹고, 많이 움직인다

2024년 4월 20일, 토요일.

32세 피트니스 트레이너 우진 님은 오늘 등산을 가기로 했다. 친구들과 설악산 대청봉까지.

아침 6시, 바나나 두 개와 오트밀 한 그릇, 달걀 세 개를 먹었다. 탄수화물도 충분히, 단백질도 충분히.

등산 중간에도 에너지바와 견과류를 먹었다.

하산 후, 점심으로 산채비빔밥을 먹었다. 저녁은 닭가슴살 스테이크와 고구마로 근육 회복에 집중했다.

총 칼로리는 약 2,200칼로리. 평소보다 훨씬 많았다. 하지만 오늘 우진 님은 6시간 동안 산을 탔다. 충분히 쓸 수 있는 양이었다.

엔진 확장 모드는 고강도 운동이나 활동량이 많은 날에 쓴다. 몸이 요구하는 만큼 충분히 주고, 충분히 움직인다.

절약 주행 모드 - 조금 먹고, 많이 움직인다

2024년 4월 25일, 목요일.

40세 회계사 승현 님은 체지방을 적극적으로 줄이고 싶었다. 다음 주 건강검진이 있었다.

오전 10시에 첫 식사를 시작했다. 16:8 방식이다. 점심은 닭가슴살 샐러드, 저녁은 생선구이와 채소만 먹었다. 탄수화물은 최소화했다.

총 칼로리는 약 1,000칼로리.

대신 운동은 60분 이상 충분히 했다. 근력운동 40분, 유산소 20분.

'배는 좀 고프지만, 운동하니까 오히려 활력이 생기네.'

절약 주행 모드는 체지방을 적극적으로 줄일 때 쓴다. 칼로리는 낮게, 운동은 충분히.

균형 주행 모드 - 많이 먹고, 조금 움직인다

2024년 4월 28일, 일요일.

43세 교사 수진 님은 평범한 일요일을 보냈다. 늦잠을 자고, 집에서 쉬었다.

아침 9시, 통곡빵과 달걀, 토마토, 올리브오일로 든든하게 시작했다.

점심은 잡곡밥 소량과 닭고기, 채소, 김치로 자리 잡았다.

저녁은 콩과 생선, 잎채소로 차분하게 마무리했다.

총 칼로리는 약 1,500칼로리. 적당했다.

운동은 산책 30분만했다.

균형 주행 모드는 대부분의 평일에 쓴다. 아침은 충분히, 점심은 균형 있게, 저녁은 가볍게. 과일은 낮의 햇빛과 함께 먹는다.

이 패턴을 일주일 중 사흘 이상 지키면, 몸은 안정적으로 유지된다. 오후의 졸음이 줄고, 야식의 유혹이 잦아든다.

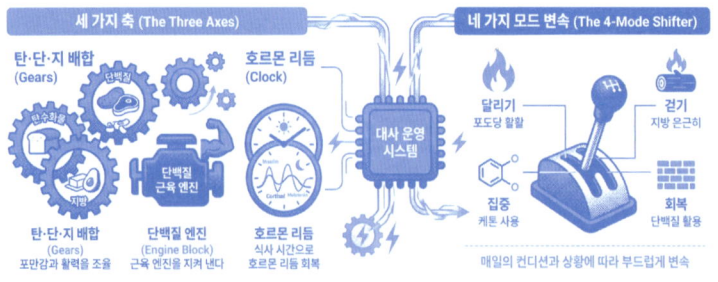

실제 적용 예시: M씨의 대사 설계 일기

M씨 프로필

- 이름: 민준 님(45세, 남성)
- 직업: IT 기업 팀장
- 초기 상태: 체중 88kg(목표 78kg), 체지방률 28%, 복부둘레 98cm
- 건강검진: 공복혈당 110mg/dL, 중성지방 220mg/dL, 총콜레스테롤 235mg/dL
- 주호소: "점심 먹고 나면 졸려서 업무 집중이 안돼요. 저녁엔 너무 배고파서 폭식하게 되고요."

2024년 9월 2일 월요일 아침, 민준 님은 새로운 식사 패턴을 시작하기로 결심했다. 지난주 진료실에서 받은 '대사 설계 일지'를 식탁에 펼쳐놓고, 스마트폰에 알람을 세 개 설정했다. 아침 7시, 점심 12시 30분, 저녁 6시 30분. 각 식사 전후로 배고픔(1~10점), 활력(1~10점), 기분(1~10점)을 기록하기로 했다.

1일차: 2024년 9월 2일 월요일 - "시작의 어색함"

오전 7시 - 첫 아침

민준 님은 평소보다 30분 일찍 일어났다. 부엌에 서서 냉장고 문을 열었다 닫았다 반복했다. 20년 동안 먹어온 식빵과 시리얼이 아니라, 오늘은 계란 3개와 올리브유, 방울토마토 한 줌, 시금치 한 줌이 식탁 위에 놓였다.

"이게 진짜 아침이 될까?"

프라이팬에 올리브유 한 스푼을 두르고, 시금치를 넣었다. 지글지글 소리와 함께 향이 올라왔다. 계란 3개를 풀어 넣고, 소금 한 꼬집. 스크램블을 접시에 담고 방울토마토를 곁들였다. 아메리카노 한 잔. 식사 시간 12분.

- 식사 전: 배고픔 7/10, 활력 4/10, 기분 5/10
- 식사 메뉴: 올리브유 스크램블 에그(계란 3개), 방울토마토 10개, 시금치 한 줌, 아메리카노
- 식사 후 30분: 배고픔 2/10, 활력 7/10, 기분 7/10
- 메모: "생각보다 배부르다. 빵이 그립진 않네. 출근길에 졸리지 않았다."

오후 12시 30분 - 첫 점심의 도전

구내식당 앞에서 민준 님은 잠시 망설였다. 동료들은 김치찌개 백반을 들고 자리에 앉았다. 밥 한 공기에 국, 반찬 다섯 가지. 그는 샐러드바로 향했다. 양상추, 적양배추, 오이, 파프리카를 가득 담았다. 닭가슴살 구이 150g, 삶은 계란 2개를 추가했다. 올리브유 드레싱을 넉넉히 뿌렸다.

자리에 앉자 옆자리 과장이 물었다.

"민준씨, 다이어트해요?"

"아니요, 그냥… 대사 건강 좀 챙기려고요."

- **식사 후 1시간:** 배고픔 3/10, 활력 7/10, 기분 7/10
- **메모:** "점심 먹고 졸리지 않다! 오후 회의 때 눈 감고 싶은 적이 없었다. 이건 확실히 다르다."

3일차: 2024년 9월 4일 수요일 - "회식의 도전"

오후 12시 30분 - 삼겹살 회식

회식 공지가 떴다. 부서 회식으로 삼겹살집. 민준 님은 잠시 고민했다. '이럴 때는 어떻게 하지?' 식당에 도착해서 고기가 구워지는 걸 보며, 그는 선택했다. 삼겹살 5점만 먹고, 상추쌈을 가득 싸 먹기로. 쌈장 대신 들기름과 소금. 밥은 주문하지 않았다.

"민준씨, 밥 안 먹어요?"

"배불러서요. 고기랑 쌈 채소로 충분해요."

동료들은 고개를 갸우뚱했지만, 민준 님은 상추에 삼겹살, 마늘, 고추를 올려 한입에 넣었다. 씹을수록 고소했다. 배추김치도 몇 점 먹었다. 밥 없이도 배가 찼다.

- **식사 후 1시간:** 배고픔 2/10, 활력 7/10, 기분 8/10
- **메모:** "회식에서도 가능하네. 밥 안 먹어도 아무도 뭐라 안 한다. 오히려 '건강 챙긴다'고 칭찬받았다. 고기 먹었는데도 졸리지 않다!"

오후 3시

민준 님은 오후 미팅을 세 개 연속으로 소화했다. 평소 같으면 3시쯤 에너지가 바닥났을 텐데, 오늘은 달랐다. 미팅 중간에 생수만 마셨다. 간식이 필요 없었다.

- **메모:** "점심에 삼겹살 먹었는데 오후가 이렇게 가볍다니. 지방이 에너지원이 되는 게 이런 느낌인가?"

4일차: 2024년 9월 5일 목요일 - "16:8의 시작"

오전 7시 30분 - 아침을 거르는 실험

알람이 울렸지만, 민준 님은 아침을 의도적으로 거르기로 했다. 지난 진료 때 들었던 '간헐적 단식'을 시도해 보는 거다. 전날 저녁 7시에 마지막 식사를 했으니, 오늘 점심 12시 30분까지 먹지 않으면 17시간 30분 금식이다.

일어나서 물 한 잔을 마셨다. 배는 조금 고팠지만, 견딜 만했다. 아메리카노 한 잔만 들고 출근했다.

- **아침 체크:** 배고픔 5/10, 활력 5/10, 기분 6/10
- **메모:** "배고프긴 한데, 참을 만하다. 어제 저녁을 든든히 먹어서 그런가."

오전 11시 30분 - 배고픔의 파도

11시 30분쯤, 배고픔이 확 밀려왔다. 민준 님은 책상 서랍을 열었다 닫았다. 아몬드가 보였지만, 참기로 했다. '1시간만 더.' 물을 한 잔 더 마셨다. 천천히. 5분 후, 배고픔이 조금 가라앉았다. 파도처럼 왔다가 사라지는 느낌이었다.

- **중간 체크:** 배고픔 7/10, 활력 5/10, 기분 6/10
- **메모:** "배고픔이 계속 심해지는 게 아니라 파도 같다. 물 마시니까 조금 나아졌다."

오후 12시 30분 - 첫 식사의 감격

구내식당에 도착했을 때, 민준 님은 평소보다 더 배가 고팠다. 하지만 허겁지겁 먹지 않았다. 천천히 메뉴를 골랐다. 연어 샐러드(연어 150g, 채소 가득, 올리브유 드레싱), 삶은 계란 2개, 아보카도 반 개. 자리에 앉아 첫 입을 넣었다. 연어의 고소한 맛이 입 안 가득 퍼졌다.

"음식이 이렇게 맛있었나?"

천천히 15분 동안 먹었다. 포만감이 빠르게 올라왔다.

● **식사 후 30분**: 배고픔 1/10, 활력 8/10, 기분 9/10

● **메모**: "17시간 반 공복 후 첫 식사. 음식의 맛이 완전히 다르게 느껴진다. 그리고 활력이 확 올라간다! 오후가 기대된다."

오후 3시

민준 님은 오후 내내 에너지가 넘쳤다. 프로젝트 기획서를 2시간 동안 쉬지 않고 작성했다. 동료가 물었다.

"민준씨, 오늘 뭐 좋은 일 있어요? 표정이 밝아요."

"아, 그냥… 컨디션이 좋네요."

● **메모**: "오후가 이렇게 가볍기는 처음이다. 금식 후 첫 식사의 효과인가?"

5~6일차 - 패턴의 안정화

5일차와 6일차도 비슷한 패턴이 이어졌다. 평일에는 16:8 간헐적 단식을, 주말에는 유연하게 세 끼를 먹었다. 탄수화물은 하루 100~150g으로 유지하고, 단백질은 체중 1kg당 1.5g(하루 120~150g)을 섭취했다. 올리브유, 아보카도, 견과류, 등푸른생선으로 좋은 지방을 충분히 먹었다.

배고픔 점수는 점점 낮아졌고(평균 4.0점 → 3.0점), 활력은 높아졌으며(평균 6.5점 → 7.5점), 기분도 안정됐다(평균 7.0점 → 8.5점). 오후 졸음은 완전히 사라졌고, 야식 충동도 없어졌다.

7일차: 2024년 9월 8일 일요일 - "혈액검사 결과"

오후 2시 - 숫자로 본 변화

민준 님은 이메일로 온 혈액검사 결과를 열었다. 3일차에 채혈한 결과가 나왔다. 심장이 두근거렸다.

2024년 6월 검진 결과:

- 공복혈당: 110 mg/dL
- 중성지방: 220 mg/dL
- 총콜레스테롤: 235 mg/dL
- LDL콜레스테롤: 160 mg/dL
- HDL콜레스테롤: 42 mg/dL

2024년 9월 4일 결과(3일차):

- 공복혈당: 98 mg/dL ↓
- 중성지방: 185 mg/dL ↓
- 총콜레스테롤: 225 mg/dL ↓
- LDL콜레스테롤: 158 mg/dL ↔

- HDL콜레스테롤: 45 mg/dL ↑

민준 님은 화면을 멍하니 봤다. 단 3일 만에 중성지방이 35mg/dL나 떨어졌다. 15% 감소. 공복혈당도 정상 범위로 들어왔다. HDL콜레스테롤도 올랐다.

"3일 만에 이 정도라면… 3개월 후엔?"

오후 10시 - 일주일의 완성

민준 님은 침대에 누워 대사 설계 일지 마지막 페이지를 펼쳤다.

7일간의 요약:

체중 변화: 88.0kg → 86.0kg(2.0kg 감소)

식사 패턴:
- 평일: 16:8 간헐적 단식(점심 12:30, 저녁 6:30)
- 주말: 유연한 3끼
- 탄수화물: 하루 100~150g(이전 300g에서 반 이하로)
- 단백질: 하루 120~150g(체중 1kg당 1.5g)
- 좋은 지방: 올리브유, 아보카도, 견과류, 등푸른생선 매일

신체 변화:
- 오후 졸음 완전 소실
- 야식 충동 사라짐
- 배고픔 강도 감소(평균 4.0점 → 3.0점)

- 활력 증가(평균 6.5점 → 7.5점)
- 기분 안정화(평균 7.0점 → 8.5점)

혈액검사 변화(3일차 기준):
- 중성지방: 220 → 185 mg/dL(15% 감소)
- 공복혈당: 110 → 98 mg/dL(정상화)
- HDL콜레스테롤: 42 → 45 mg/dL(증가)

민준 님의 마지막 메모:

"일주일 동안 내 몸이 완전히 달라졌다. 처음엔 불안했다. '이렇게 먹어도 될까?' '배고프지 않을까?' 하지만 시작하고 나니 모든 게 달랐다.

배고픔은 예상보다 약했다. 단백질과 좋은 지방을 충분히 먹으니, 포만감이 오래갔다. 탄수화물을 줄이니 혈당이 안정됐고, 에너지가 일정했다. 오후 졸음이 사라진 게 가장 신기했다. 20년 동안 점심 먹고 졸린 게 당연한 줄 알았는데, 그게 음식 때문이었다니.

혈액검사 결과는 충격이었다. 3일 만에 중성지방이 15%나 떨어졌다. 탄수화물을 줄이고 오메가3를 먹으니까, 간이 중성지방을 덜 만들었구나.

이제 이 식사 패턴이 자연스럽다. 예전 식사로 돌아가고 싶지 않다. 그리고 무엇보다, 맛있다. 연어, 아보카도, 견과류, 올리브유… 이런 걸 먹으면서 건강해진다니. 박탈감이 없다.

나는 이제 '건강한 사람'이다. 다이어트를 하는 사람이 아니라, 건강하게 사는 사람. 이게 내 정체성이다."

민준 님은 일지를 덮고, 불을 껐다. 창밖으로 달빛이 들어왔다.

"일주일의 시작이 끝났다. 이제 진짜 여정이 시작된다."

다시 작동 원리를 정리한다

체중을 줄이는 데 가장 큰 힘은 여전히 총량이다. 그러나 총량만으로는 몸이 곧 적응한다. 그래서 우리는 세 가지 축을 함께 돌려야 한다:

1. **탄·단·지의 배합**으로 포만감과 활력을 조율하고,

2. **단백질**로 근육 엔진을 지켜 내며,

3. **식사 시간**을 통해 호르몬의 리듬을 회복한다.

그리고 마지막으로, 매일의 컨디션과 상황에 따라 네 가지 모드 사이에서 부드럽게 변속한다. 이 방식은 '억지로 참고 버티는 다이어트'가 아니라, **몸을 지혜롭게 운영하는 대사 설계**이다.

물론, 감정이 식욕을 가로채는 날도 있다. 그럴 땐 잠시 멈추어 자신에게 묻는다:

"지금 배가 고픈가, 아니면 마음이 허전한가?"

진짜 배고픔은 어떤 음식도 맛있고 몇 입만으로도 차분히 만족이 온다. 그러나 감정의 배고픔은 특정 음식만 강하게 당기고, 먹고 나서도 허전하다. 이 작은 구분만으로도 우리는 불필요한 간식을 줄일 수 있다.

종합 대사 관리 및 식단 가이드

구분	핵심 개념	권장 범위/방법	장점	주의사항
총 에너지	연료통 크기(칼로리)	LCD*: 1,000–1,500 kcal/day VLCD**: <800 kcal/day	체중 0.5–1.0kg/주 감량, 간내 지방 감소	장기 VLCD는 전문가 감독 필요, 정체기는 정상
단백질	근육·호르몬· 신경전달 물질 재료	1.0–1.5g/kg (초반 1.5–2.0g/kg)	근손실 예방, 포만감, 기분·수면 개선	신장질환자 주의, 단백질 원천 다양화 필요
탄수화물	주 연료, 페달 역할	케토: 20–50g/day 저탄수: 50–130g/day	케토: 지방 연소↑ 저탄수: 집중력·혈당 안정	케토 장기 유지 어려움, 운동 퍼포먼스 저하
지방	세포막· 호르몬 재료, 연료 질감	총 25–35% 열량, 포화 ≤7–10%	불포화↑ → 혈관·대사 건강 개선	포화·오메가-6 과다 섭취 시 염증↑
16:8 IF	하루 공복·식사 시간 제한	공복 16h / 식사 8h	실행 용이, 저녁 간식↓	식사 창 관리 필요
5:2 IF	주 2일 초저칼로리	여성 500 kcal / 남성 600 kcal	체중 감량·혈당 개선	단식일 피로·집중력 저하
ADF	하루 정상식사 ↔ 하루 금식	금식일 <25% 칼로리	가장 강력한 체중 감량·대사 개선	적응 어려움, 장기 지속성↓

개인의 목표와 건강 상태에 맞춘 통합적인 접근이 중요합니다.

* LCD: 저열량 다이어트

** VLCD: 초저열량 다이어트

13장. 움직임이 약이 된다 - 몸이라는 엔진을 깨우는 세 가지 열쇠

잠에서 깨어나는 엔진

2021년 9월 14일, 목요일 오전 10시. 진료실 문이 열리고 와이셔츠 소매를 걷어 올린 채 들어온 김동훈 님(52세)이 보였다.

"선생님, 저… 이제 정말 끝난 것 같아요."

그의 목소리에 절망이 묻어났다. CEO라는 직함이 무색하게 어깨는 축 처져 있었고, 눈 밑 다크서클이 얼굴 반을 차지했다.

"회사 계단이 3층인데, 올라가면 숨이 턱까지 차요. 직원들 앞에서 창피해서… 요즘은 엘리베이터만 타요."

차트를 확인했다. 3년 전만 해도 마라톤 동호회에서 활동하던 분이었다. 그런데 체중은 78kg에서 92kg로 늘었고, 혈압은 145/95mmHg로 상승했다.

"동훈 님, 운동 언제 끊으셨어요?"

"2년 전이요. 회사가 어려워지면서… 시간이 없었어요."

아침에 눈을 뜰 때 우리 몸은 '저전력 모드'다. 움직임이 시작되는 순간, 세포 속 에너지 기관이 점화되고, 근육에서 650여 종의 신호 물질이 분비되어 뇌와 간, 지방조직에 메시지를 보낸다.

이 화학적 대화가 바로 '운동의 진짜 의미'다 ― 단순히 칼로리를 태우는 행위가 아니라 몸 전체의 소통 시스템을 활성화하는 신호다.

운동은 대사 유연성을 복원하는 핵심 도구다. 즉, 상황에 따라 포도당

(가스불)과 지방(장작불)을 오가며 연료를 전환할 수 있는 능력을 회복하는 것이다. 이 스위치가 부드럽게 작동해야 하루 에너지의 흐름이 매끄럽고, 감정의 파도도 잔잔해진다.

생명력의 크기를 재는 척도 - 최대산소섭취량

"동훈 님, 심폐 능력 검사 한번 해 볼까요?"

러닝머신 위에서 15분을 버티지 못했다. 검사 결과 최대산소섭취량은 28 ml/kg/min. 같은 나이 평균(35~40)에 한참 못 미쳤다.

"이 수치가 뭐가 문젭니까?"

"동훈 님 심폐 능력이 70대 수준이에요. 이대로 가면 심혈관 질환 위험이 3배 높아집니다."

동훈 씨의 표정이 굳었다. 70대라는 말에 순간 믿기지 않는다는 듯 눈을 깜빡였다.

"제가… 70대요? 아니, 그냥 운동을 안 해서 그런 거 아닙니까? 저 담배도 안 피우는데요."

그의 목소리에는 부정과 당혹감이 섞여 있었다. 40대 중반, 아직 젊다고 생각했던 자신의 몸이 이미 노화의 길을 걷고 있다는 사실을 받아들이기 어려웠을 것이다.

"하지만 희망이 있어요. 이 수치를 1 MET(3.5 ml/kg/min)만 올려도 사망위험이 11~17% 줄어듭니다. 3 MET 올리면 생물학적 나이를 10년 되돌릴 수 있어요."

최대산소섭취량은 격렬한 운동 중 인체가 활용할 수 있는 산소의 최대치를 의미한다. 쉽게 말해 심장과 폐가 얼마나 강력하게 산소를 공급하고, 근육이 그것을 얼마나 잘 이용하는지를 보여주는 수치다. 심장·폐·근육이라는 세 개의 엔진이 모두 최상의 상태로 작동할 때, 우리 몸은 비로소 최대 성능을 발휘한다. 그리고 이 수치는 단순한 운동 능력을 넘어, **사망 위험을 예측하는 힘이 흡연보다 강하다**는 연구 결과들이 계속 발표되고 있다.

자동차에 비유하면, 엔진 배기량 혹은 마력과 같다. 엔진이 크면 더 많은 연료(산소와 영양소)를 태워 더 오래, 더 강하게 달릴 수 있듯, 최대산소섭취량이 높으면 계단을 올라도 숨이 덜 차고, 장시간 걷거나 뛰어도 버틸 수 있다.

산소는 세포의 에너지 화폐인 ATP를 생산하는 핵심 재료이므로, 최대산소섭취량은 곧 생명력의 크기라고 할 수 있다. 실제로 최대산소섭취량은 심장병 사망률, 대사증후군, 제2형 당뇨병 위험과 밀접하게 연관되어 있다.

첫 4주 - 실패의 연속

"주 2회, 20분만 운동하세요. 빠르게 걷기부터요."

2주 후, 동훈 님은 전화를 걸어왔다.

"선생님, 못 하겠어요. 회의 끝나면 9시인데 운동할 기력이 없어요. 주말엔 너무 피곤하고…"

'이 단계가 가장 위험하다. 첫 실패 후 많은 사람들이 영영 포기한다.'

"동훈 님, 20분이 아니라 10분만하세요. 회사 계단으로요."

"…계단을요?"

"네. 점심 먹고 1층에서 3층까지 천천히 올라가기. 엘리베이터 대신 계단 내려가기. 이것만 일주일 해 보세요."

6주 차 - 변화의 시작

"선생님, 신기해요. 계단이 조금씩 편해져요!"

동훈 님의 목소리에 활기가 돌았다.

"이번 주부터는 4×4 프로토콜을 해 볼까요? 4분간 빠르게 달리고 3분간 걷기를 4회 반복하는 방법입니다. 총 28분이면 되고요."

"그게 효과가 있나요?"

"노르웨이 과학기술대학 연구에서 12주 만에 최대산소섭취량이 평균 20% 향상된 것으로 입증됐어요. 1시간 중강도 운동보다 효율적이죠. 주 1회만 해보세요. 토요일 아침 공원에서요."

12주 후 - 새로운 사람

2023년 12월 7일, 목요일 오전 10시. 진료실 문이 열렸다.

"선생님!"

동훈 님이었다. 아니, 동훈 님이라고 믿기 어려울 정도로 달라진 모습이었다. 눈빛에 생기가 돌고, 걸음걸이가 가벼웠다.

"최대산소섭취량 재검사 결과 나왔어요."

38 ml/kg/min. 10 MET가 올랐다. 생물학적 나이로 15년을 되돌린 것이다.

"체중은 85kg으로 7kg 감량, 혈압은 128/82mmHg. 이제 계단 5층도 문제없어요!"

"비결이 뭐예요?"

동훈 님이 수첩을 꺼냈다. 에너지 로그가 빼곡했다.

"활력 점수를 보고 운동 강도를 조절했어요. 8점 이상일 때만 4×4를,

5~7점일 때는 가볍게 걷고, 3점 이하면 스트레칭만 했어요. 억지로 안 했더니 지속 가능하더라고요."

동훈 님이 남긴 4가지 교훈:

하나. 최대산소섭취량은 나이가 아니라 노력으로 결정된다. 52세에도 심폐 능력은 다시 자란다.

둘. 시간이 없는 게 아니라 우선순위가 낮은 것이다. 주 1회 28분으로 시작할 수 있다.

셋. 완벽한 운동 계획보다 '오늘 실행 가능한' 계획이 낫다.

넷. 몸의 신호를 듣는 것이 고강도 운동보다 중요하다.

근력 운동 - 650가지 메시지를 보내는 내분비 기관

2019년 5월 23일, 목요일 오후 3시. 진료실 문이 열리고 무릎을 절뚝이며 들어온 정혜란 님(63세)이 보였다.

"선생님, 저… 계단 내려갈 때가 제일 무서워요. 무릎이 꺾일 것 같아서…"

그녀의 손은 무릎을 꼭 감싸고 있었고, 눈가엔 체념이 어려 있었다. 5년 전까지만 해도 등산 동호회에서 가장 활발하게 활동하던 분이었다.

"엑스레이 결과 뼈는 괜찮아요. 문제는 근육이에요."

"근육이요?"

"네. 무릎 주변 근육이 약해져서 관절이 불안정한 거예요. 근육을 키우면 됩니다."

"선생님, 저 이 나이에 무슨 운동을… 더 다치면 어떡해요."

'또 이 두려움이구나. 나이 들면 운동하면 다친다는 믿음.'

근육은 단순한 움직임 기관이 아니다.

"혜란 님, 근육이 뭐 하는 곳인지 아세요?"

"그냥… 힘쓰는 곳 아닌가요?"

"근육은 '움직이는 내분비 기관'이에요. 운동할 때마다 650여 종의 신호 물질, 마이오카인(myokine)을 분비해서 온몸에 메시지를 보내죠."

"마이오카인이요?"

"네, 쉽게 말하면 '근육이 보내는 건강 편지'예요. 이 물질들이 뇌·간·지방조직에 도착하면 전신 염증을 감소시키고, 뇌세포를 보호하고, 면역세포인 자연살해세포를 증식시켜요. 특히 고강도 저항 운동이나 인터벌 트레이닝 후에 가장 많이 분비되고요."

"근육이 그런 일을 해요?"

"네. 스쿼트 한 번 할 때마다 근육은 뇌에게 '나는 건강하다'는 화학적 편지를 보내요. 뇌는 그 편지를 받고 뇌세포를 보호하는 물질을 만들죠."

근육량이 늘어나면 기초대사량이 올라가고, 이는 '아무것도 안 해도 이자가 붙는' 효과와 같다. 더 놀라운 사실은 근육이 단순한 움직임 기관을 넘어선 '움직이는 내분비 기관'이라는 점이다.

첫 2주 - 두려움과의 싸움

"무릎 관절에 체중을 싣지 않으면서도 근력을 키울 수 있는 운동부터 시작하면 됩니다."

나는 혜란 님에게 진료실 침대바닥에 누워 보라고 했다.

"한쪽 무릎은 구부리시고, 다른 쪽 다리는 쭉 펴세요. 그 상태에서 편다리를 천천히 들어 올리시는 겁니다. 높이는 15cm 정도면 충분해요."

혜란 님이 조심스럽게 따라 했다. 다리가 약간 떨렸지만, 무릎 통증은 없었다.

"어때요? 무릎 아프지 않죠?"

"네! 이건 할 수 있어요."

"지금 허벅지 앞쪽 근육, 대퇴사두근(quadriceps, 무릎을 펴는 주요 근육)이 일하고 있어요. 무릎 관절에는 체중이 하나도 실리지 않지만, 근육은 충분히 강해집니다. 이 동작을 10회씩 3세트, 매일 해 보세요. 2주 후에 다음 단계로 넘어가겠습니다."

3주 차 - 작은 성공

혜란 님은 2주 뒤 표정이 달라져 있었다.

"선생님, 계단 내려갈 때 무릎이 덜 아파요!"

"잘하셨어요. 이제 벽에 등을 대고 무릎을 살짝만, 30도 정도만 구부려 볼 거예요. 마치 의자에 살짝 걸터앉는 것처럼요."

혜란 님이 조심스럽게 무릎을 구부렸다.

"어때요?"

"네, 이 정도는 괜찮아요!"

"좋아요. 10초만 버텨보세요. 통증 없으면 2주 더 하시고, 그다음에는 의자 일어서기를 시도해 봅시다."

4주 후: 의자에서 일어서기 성공

한 달 뒤, 혜란 님은 진료실에 들어오자마자 웃으며 말했다.

"선생님, 이제 의자에서 손 없이 일어설 수 있어요!"

혜란 님은 의자에 앉았다가 천천히, 그러나 안정적으로 일어섰다. 무릎이 떨리지 않았고, 통증 표정도 없었다.

"와, 정말 되네요!"

그녀의 목소리에는 놀라움과 자부심이 섞여 있었다. 한 달 전만 해도 "저는 못 할 것 같아요"라고 말했던 사람이, 이제는 "저도 할 수 있네요!"라고 말하고 있었다.

8주 차 - 근육통과 만나다

6주가 지났을 때, 혜란 님은 약간 걱정스러운 표정으로 말했다.

"선생님, 어제 운동하고 나니까 허벅지가 좀 아파요. 제가 무리한 걸까요?"

"어떤 통증이에요? 무릎이 아픈 건가요, 근육이 당기는 건가요?"

"무릎은 괜찮은데, 허벅지 앞쪽이 뻐근하고 살짝 당겨요."

"그건 근육통(DOMS, Delayed Onset Muscle Soreness, 지연성 근육통)이에요. 근육이 자라고 있다는 신호입니다."

"아, 다치는 게 아니구나…"

"네. 근육통은 운동 후 24~48시간 뒤에 나타나는 자연스러운 반응이에요. 근육 섬유가 미세하게 손상되고 회복되면서 더 강해지는 과정이죠. 이게 바로 근육이 성장하는 방식입니다."

"그럼 아플 때 운동 계속해도 되나요?"

"근육통이 있을 때 강도를 조금 낮추거나, 다른 부위를 운동하세요. 완전히 쉬는 것보다 가벼운 활동(산책, 스트레칭)을 하는 게 회복에 더 좋습니다. 그리고 이 통증은 보통 2~3일이면 사라져요."

혜란 님은 안심한 표정으로 고개를 끄덕였다.

3개월 후 - 등산 동호회 복귀

12주가 지났을 때, 혜란 님은 진료실에 들어오자마자 환하게 웃으며 말했다.

"선생님, 어제 약수터까지 다녀왔어요! 2시간 걸렸는데 무릎이 끄떡없었어요! 친구들이 깜짝 놀랐어요."

혜란 님의 얼굴에 생기가 돌았다. 무릎 근육이 생기자 계단이 더 이상 무섭지 않았고, 5년 만에 다시 등산화 끈을 묶을 수 있게 되었다.

"근육량 측정 결과를 볼까요?"

인바디(InBody, 체성분 분석기) 결과지를 펼쳤다. 3개월 전과 비교했을 때, 하체 근육량이 2.3kg 증가했다.

"혜란 님, 63세에도 근육은 자랍니다. 나이는 핑계가 아니에요."

혜란 님의 눈가에 눈물이 맺혔다. 그건 기쁨의 눈물이었다.

혜란 님이 남긴 세 가지 교훈

하나. 나이는 핑계가 아니다

근육은 60대에도, 70대에도 자란다. 중요한 건 시작하는 용기다.

둘. 두려움을 이기는 건 작은 성공의 반복이다.

"저는 못 할 것 같아요"에서 "저도 할 수 있네요!"로 바뀌는 순간, 인생이 달라진다.

셋. 근육통은 손상이 아니라 성장의 신호다.

통증을 두려워하지 말고, 통증의 종류를 구분하라. 관절 통증은 경고음이지만, 근육통은 성장의 신호다.

근육이 늘면 세 가지가 달라진다.

첫째, 기초대사량이 올라간다. 가만히 앉아 있어도 근육은 에너지를 소모한다. 근육 1kg당 하루 약 13kcal를 추가로 태운다. 지방은 4.5kcal에 불과하다. 같은 체중이어도 근육이 많으면 에너지를 더 많이 쓰는 몸이 된다.

둘째, 인슐린 감수성이 개선된다. 인슐린(Insulin)은 포도당을 세포 안으로 들여보내는 '열쇠' 같은 호르몬이다. 그런데 이 열쇠가 제대로 작동하지 않는 상태를 인슐린 저항성(Insulin Resistance)이라고 부른다. 창고에 자리가 있어도 문이 잘 열리지 않으니, 포도당은 혈액 속을 떠돌고 혈당이 올라간다. 췌장은 더 많은 인슐린을 만들어내고, 이 악순환이 반복되면 제2형 당뇨병(Type 2 Diabetes Mellitus, T2DM)으로 진행된다.

근력 운동을 하면 근육 세포가 늘어나면서 포도당을 받아들이는 창구가 넓어진다. 더 놀라운 건, 인슐린 없이도 포도당을 흡수하는 경로(GLUT4 translocation, GLUT4 전위)가 활성화된다는 점이다. 즉, 근육이 많아지면 혈당 조절 능력이 자연스럽게 회복된다. 식후 혈당 스파이크가 줄고, 오후 피로와 단것에 대한 충동도 함께 사라진다.

셋째, 골밀도가 유지된다. 근육이 뼈를 잡아당기면서 자극을 주면 뼈도 함께 강해진다. 나이가 들수록 낙상이 위험한 이유는 뼈가 약해지기 때문이 아니라 근육이 먼저 무너지기 때문이다.

유산소 운동 - 심장과 뇌를 잇는 고속도로

유산소 운동은 심장을 고속 펌프로 만든다. 뛰거나 자전거를 타면 폐와 근육으로 산소가 몰려가고, 이는 세포의 에너지 기관인 미토콘드리아가 에너지를 만드는 귀중한 연료가 된다. 미토콘드리아는 세포 안에 있는 에너지 생산 기관으로, 음식을 ATP(Adenosine Triphosphate, 아데노신 삼인산)라는 '에너지 화폐'로 변환한다. 쉽게 말하면 '세포 속 발전소'다. 유산소 운동을 꾸준히 하면 이 발전소의 수와 효율이 모두 증가하면서 **심폐 능력**(Cardiopulmonary Fitness)이 향상된다.

뇌에게 주는 선물

심폐 능력이 커지면 계단을 올라가도 숨이 덜 차고, 장시간 걷기나 달리기도 훨씬 수월해진다. 하지만 유산소 운동의 진짜 마법은 뇌에서 일어난다.

운동 중 근육에서 분비된 물질이 혈액을 타고 뇌로 이동하면, 해마에서 새로운 뇌세포 생성이 촉진된다. 특히 BDNF(Brain-Derived Neurotrophic Factor, 뇌유래신경영양인자)라는 단백질이 뇌세포를 보호하며 기억력과 집중력을 향상시키고 우울증을 예방한다. 달리기 후 몰려오는 '러너스 하이'는 엔돌핀과 세로토닌의 축제와 같다.

40대 직장인 이민수 씨의 이야기

이민수 씨는 매일 오후 회의만 되면 졸음이 쏟아졌다. 건강검진 결과 혈압이 145/95mmHg로 경계선 고혈압(Prehypertension)이었다.

"선생님, 약 먹어야 하나요?"

"일단 3주만 걸어보세요. 점심 후 20분만요."

"그것만으로 되나요?"

"일단 해보고 다시 재봅시다."

3주 뒤, 혈압은 135/85mmHg로 떨어졌다. 더 놀라운 건 그가 한 말이었다.

"선생님, 오후 회의에서 집중이 돼요. 예전엔 커피 두 잔 마셔도 졸렸는데, 이젠 안 졸려요."

심장이 강화되자 뇌까지 맑은 에너지 흐름을 얻은 것이다.

주의사항:

오랜만에 조깅을 시작한 사람이 갑자기 전력 질주를 하면 부정맥 위험이 생길 수 있다. 따라서 **'말은 가능하지만 노래는 힘든'** 정도의 중강도로 시작하는 것이 원칙이다.

유연성 운동 - 뻣뻣한 문에 기름칠하다

근력과 유산소가 엔진과 연료라면, 유연성은 윤활유다. 아무리 좋은 엔진이라도 문이 뻑뻑하면 제대로 열리지 않는다.

하루 종일 앉아 있던 사무직 박철수 님이 퇴근 후 목과 어깨를 스트레칭하면, 녹슨 경첩에 기름칠하듯 움직임이 매끄러워진다.

스트레칭은 단순히 근육을 늘리는 것이 아니라, 몸의 공간을 회복하는 일이다. 허벅지 뒤 근육이 짧아지면 골반이 뒤로 당겨져 허리에 부담이 쏠리지만, 꾸준한 스트레칭은 몸을 활시위에서 풀린 활처럼 자연스럽게 만든다.

주의할 점:

● **운동 전:** 동적 스트레칭(팔 돌리기, 런지 워킹)

● **운동 후:** 정적 스트레칭(30초 이상 유지)

운동 강도가 만드는 차이

걷기·조깅·수영·자전거처럼 심장 박동과 호흡을 올리는 운동은 심폐 능력을 직접적으로 끌어올린다. 지속적 유산소 운동은 심박출량을 높이고, 근육 내 에너지 기관 수를 늘려 산소 활용 능력을 강화한다. 즉, 꾸준히 달리기를 하면 자동차 엔진에 터보차저를 다는 것과 같은 효과가 생긴다.

근력 운동은 직접적으로 심폐 능력을 크게 올리지는 못한다. 그러나 근육량 증가와 기초대사량 향상을 통해 유산소 운동 수행 능력을 뒷받침한다. 특히 짧은 휴식과 고반복 형태는 심폐 능력 개선에도 일정 효과를 보인다. 즉, 근력 운동은 엔진 출력 자체보다는 연료 효율을 높여주는 보조 장치에 해당한다.

최신 연구에 따르면, 유산소와 근력 운동을 병행한 프로그램이 인슐린 감수성·체지방 감소·심폐 능력 개선에 가장 효과적이었다. 결국 심폐 능력 향상에는 유산소 운동이 핵심이며, 근력 운동은 그 효과를 지탱하는 기반이 된다.

실천 가능한 운동 처방전

아무리 좋은 이론도 생활 속에서 움직이지 않으면 빛을 발하지 않는다. 실제 하루와 일주일에 어떻게 근력·유산소·유연성 운동을 배치할 수 있을지 구체적인 그림을 그려보자.

근력 운동의 지혜

근육은 단 하루 만에 커지지 않는다. 통장은 매일 조금씩 저축해야 이자가 붙듯, 근육도 일주일에 두세 번은 꾸준히 자극해 주어야 한다. 하루는 하체와 코어, 다른 하루는 상체와 코어처럼 교차시키면 회복과 성장이 균형을 이룬다.

월요일 저녁 루틴(20분):

● **의자 스쿼트(Chair Squat):** 의자에 앉았다 일어서기를 반복하는 동작. 허벅지와 엉덩이 근육 강화. 10회 × 2세트

● **벽 푸시업(Wall Push-up):** 벽을 밀며 팔굽혀펴기를 하는 동작. 가슴과 팔 근육 강화. 8회 × 2세트

● **밴드 로우(Band Row):** 탄력 밴드를 당기는 동작. 등과 어깨 근육 강화. 10회 × 2세트

시간이 20분을 넘지 않지만, 몸은 "나는 오늘 근육에 투자했다"는 신호를 받는다.

유산소 운동의 마법

유산소는 심장을 단련시키는 동시에 뇌에도 활력을 불어넣는다. 하루 30분 이상을 권하지만, 꼭 한 번에 몰아서 할 필요는 없다.

하루 분산 전략:

● 아침 출근길: 버스 두 정거장 걷기(10분)

● 점심 후: 빠르게 걷기(10분)

● 저녁: 집 근처 산책(15분)

● **합계: 35분**

체력이 조금 붙었다면 화요일과 목요일 저녁에는 자전거를 타거나 조깅을 시도해 보자.

시간이 부족할 때: HIIT의 마법

"선생님, 하루 30분도 시간이 안 나요."

이런 분들을 위한 해답이 있다. 바로 HIIT(High-Intensity Interval Training, 고강도 인터벌 트레이닝)다.

HIIT는 고강도 운동과 저강도 회복을 반복하는 방식으로, 짧은 시간에 최대의 효과를 낼 수 있다. 핵심은 **강도의 변화**다.

HIIT 기본 프로토콜(총 22분):

워밍업(Warm-up) **2분**

● 가볍게 제자리 걷기로 몸을 풀어준다.

메인 운동 18분(6번 반복)

● **1분:** 숨이 찰 정도로 빠르게(빠른 걷기, 조깅, 계단 오르기)

● **2분:** 편하게 걷기(심박수 회복)

쿨다운(Cool-down) **2분**

● 천천히 걸으며 호흡을 정리한다.

HIIT의 놀라운 효과

불과 20분 만에 땀은 물론, **뇌까지 환해진다.** 더 놀라운 건 운동이 끝난 후에도 계속된다.

운동 후에도 에너지 소모가 지속되는 **EPOC(Excess Post-exercise Oxygen Consumption, 운동 후 초과 산소 섭취량)** 효과가 발생하기 때문이다.

EPOC는 무엇일까? 고강도 운동을 하면 몸은 산소가 부족한 상태, 즉 **산소 부채(Oxygen Debt)**가 생긴다. 운동이 끝난 후, 몸은 이 빚을 갚기 위해 평소보다 많은 산소를 소비한다. 이 과정에서 에너지(칼로리)가 계속 소모

된다. 쉽게 말하면, 운동을 멈춘 뒤에도 몸은 계속 '에너지 청소 모드'로 가동된다.

일반적인 유산소 운동은 운동을 멈추면 에너지 소모도 곧바로 줄어든다. 하지만 HIIT는 다르다. 중강도 운동 후 EPOC는 30분~2시간 지속되지만, 고강도 운동(HIIT) 후에는 **최대 24시간 동안** 높은 대사 상태를 유지한다.

실제 효과를 보면, HIIT 20분은 중강도 유산소 40분의 칼로리 소모와 맞먹는다. 게다가 운동 후에도 대사율이 높은 상태가 유지되면서 지방 연소 효율도 증가한다.

HIIT는 효과가 크지만 강도가 높은 만큼 주의가 필요하다.

● 초보자: 주 1~2회만 시도, 나머지는 중강도 유산소로 채운다.

● 심혈관 질환 병력이 있다면: 반드시 의사와 상담 후 시작한다.

● 관절에 무리가 간다면: 수영이나 자전거로 HIIT를 대체한다.

● 컨디션이 안 좋은 날: 무리하지 말고 가벼운 걷기로 전환한다.

유연성 운동의 마무리

운동 후에는 30초 이상, 한 자세를 유지하는 정적 스트레칭이 필요하다.

저녁 루틴(5~10분):

● 바닥에 앉아 다리 뻗고 발끝 당기기(30초)

● 벽을 짚고 종아리 당기기(30초)

● 한쪽 무릎 잡고 허벅지 앞 늘리기(30초)

하루 동안 쌓인 긴장이 풀린다. 이때의 느낌은 마치 오래 달린 차에 윤활유를 다시 채워 넣는 것과 같다.

일주일 운동 처방전

건강한 대사를 위한 주간 운동 가이드

운동 종류 (Type)	빈도 (Frequency)	강도 및 시간 (Intensity & Time)	예 (Examples)
근력 운동	주 2-3회	하체·상체· 코어 교차 자극	• 맨몸 스쿼트 • 벽 푸시업 • 밴드 로우
유산소 운동	주 3-5회	중강도 30-60분	• 빠르게 걷기 • 자전거 • 조깅　　　• 수영
유연성 운동	매일	아침·저녁 5-10분	• 동적(운동 전) • 정적(운동 후)
꾸준한 운동이 건강한 삶의 열쇠입니다.			

핵심 원칙:

무엇보다 중요한 것은 **컨디션에 따라 모드를 바꾸는 유연성**이다. 전날 잠을 설쳤다면 월요일의 근력 운동을 미루고 가벼운 걷기와 스트레칭으로 대체해도 된다. 반대로 주말에 에너지가 넘친다면 하이킹 대신 조금 긴 조깅을 해도 좋다. 중요한 것은 "오늘의 몸과 마음 상태에 맞게 변속하는 것"이다.

심폐 능력 향상을 위한 최소 효과 용량

운동에도 경제학이 있다. 투자 대비 최대 수익을 얻는 지점, 그것이 바로 최소 효과 용량이다. 심폐 능력을 높이는 데 필요한 최소한의 운동량은 생각보다 적다.

연구 결과는 명확하다. **주 2회, 회당 20분의 고강도** 운동만으로도 심폐 능력이 향상된다. 이것이 과학이 밝혀낸 최소 기준이다. 물론 조건이 있다. 강도가 최대심박수의 70~85%는 되어야 한다. 이는 숨이 차서 대화는 끊기지만 한두 단어는 겨우 내뱉을 수 있는 수준이다.

운동을 전혀 안 하던 사람이 이 최소 용량만 지켜도 8주 후 심폐 능력이 10~15% 향상된다. 이는 생물학적 나이를 5~10년 되돌리는 것과 같다.

단계별 접근법

처음 4주: 심장과 혈관이 새로운 요구에 적응하는 시간이다. 주 2회, 20분씩 빠른 걷기나 가벼운 조깅으로 충분하다. 목표 심박수는 간단히 계산할 수 있다. 220에서 나이를 빼고 0.7을 곱한다. 50세라면 119회/분이 목표다.

이 단계에서 많은 사람이 "겨우 이 정도?"라고 생각한다. 하지만 2주만 지나도 변화를 느낀다. 아침에 덜 피곤하고, 계단이 조금 수월해진다.

5주째부터: 마지막 5분만 변화를 준다. 1분 빠르게, 1분 천천히를 반복한다. 단 5분의 변화지만 심폐 능력 향상 속도가 50% 빨라진다. 왜일까? 심장이 최대 능력 근처까지 올라갔다 내려오는 연습을 하면서 적응 범위가 넓어지기 때문이다.

9주 이후: 주 3회 중 한 번을 특별하게 만든다. 노르웨이 과학기술대학에서 개발한 4×4 프로토콜이다. 4분간 최대 강도의 90~95%로 달리고 3분 쉬기를 4번 반복한다. 총 28분이지만 효과는 1시간 중강도 운동을 넘어선다. 이 프로토콜로 12주 훈련한 그룹은 심폐 능력이 평균 20% 향상됐다.

연령별 핵심 포인트

20~30대: 회복이 빠르니 고강도 인터벌을 중심으로 주 3~4회까지 가능하다.

40~50대: 중강도 지속 운동을 기본으로 하되 주 1회 인터벌을 추가하고, 근력 운동을 반드시 병행한다.

60대 이상: 강도보다 빈도가 중요하다. 중강도로 주 4~5회, 충격이 적은 운동을 선택한다.

여성: 월경 주기를 고려하면 더 효과적이다. 배란기에는 에너지가 높으니 고강도 운동을, 월경기에는 중저강도 운동을 하는 것이 자연스럽다.

나의 하루 주행 모드 선택하기

매일 아침 눈을 뜰 때 우리 몸의 상태는 다르다. 어제의 수면, 스트레스, 영양 상태가 오늘의 컨디션을 만든다. 중요한 것은 이 신호를 읽고 그에 맞게 움직이는 것이다. 운동도 상황에 맞게 조절할 때 지속 가능하다.

에너지로그: 3가지 신호 읽기

아침에 일어나면 1분만 투자해 세 가지를 체크한다. 각각 1~10점으로 평가한다.

활력(Energy): 몸의 가벼움, 근육의 탄력, 움직이고 싶은 욕구

배고픔(Hunger): 건강한 식욕, 속이 편안한 정도, 소화 상태

감정(Mood): 정신적 맑음, 긍정적 기분, 스트레스 수준

이 세 가지 점수의 조합이 오늘의 운동 모드를 결정한다.

회복 모드: 재충전이 필요한 날

에너지로그: 활력 1~4점, 배고픔 불규칙, 감정 4점 이하

활력이 떨어지고 감정도 가라앉은 날이다. 배고픔은 너무 없거나 반대로 폭식 욕구가 있을 수 있다. 이럴 때 강한 운동은 오히려 스트레스가 된다.

회복 모드는 완전한 휴식이 아니다. 가벼운 움직임으로 혈액순환을 돕고 긴장을 푸는 것이다. 아침에는 5분간 천천히 스트레칭을 한다. 점심 시간에는 햇빛을 받으며 10분 정도 천천히 걷는다. 저녁에는 요가나 폼롤러로 근육을 이완시킨다.

45세 김민지 님은 "활력이 3점 이하인 날은 무조건 회복 모드로 가요. 억지로 운동하면 다음날 더 망가지더라고요"라고 말한다.

이런 날의 운동 시간은 총 20~30분. 강도는 최대심박수의 40~50% 수준이다.

균형 모드: 일상의 기준점

에너지로그: 활력 5~7점, 배고픔 정상(5~7점), 감정 5~7점

세 가지 모두 중간 수준인 평범한 날이다. 주중 대부분이 여기 해당한다.

아침에는 출근길을 활용한다. 엘리베이터 대신 계단으로 3~4층을 오른다. 점심 후에는 15분 산책으로 혈당을 안정시킨다. 저녁에는 홈트레이닝 30분이 기본이다. 스쿼트, 런지, 푸시업, 플랭크를 각 10~15회씩 3세트 실시한다.

38세 직장인 이수진 님은 "활력 6점, 배고픔 6점, 감정 6점. 이런 날이 제일 많아요. 평소 루틴대로 하면 되니까 고민할 필요가 없죠"라고 한다.

균형 모드의 운동 강도는 중강도다. 최대심박수의 60~70% 수준이다.

확장 모드: 한계를 넓히는 날

에너지로그: 활력 8~10점, 배고픔 건강한 식욕(6~8점), 감정 7점 이상

활력이 넘치고 기분도 좋으며 건강한 배고픔을 느끼는 날이다.

이런 날은 평소보다 강도와 시간을 늘린다. 아침에 시간이 있다면 30분 조깅을 한다. 저녁 운동은 본격적이다. 웨이트 트레이닝 40분에 인터벌 러닝 20분을 추가한다. 또는 고강도 서킷을 45분간 실시한다.

42세 박준호 님은 "활력이 9점 이상인 날은 일주일에 1~2번이에요. 그날 놓치면 아까워요. 최대한 강하게 운동해서 그 에너지를 활용합니다"라고 말한다.

확장 모드는 최대심박수의 75~90%까지 올린다. 이런 고강도 운동이 성장을 만든다.

절약 모드: 지방 연소에 집중하는 날

에너지로그: 활력 5~7점, 배고픔 낮음(3~5점), 감정 안정(5~7점)

활력은 보통이지만 배고픔이 적은 날이다. 감정적으로도 안정되어 있다. 이런 날은 체지방 연소에 최적이다.

아침은 공복 상태로 30~40분 걷는다. 배고픔이 적으니 공복 운동이 수월하다. 점심도 자연스럽게 소식하게 된다. 저녁에는 근력 운동 20분 후 중강도 유산소 20분을 이어간다.

35세 정민아 님은 "배고픔 점수가 낮은 날을 활용해요. 어차피 많이 먹고 싶지 않으니 공복 운동하고 소식하면서 지방을 태우기 좋죠"라고 한다.

움직임은 약이다. 하지만 아무 약이나 먹으면 안 되듯, 운동도 '오늘의 나'에 맞는 처방이 필요하다.

계단 3층에 숨이 찼던 52세 CEO 김동훈 님은 이제 5층을 거뜬히 오른다. 무릎 통증으로 등산을 포기했던 63세 정혜란 님은 다시 약수터를 오간다.

이들의 공통점은 완벽한 운동 계획이 아니라 **'오늘 할 수 있는 것'부터 시작한 용기**였다.

당신의 에너지로그는 오늘 몇 점인가?

그 점수가 알려주는 운동 모드로, 지금 당장 시작해 보자.

몸은 당신이 보낸 신호에 반드시 답한다.

14장. 밤의 기적: 수면이 우리 몸을 치유하는 숨겨진 메커니즘

밤이 깊어가면 도시의 불빛이 하나둘 꺼진다. 우리는 침대에 몸을 맡기고 하루를 마감한다. 그런데 우리가 잠든 순간부터 몸속에서는 가장 정교한 복구 작업이 시작된다. 세포들이 낮 동안 입은 손상을 치유하고, 호르몬들이 내일의 대사를 준비하며, 뇌는 쌓인 노폐물을 대청소한다. 수면은 단순한 휴식이 아니라 우리 몸이 스스로를 재생하는 기적의 시간이다.

세포들의 밤샘 작업: 몸속 리모델링 공장

당신이 깊은 잠에 빠진 모습을 상상해보자. 겉으로는 고요하지만 세포 수준에서는 24시간 공장처럼 분주하다. 성장호르몬이 혈류를 타고 온몸을 돌며 찢어진 근육 섬유를 복구하고, 멜라토닌이 생체시계를 정확히 맞춘다. 포만감을 알리는 렙틴이 충분히 만들어져 "내일은 적당히 먹어도 된다"는 신호를 준비하고, 식욕을 자극하는 그렐린은 잠시 활동을 멈춘다.

이 모든 과정은 오케스트라처럼 정교하게 조율된다. 지휘자는 깊은 수면, 특히 서파 수면이다. 서파 수면은 수면 단계 중 가장 깊은 3~4단계로, 뇌파가 느리고 규칙적인 파동을 그리는 시기다. 이 단계에서 심박수가 느려지고 혈압이 안정되며 뇌의 포도당 사용량이 줄어든다. 몸이 본격적인 수리 모드로 전환되는 것이다.

38세 직장인 김현수 씨의 이야기

2021년 3월, 김현수 씨가 진료실을 찾았다. 프로젝트 마감으로 한 달째 새벽 2시에 잠들고 있었다.

"선생님, 오후만 되면 초콜릿이 미치도록 당겨요. 저녁엔 치킨과 맥주를 안 먹으면 하루가 안 끝나는 것 같아요."

"현수 님, 요즘 몇 시에 주무세요?"

"새벽 2시요. 아침 7시에 일어나니까… 5시간? 근데 이게 단것 먹는 거랑 무슨 상관인가요?"

"상관이 아니라, 그게 **원인**이에요."

체성분 검사와 혈액검사 결과를 보니, 공복 혈당이 108mg/dL로 당뇨 전단계(Prediabetes, 100~125mg/dL)였고, 중성지방은 200mg/dL를 넘었다.

"현수 님, 수면이 5시간이면 몸의 식욕 조절 시스템이 완전히 망가져요. 포만감 호르몬이 줄고 배고픔 호르몬이 늘면서 **몸이 계속 배고프다고 신호를 보내는 거예요.**"

"그럼 어떻게 해야 하나요?"

"일단 3주만, 11시에 누워 보세요. 7시간만 자도 됩니다."

처음엔 반신반의했지만, 3주 뒤 결과는 놀라웠다.

"선생님, 신기해요. 오후에 초콜릿 생각이 안 나요. 저녁에도 치킨 대신 샐러드를 먹었는데 만족스러웠어요."

혈액검사 재검 결과, 공복 혈당은 95mg/dL로 떨어졌고, 중성지방도 150mg/dL로 개선되었다.

수면 부족이 불러오는 대사 폭풍

1999년 시카고 대학의 스피겔 연구팀은 충격적인 실험을 했다. 건강한 젊은 남성들을 일주일간 하루 4시간만 재웠다. 결과는 놀라웠다. 인슐린이 포도당을 세포로 밀어 넣는 능력이 20% 이상 떨어졌다. 건강했던 청년들이 단 일주일 만에 당뇨 전단계와 비슷한 상태가 된 것이다.

이는 연료 주입구가 막힌 자동차와 같다. 기름은 계속 들어오는데 엔진으로 공급되지 않아 연료 탱크만 가득 차고, 차는 제대로 달리지 못한다. 우리 몸도 마찬가지다. 음식은 계속 들어오는데 세포가 에너지를 받아들이지 못해 혈액에는 당이 떠다니고 몸은 무기력해진다.

더 무서운 것은 이 과정이 생각보다 빠르게 진행된다는 점이다. 단 하루 5시간만 자도 몸의 대사 시계가 어긋나기 시작한다. 정밀한 스위스 시계가 한 번 떨어뜨린 충격으로 계속 엉뚱한 시간을 가리키듯, 우리 몸의 생체시계도 한 번 흔들리면 쉽게 제자리를 찾지 못한다.

식욕 호르몬의 반란

콜로라도 대학의 마크왈드(Markwald) 연구팀이 2013년 발표한 연구는 더욱 놀라웠다. 16명의 성인을 실험실에 2주간 머물게 하며 수면 시간을 조절한 결과, 5시간밖에 못 잔 사람들은 9시간 잔 사람들보다 하루 평균 300칼로리를 더 먹었다. 특히 저녁 식사 후 밤늦은 시간에 과자, 아이스크림, 피자 같은 고칼로리 음식을 탐식했다.

이는 의지력의 문제가 아니라 호르몬의 반란이었다. 수면 부족은 우리 몸의 '식욕 조절 본부'를 완전히 마비시킨다. 포만감을 알리는 렙틴은 목소리를 잃고, 식욕을 부추기는 그렐린은 확성기를 들고 "더 먹어라!"고

외친다. 뇌의 보상 회로는 과활성화되어 달콤하고 기름진 음식을 보면 마치 사막에서 오아시스를 발견한 것처럼 강렬한 갈망을 느끼게 된다.

더욱 교묘한 것은 이렇게 들어온 여분의 칼로리가 고스란히 내장지방으로 저장된다는 점이다. 마치 댐이 무너진 강물이 천천히 계곡을 메우듯, 우리의 복부는 보이지 않는 지방으로 채워진다. 그리고 이 내장지방은 단순한 에너지 저장고가 아니라 염증 물질을 뿜어내는 '화학 공장'이 되어 우리의 건강을 서서히 갉아먹는다. TNF-α(Tumor Necrosis Factor-alpha, 종양괴사인자), IL-6(Interleukin-6, 인터루킨-6) 같은 염증성 사이토카인(Cytokine, 세포 신호 물질)이 분비되면서 인슐린 저항성을 악화시키고, 심혈관질환 위험을 높인다.

과다한 수면의 숨겨진 경고

"잠은 많이 잘수록 좋다"는 말은 반쪽짜리 진실이다. 한국의 대규모 코호트 연구(KoGES, Korean Genome and Epidemiology Study, 한국인 유전체 역학조사 사업)에서 15만 명을 추적 관찰한 결과, 하루 9시간 이상 자는 사람들에게서 대사증후군, 심혈관질환, 우울증 발병률이 오히려 더 높았다. 이는 잠이 많다고 해서 반드시 건강하다는 것이 아님을 시사한다.

과다 수면은 마치 오래된 건물에서 계속 물이 새는데도 페인트칠만 덧바르는 것과 같다. 겉으로는 멀쩡해 보이지만 속에서는 수면 무호흡증, 우울증, 갑상선 기능 저하 같은 더 심각한 문제가 도사리고 있을 수 있다. 즉, 긴 잠은 휴식의 신호가 아니라 몸이 보내는 SOS일 수 있다는 뜻이다.

52세 주부 박미숙 씨의 경우

박미숙 씨는 매일 10시간씩 잤지만 항상 피곤했다.

"선생님, 저는 잠을 충분히 자는데 왜 이렇게 피곤할까요?"

수면다원검사(Polysomnography, PSG)를 해보니 **수면 무호흡증**이 발견되었다. 한 시간에 30번 이상 호흡이 멈췄다 다시 시작되는 패턴이 반복되었다. 10시간을 자도 깊은 잠에 거의 들지 못한 것이다.

"미숙 님, 잠을 많이 자는 게 문제가 아니에요. **제대로 못 자고 있는 거예요.**"

양압기(CPAP, Continuous Positive Airway Pressure) 치료를 시작한 지 2주 만에 그녀는 달라졌다.

"선생님, 7시간만 자도 개운해요. 오전에 집안일도 가볍게 끝나요."

뇌의 야간 청소부: 글림프틱 시스템의 발견

2013년, 로체스터 대학의 시에(Xie) 연구팀은 과학계를 깜짝 놀라게 할 발견을 했다. 쥐의 뇌에 형광 물질을 주입하고 실시간으로 관찰한 결과, 깊은 잠에 빠진 순간 뇌척수액이 마치 거대한 파도처럼 뇌 전체를 휩쓸며 낮 동안 쌓인 '뇌 쓰레기'를 씻어내고 있었다.

이 장면은 마치 도시의 청소차가 밤마다 거리를 누비며 쓰레기를 치우는 모습과 똑같았다. 낮에는 차량과 사람들로 붐벼 청소차가 제대로 일할 수 없지만, 밤이 되어 거리가 비워지면 본격적인 청소가 시작된다.

뇌도 마찬가지다. 깨어 있을 때는 신경세포들이 바쁘게 활동하느라 청소할 틈이 없지만, 잠에 들면 세포들이 20% 정도 크기가 줄어들어 사이사이 공간이 넓어진다. 그 틈으로 뇌척수액이 쏟아져 들어와 아밀로이드 베타 같은 독성 단백질을 쓸어 담아 배출한다. 아밀로이드 베타는 알츠하이머병(Alzheimer's Disease)의 주범으로 알려진 단백질 찌꺼기다. 이것이 뇌에 쌓이면 신경세포 사이의 연결이 끊어지고, 기억력과 인지 기능이 저하된다.

연구팀은 이 시스템을 글림프틱(glymphatic) 시스템이라고 명명했다. 글리아 세포와 림프계를 합친 이름으로, 뇌의 '하수처리장' 역할을 한다는 뜻이다. 놀랍게도 잠든 쥐의 뇌에서는 아밀로이드 베타가 깨어 있을 때보다 2배 빠르게 제거되었다. 즉, 숙면은 알츠하이머병 예방을 위한 가장 자연스럽고 강력한 방법일 수 있다는 뜻이다.

감정의 브레이크가 고장 날 때

"어제 못 잤더니 온종일 예민했어." 누구나 한 번쯤 경험했을 것이다. 하지만 이것이 단순한 기분 탓이 아니라 뇌 구조의 물리적 변화 때문이라는 사실을 아는 사람은 많지 않다.

캘리포니아 버클리 대학의 매튜 워커 연구팀은 fMRI(functional Magnetic Resonance Imaging, 기능적 자기공명영상)로 수면 부족이 감정에 미치는 영향을 실시간 관찰했다. 하룻밤만 못 잔 사람들의 뇌를 스캔한 결과, 감정의 원시적 중추인 편도체가 60% 더 과격하게 반응했다. 자동차의 액셀러레이터가 고장 나 항상 전속력으로 달리는 것과 같았다.

더 심각한 것은 브레이크까지 고장 났다는 점이다. 감정을 억제하는 전전두엽과 편도체 사이의 연결이 약해져, 작은 자극에도 화가 치솟는다. 경험 많은 기수가 말에서 떨어져 고삐를 놓친 것처럼, 감정이 제어 불능 상태가 되는 것이다.

29세 직장인 이지은 씨의 고백

"선생님, 요즘 남자친구랑 매일 싸워요. 작은 일에도 화가 나서 소리를 지르게 돼요. 제가 원래 이런 사람이 아닌데…"

지은 씨는 최근 승진 후 야근이 잦아지면서 수면 시간이 4~5시간으로 줄었다.

"지은 님, 수면 부족은 감정 조절 능력을 직접적으로 떨어뜨려요. 뇌의 브레이크가 고장 난 상태예요."

"그럼 제 성격 문제가 아니라 잠 때문인가요?"

"정확해요. 일단 2주만 7시간씩 자보세요."

2주 뒤, 그녀는 웃으며 말했다.

"선생님, 남자친구가 '요즘 왜 이렇게 착해졌냐'고 물어봐요. 저도 신기해요. 짜증이 덜 나요."

현대인의 새로운 질병: 사회적 시차

월요병이라는 말이 있다. 주말에 늦게 자고 늦게 일어나다가 월요일 아침 일찍 일어나야 하는 고통을 뜻한다. 그런데 이것이 단순한 불편함이 아니라 실제로 우리 몸에 해를 끼치는 '사회적 시차'라는 현상임이 밝혀졌다.

독일의 로엔네베르크 연구팀은 이 사회적 시차가 1시간 늘어날 때마다 비만 위험이 33% 증가한다는 결과를 발표했다. 매주 다른 시간대로 여행을 다니는 것과 같은 효과를 낸다. 몸의 내부 시계와 실제 생활 패턴이 어긋나면서 호르몬 분비, 체온 조절, 소화 기능 등 모든 것이 혼란에 빠진다.

특히 한국 직장 문화에서 흔한 '야근 후 늦잠' 패턴은 이 사회적 시차를 극대화한다. 평일에는 일찍 일어나야 하지만 주말에는 오후까지 자는 생활이 반복되면, 몸은 매주 시차적응을 반복하는 스트레스를 받는다.

수면 최적화의 실제

그렇다면 어떻게 해야 할까? 수면을 단순히 피곤을 푸는 시간이 아니라 **몸과 마음의 치유 시간**으로 인식하는 것부터 시작해야 한다.

먼저 자신의 적정 수면 시간을 찾아야 한다. 대부분의 성인에게는 7~9시간이 적절하지만 개인차가 있다. 2주간 알람 없이 자연스럽게 잠들고 깨는 시간을 기록해보면 자신만의 패턴을 발견할 수 있다. 대부분 7.5~8.5시간에 수렴한다.

생체시계를 안정시키는 것도 중요하다. 주말 늦잠은 1시간 이내로 제한하고, 매일 같은 시간에 자고 일어나는 습관을 만든다. 처음엔 힘들지만 2~3주 지나면 몸이 알아서 그 시간에 졸리고 깨게 된다.

저녁 식사는 취침 3시간 전에 마치는 것이 좋다. 소화 작업으로 분주한 위장은 뇌가 깊은 수면에 들어가는 것을 방해한다. 42세 이승호 님은 저녁 소식과 취침 3시간 전 식사 완료만으로도 수면의 질이 눈에 띄게 개선되었다고 한다.

침실 환경도 중요하다. 온도는 18~20도, 완전한 어둠과 정적을 유지한다. 침실은 오직 수면과 휴식만을 위한 공간으로 만든다.

잠자기 1시간 전부터는 스마트폰, 태블릿, TV를 멀리한다. 블루 라이트(Blue Light)는 멜라토닌 분비를 억제해 잠을 방해한다. 대신 따뜻한 차를 마시거나 가벼운 스트레칭, 감사 일기 쓰기 같은 진정 활동으로 뇌를 수면 모드로 전환한다.

수면은 인생의 3분의 1을 차지한다. 이 시간을 단순히 잃어버린 시간으로 여기지 말고, 우리 몸이 스스로를 치유하고 재생하는 기적의 시간으로 인식해야 한다. 좋은 잠은 최고의 의사이자, 가장 훌륭한 성형외과 의사이며, 가장 효과적인 심리 치료사이기도 하다. 오늘 밤부터 시작하자. 스마트폰을 침실 밖에 두는 것만으로도 내일의 대사가 달라진다.

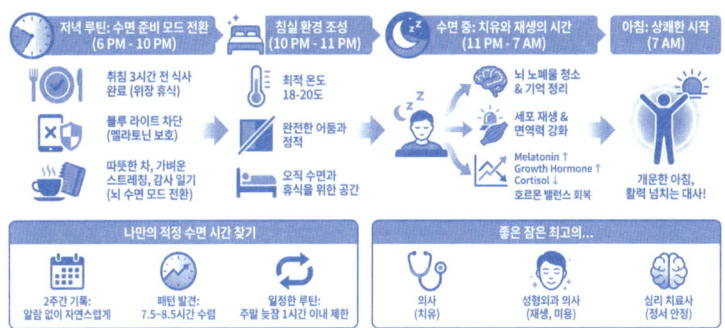

4부

대사 설계 실전 플랜

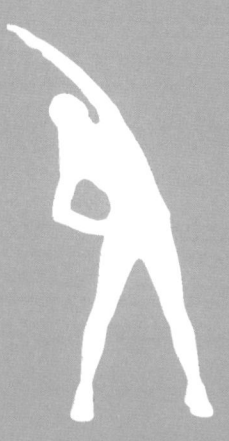

15장. 에너지 리부트 설계의 과정

두 번의 혁명, 그리고 하나의 깨달음

2017년 12월, 의학의 금기가 깨진 날

2017년 12월의 그 새벽을 아직도 생생히 기억한다.

창밖에는 첫눈이 내리고 있었고, 나는 여느 때처럼 커피 한 잔을 옆에 두고 의학 저널을 뒤적이고 있었다. 란셋(Lancet)에 실린 한 논문의 제목이 눈에 들어왔을 때, 나는 커피잔을 내려놓고 화면에 더 가까이 다가갔다.

"Primary care-led weight management for remission of type 2 diabetes."

Remission. 완치. 이 단어가 당뇨병 논문에 등장한 것이다. 의대 6년, 전공의 4년, 그리고 전문의로서의 11년. 그 긴 시간 동안 단 한 번도 '당뇨병 완치'라는 말을 교과서에서 본 적이 없었다. 당뇨병은 언제나 '평생 관리하는 질병'이었고, 우리는 환자들에게 그렇게 설명해왔다.

영국 글래스고 대학의 마이클 린 교수와 뉴캐슬 대학의 로이 테일러 교수. 이 두 사람이 의학계의 금기를 깨뜨린 것이다. 298명의 제2형 당뇨병 환자를 대상으로 한 연구에서, 놀랍게도 46%가 1년 후 당뇨병에서 완전히 벗어났다. 수술도 아니고, 신약도 아닌, 단지 하루 825칼로리의 식사 대체 요법만으로 말이다.

나는 떨리는 손으로 논문을 처음부터 다시 읽었다. 그리고 깨달았다. 이것은 단순한 연구 결과가 아니라, 우리가 질병을 바라보는 관점 자체를 바꾸는 패러다임의 전환이라는 것을.

2021년 2월, 두 번째 충격

그로부터 4년 후인 2021년 2월, 나는 또 한 번 의학사의 전환점을 목격하게 된다.

이번에는 봄비가 내리는 오후였다. 뉴잉글랜드 의학 저널(NEJM)의 알림이 울렸고, 나는 무심코 클릭했다가 숨이 멎을 뻔했다. "Once-Weekly Semaglutide in Adults with Overweight or Obesity" - 위고비(Wegovy)에 대한 STEP 1 연구 결과였다.

1,961명의 참가자가 68주 동안 치료받은 결과, 평균 14.9%의 체중이 감소했다. 이것은 그동안 우리가 본 어떤 비만약보다도 압도적인 수치였다. 더 중요한 것은, 이 약이 단순히 식욕을 억제하는 것이 아니라 뇌의 보상 회로에 작용해 음식에 대한 갈망 자체를 바꾼다는 사실이었다.

그 순간 나는 알았다.

DiRECT가 "병은 고칠 수 있다"는 희망을 주었다면, 위고비는 "비만은 의지의 문제가 아니다"라는 것을 과학적으로 증명한 것이라는 것을. 두 개의 혁명이 불과 4년 사이에 일어난 것이다.

실패의 기록 - 우리는 왜 계속 실패했는가

2005년, 첫 번째 환자가 가르쳐준 교훈

가정의학과 전문의가 되어 처음 진료했을 때의 일이다.

45세 여성 김수진 님이 진료실 문을 열고 들어왔다. 그녀는 조심스럽게 의자에 앉으며 한숨을 쉬었다. 10년 동안 온갖 다이어트를 시도했다고 했다. 원푸드 다이어트, 덴마크 다이어트, 황제 다이어트… 그녀의 다이어트 역사는 한국 다이어트 유행사 그 자체였다.

"선생님, 저는 정말 의지가 약한 사람인가 봐요. 처음 2~3주는 정말 잘 되는데, 그 다음부터는 도저히 못 참겠더라고요. 그리고 포기하면 전보다 더 쪄요."

나는 자신 있게 대답했다. 젊은 의사 특유의 근거 없는 자신감이었을 것이다.

"의지의 문제가 아닙니다. 방법이 잘못된 거예요. 제가 과학적인 방법을 알려드릴게요. 균형 잡힌 식단과 규칙적인 운동, 그리고 행동 수정 요법을 병행하면 됩니다."

그녀의 눈에 희망이 반짝였다. 나는 정성껏 식단표를 짜주었고, 운동 계획을 세웠으며, 식사 일기를 쓰도록 했다. 2주마다 내원하여 진행 상황을 체크하기로 했다.

처음 한 달은 순조로웠다. 3kg이 빠졌고, 그녀는 의욕에 차 있었다. 하지만 두 달째부터 정체기가 왔다. 세 달째에는 1kg이 다시 늘었다. 네 달째, 그녀는 포기를 선언했다.

"선생님, 죄송해요. 제가 못 따라가겠어요."

6개월 후 그녀를 우연히 마트에서 만났다. 처음 왔을 때보다 5kg이 더 쪘다고 했다. 그녀는 쓴웃음을 지으며 카트를 밀고 지나갔다.

그날 밤, 나는 오랫동안 생각했다. **정말 그녀의 의지가 약해서였을까? 아니면 내가, 우리 의학계가 뭔가 놓치고 있는 것은 아닐까?**

1세대 비만약의 등장과 몰락

2010년, 비만 치료에 새로운 희망이 보이는 듯했다. 다양한 비만 치료제가 시장에 나왔고, 환자들은 큰 기대를 품었다.

38세 남성 박준호 님은 펜터민을 처방받기 위해 왔다. 그는 영업직이었고, 접대가 잦아 체중이 계속 늘고 있었다.

"선생님, 이 약 먹으면 정말 살 빠지나요? 주변에서 효과 봤다는 사람도 있고, 별로라는 사람도 있던데…"

나는 솔직하게 답했다.

"개인차가 있습니다. 평균적으로 5~6% 정도 감량할 수 있지만, 부작용도 있어요. 불면증, 두근거림, 입마름… 그리고 가장 큰 문제는 약을 끊으면 다시 돌아온다는 겁니다."

그는 잠시 고민하다가 처방을 받아갔다. 한 달 후, 2kg이 빠진 채로 다시 왔다. 하지만 표정이 좋지 않았다.

"잠을 못 자겠어요. 심장이 계속 두근거리고, 입은 바짝바짝 마르고… 일하는 데 지장이 있을 정도예요."

결국 그는 약을 중단했고, 두 달 만에 3kg이 다시 늘었다. 약을 먹기 전보다 1kg이 더 늘어난 것이다.

오르리스타트를 시도한 환자들은 더 비참했다. 기름진 음식을 먹으면 바로 화장실로 달려가야 했고, 심지어 지방변이 새는 사고를 당하기도 했다. 한 환자는 중요한 미팅 중에 사고를 당해 트라우마가 생겼다고 했다.

날트렉손/부프로피온 복합제는 조금 나았지만, 역시 평균 5% 내외의 감량에 그쳤다. 무엇보다 답답한 것은 누구에게 효과가 있을지 예측할 방법이 없다는 것이었다. 같은 약을 먹어도 어떤 사람은 10kg이 빠지고, 어떤 사람은 전혀 변화가 없었다.

수술이라는 극단적 선택

약물 치료에 실망한 환자들 중 일부는 수술을 선택했다.

이민정 씨(가명, 42세)는 BMI 38로 고도비만이었다. 고혈압, 당뇨, 수면 무호흡증까지 있었다. 모든 다이어트와 약물 치료에 실패한 그녀는 결국 위소매절제술을 받기로 했다.

"선생님, 무서워요. 하지만 이것 말고는 방법이 없는 것 같아요."

수술은 성공적이었다. 1년 만에 35kg이 빠졌고, 당뇨와 고혈압 약을 끊을 수 있었다. 하지만 대가가 있었다. 평생 비타민을 먹어야 했고, 한 번에 많이 먹으면 구토를 했으며, 가끔 덤핑증후군으로 고생했다.

"살은 빠졌지만, 먹는 즐거움은 사라졌어요. 가족들과 외식도 제대로 못 해요."

더 안타까운 것은 수술조차 영구적인 해답이 아니라는 점이었다. 수술 후 5년이 지나자 10kg이 다시 늘었다. 위가 다시 늘어난 것이다.

첫 번째 혁명 - DiRECT가 보여 준 가능성

2017년의 충격

DiRECT 연구 논문을 읽으며 나는 연구 디자인의 단순함에 놀랐다. 복잡한 약물도, 정교한 수술도 아니었다. 단지 12~20주 동안 하루 825~853 칼로리의 완전 식사 대체식(Total Diet Replacement, TDR)을 먹이고, 그 후 점진적으로 일반 음식을 재도입하는 것이 전부였다.

하지만 결과는 혁명적이었다. 체중을 15kg 이상 감량한 사람의 86%에서 당뇨병이 완치되었다. HbA1c가 6.5% 미만으로 떨어지고, 모든 당뇨약을 끊을 수 있었다.

마이클 린 교수의 인터뷰 기사를 찾아 읽었다. 그는 이렇게 말했다.

"우리는 너무 오랫동안 당뇨병을 불가역적인 진행성 질환으로 여겨왔습니다. 하지만 이제 우리는 알게 되었습니다. 간과 췌장의 지방을 제거하면 베타세포 기능이 회복될 수 있다는 것을."

로이 테일러 교수의 '쌍둥이 주기 가설(Twin Cycle Hypothesis)'도 흥미로웠다. 간에서 시작된 지방 축적이 췌장으로 이어지고, 이것이 인슐린 저항성과 베타세포 기능 부전의 악순환을 만든다는 것이다. 그리고 이 악순환은 체중 감량으로 되돌릴 수 있다는 것.

나는 DiRECT 연구를 한국 환자들에게 적용해보고 싶었다. 하지만 한 가지 아쉬운 점이 있었다. **DiRECT는 칼로리 제한에만 집중했을 뿐, 근손실 방지에 대한 전략이 부족했다.** 초저열량 다이어트의 가장 큰 문제점이 바로 근육 손실인데, 이는 기초대사량 감소로 이어져 요요현상의 원인이 된다.

2020년, 우리만의 도전

"DiRECT의 효과는 유지하되, 근손실은 최소화할 수 없을까?"

2020년 초, 나는 동료들과 함께 이 질문에 답하기로 했다. 코로나19가 한창이던 그 어수선한 시기에, 우리는 새로운 프로토콜을 설계했다.

핵심은 단백질이었다.

체중 1kg당 1.2g의 고단백질을 유지하면서도 총 칼로리는 600~800kcal로 제한하는 것이다.

106명의 참가자를 모집하는 것은 쉽지 않았다. 특히 12개월이라는 긴 연구 기간을 약속받기는 더욱 어려웠다. 하지만 우리는 해냈다.

연구 첫날, 참가자들을 대상으로 오리엔테이션을 했다. 한 참가자가 손을 들었다.

"선생님, 하루 800칼로리라니… 굶는 거 아닌가요?"

나는 준비한 슬라이드를 보여주며 설명했다.

"네, 맞습니다. 일종의 의학적 단식입니다. 하지만 단순히 굶는 것과는 다릅니다. 필수 영양소, 특히 단백질은 충분히 공급하면서 칼로리만 극도로 제한하는 것입니다. 이를 통해 우리 몸은 저장된 지방을 연료로 사용하게 됩니다."

첫 10일은 정말 힘들었다. 참가자들의 전화가 쏟아졌다.

"머리가 깨질 것 같아요." "일어서면 어지러워요." "입에서 이상한 냄새가 나요."

우리는 하나하나 설명하고 안심시켰다. 케토시스 과정에서 나타나는 정상적인 반응이라고, 조금만 더 버티면 달라질 거라고.

그리고 정말 10일 이후에 변화가 시작됐다.

"이상해요. 배가 안 고파요." "머리가 오히려 맑아진 것 같아요." "아침에 일어나기가 수월해졌어요."

놀라운 결과, 그리고 깨달음

12개월 후, 데이터를 정리하며 나는 흥분을 감출 수 없었다.

PSVLCD(단백질 보충 초저열량식) 그룹은 평균 6.86kg을 감량했다. 대조군의 4.66kg에 비해 유의미하게 많았다. 하지만 더 중요한 것은 체성분 변화였다. 허리둘레는 8.35cm 감소(대조군 4.85cm), 내장지방 면적은 28.28cm² 감소(대조군 13.26cm²)했다.

가장 놀라운 발견은 근육량 보존이었다. 일반적으로 극저칼로리 다이어트에서는 감량 체중의 25~30%가 근육인데, 우리 프로그램에서는 10% 미만이었다.

연구에 참여했던 희정 님이 12개월 평가를 마치고 한 말이 잊히지 않는다.

"선생님, 저는 단순히 살이 빠진 게 아니에요. 완전히 다른 사람이 된 기분이에요. 20년 전 몸으로 돌아간 것 같아요."

그의 말이 맞았다. 그는 단순히 체중만 감량한 것이 아니라, 대사 자체를 리셋한 것이다. 마치 컴퓨터를 포맷하고 새로 설치한 것처럼.

두 번째 혁명 - GLP-1 시대의 도래

2021년, 위고비의 등장

NEJM에 실린 위고비 연구를 읽으며, 나는 복잡한 감정이 들었다. 한편으로는 흥분되었지만, 다른 한편으로는 불안했다.

세마글루타이드, 즉 위고비는 원래 당뇨병 치료제로 개발된 GLP-1 수용체 작용제다. 그런데 임상시험 중 놀라운 체중 감량 효과가 발견된 것이다. 주 1회 피하주사로 평균 14.9%의 체중 감량. 이는 기존 비만약의 3배에 달하는 수치였다.

작용 기전을 공부하며 나는 감탄했다. 이 약은 단순히 식욕을 억제하는 것이 아니었다. 뇌의 시상하부에 있는 GLP-1 수용체에 결합해 포만감을 증가시키고, 보상 회로를 조절해 음식에 대한 갈망 자체를 줄인다. 동시에 위 배출을 지연시켜 물리적 포만감도 증가시킨다.

"드디어 비만이 의지의 문제가 아니라는 것이 증명된 거예요."

동료 내분비내과 의사가 한 말이었다. 그녀의 말이 맞았다. GLP-1 작용제의 효과는 비만이 뇌의 질병이라는 것을 분명히 보여주었다.

2022년, 더 강력한 약이 등장했다. 티르제파타이드(마운자로)는 GLP-1과 GIP라는 두 가지 호르몬을 동시에 자극하는 이중 작용제였다.

임상시험 결과는 충격적이었다. SURMOUNT-1 연구에서 최고 용량(15mg) 그룹은 평균 20.9%의 체중이 감소했다. 이는 거의 비만대사수술에 맞먹는 수준이었다. 그리고 드디어 2025년 8월 18일, 마운자로가 한국에 공급되기 시작했다. 8월 19일부터 병원에서 처방이 가능해진 것이다

그림자 - 약물의 한계

하지만 모든 것이 장밋빛은 아니었다. 시간이 지나며 GLP-1 작용제의 한계가 드러나기 시작했다.

첫째는 가격이었다. 한국에서는 비만 치료 목적으로는 보험이 적용되지 않았다. 2025년 8월, 노보노디스크가 위고비 저용량 가격을 최대 40% 인하했지만 여전히 서민들에게는 부담스러운 가격이었다.

둘째는 부작용이었다. 30% 정도의 환자가 심한 위장관 부작용으로 약을 중단했다. 일부에서는 췌장염, 담낭염 같은 심각한 부작용도 보고되었다.

셋째, 그리고 가장 큰 문제는 지속성이었다. STEP 1 연장 연구에서 충격적인 결과가 나왔다. 위고비를 중단한 지 1년 후, 감량했던 체중의 2/3가 다시 돌아온 것이다.

약물 중심의 관리는 지속가능한 비만 관리의 해결책은 아니었다.

통합의 길 - 에너지 리부트 프로토콜의 탄생

2017년 12월, 의학계를 뒤흔든 DiRECT 연구는 분명 혁명적이었다.

제2형 당뇨병 환자의 46%가 완치되었다는 그 결과는 "당뇨병은 평생 관리해야 하는 질병"이라는 패러다임을 완전히 뒤집었다.

하지만 17년간 비만 환자들과 함께했던 나는, 그 논문을 읽으며 한 가지 불편한 생각이 스쳤다.

'이건 아직 완성된 해답이 아니다.'

환자들의 몸과 마음은 숫자만으로 설명되지 않는다.

그들의 체중과 혈당 곡선 뒤에는 **근육, 감정, 시간**이라는 세 개의 변수들이 숨겨져 있었다.

그래서 나는 이렇게 스스로에게 숙제를 냈다.

"체중을 단순히 줄이는 것 말고 **대사를 다시 설계하는 방법**은 없을까?"

첫 번째 숙제: 근손실이라는 함정

DiRECT의 가장 큰 맹점은 **근육을 잃는 다이어트**였다.

하루 825~853kcal의 극저칼로리 식단은 **빠른 감량**을 약속했지만, 그 대가로 감량 체중의 25~30%가 근육이었다.

근육 1kg이 줄면 기초대사량은 하루 13~30kcal씩 감소한다.

10kg을 감량하면서 3kg의 근육을 잃었다면, 그 사람은 매일 90kcal를 '덜 먹어도 살이 찌는 몸'으로 변한다.

이것이 요요의 본질이었다.

우리는 이 문제를 정면으로 다뤘다.

"굶지 않고 리셋하는 법", 그것이 우리가 만든 PSVLCD — 단백질 보강 초저열량식(Protein-Supplemented Very Low-Calorie Diet)이다.

핵심은 단순했다.

"단백질은 줄이지 말고 칼로리만 줄이자"

체중 1kg당 1.2~1.5g의 단백질을 유지하면서 총칼로리는 600~800kcal로 제한했다. 12개월 동안 106명을 추적한 결과, 근손실은 10% 미만으로 줄었고, 내장지방은 평균 28cm^2 이상 감소했다.

단백질은 단순한 영양소가 아니었다. 그것은 '지속 가능한 체중 감량'을 만드는 **구조물의 기둥**이었다.

우리는 지방을 태우되, 근육을 지켜내는 법을 배웠다.

그리고 이것이 훗날 '에너지 리셋 30일 프로토콜'의 첫 번째 축이 되었다 —

10일 집중 감량기, 대사의 스위치를 끄고 다시 켜는 시기다.

두 번째 숙제: 마음이라는 회로

DiRECT는 훌륭했지만, 인간을 너무 단순하게 보았다.

칼로리의 문제가 아니라 **감정의 문제**, 식욕의 문제가 아니라 **보상의 문제**임을 간과한 것이다.

20년간 요요를 반복해온 43세 여성 최은미 님은 이렇게 말했다.

"스트레스 받을 때마다 무의식적으로 단 게 당겨요.

그걸 참으면 더 화가 나고, 결국 폭식으로 끝나요."

이건 의지의 문제가 아니었다.

그녀의 뇌가 '당분으로 위로받는 회로'에 갇혀 있었던 것이다.

그래서 우리는 **인지행동요법**(ACT: Acceptance and Commitment Therapy, 수

용 전념 치료/DBT: Dialectical Behavior Therapy, 변증법적 행동치료)의 **도구**를 30일 프로그램에 통합했다.

하루 한 번 작성하는 '**에너지로그**' ― 그날의 식사, 기분, 활력을 기록한다.

단순한 일지가 아니라, **자신의 패턴을 발견하는 거울**이었다.

48세 직장인 이동현 님의 사례가 상징적이다.

6개월의 로그를 분석하자 이런 데이터가 나왔다.

- 수면이 6시간 미만일 때 과식 확률: **73%**
- 스트레스 지수 8 이상일 때 야식 확률: **89%**

그는 그 이후로 "늦은 밤 배고픔"을 "감정의 경보음"으로 이해하게 되었다. 우리가 찾은 건 단순한 체중 감량이 아니라, **자기인식의 전환**이었다.

이 경험은 에너지 리셋 30일 중 두 번째 10일, '균형 회복기'의 핵심으로 이어졌다.

몸뿐 아니라, **마음의 대사**까지 리셋하는 단계였다.

세 번째 숙제: 시간이라는 변수

마지막으로 DiRECT는 **시간에 따른 몸의 리듬**을 무시했다.

인체는 시계처럼 정교하게 반응한다.

특히 저칼로리 식단을 시작한 첫 30일은 **매주, 매일이 다르다.**

나는 수백 명의 데이터를 모으며 깨달았다.

"몸은 순식간에 변하지 않는다. 대사는 단계별로 깨어난다."

이 통찰이 **10 + 10 + 10일 구조**의 탄생으로 이어졌다.

이 세 가지 숙제 —

근육, 마음, 시간을 통합한 결과,

우리는 하나의 완성된 구조를 얻었다.

10일 집중 감량기 → 10일 균형 회복기 → 10일 유지 전환기.

에너지 리부트(Energy Reboot)는 단순한 체중 감량 프로그램이 아니다.

그것은 몸이 멈췄던 에너지 회로를 다시 켜고, 고장 난 대사 시스템을 **재가동**(reboot)하는 과정이다.

우리가 컴퓨터를 '리셋(reset)'하면 모든 게 초기화되지만, '리부트(reboot)'는 같은 시스템을 더 나은 상태로 다시 켜는 것이다.

우리의 몸도 마찬가지다. 완전히 다른 몸이 되는 게 아니라, **본래의 설계대로 다시 작동하는 몸**으로 돌아가는 것.

이것이 '에너지 리부트'의 진짜 의미다—단순한 다이어트가 아니라 **삶의 운영체제를 새로 부팅**하는 일이다.

에너지 리부트 30일 프로토콜의 세 가지 핵심 목적

대사 리부트 - 꺼진 엔진을 다시 켜라

컴퓨터를 재부팅하듯, 몸에도 '다시 켜야 할 순간'이 있다. **에너지 리부트 30일**의 첫 번째 목적은 바로 그 '대사 리부트(Metabolic Reboot)'다.

이것은 단순히 체중을 줄이는 프로그램이 아니라, 몸의 대사 시스템을 근본적으로 **다시 작동시키는 과정**이다.

현대인의 몸은 늘 과부하 상태다.

하루 세 끼에 간식, 커피, 야식까지 — 인슐린은 하루에도 수십 번 치솟고, 혈당은 롤러코스터를 타며 인슐린 저항성은 점점 심해진다.

결국 간과 췌장은 지속적으로 지방에 둘러싸인 상태로, 에너지 엔진은 꺼져버린다.

30일간의 고단백 초저열량(PSVLCD) 프로토콜은 이 악순환을 끊는다. 간과 췌장의 지방을 제거하며 인슐린 감수성을 회복시키고, 베타세포의 기능을 되살린다.

그 결과 몸은 다시 '연소 모드'로 전환된다.

습관 리부트 — 의지 대신 시스템으로

두 번째 목적은 '습관 리부트'다.

습관은 의지로 만들어지지 않는다. **구조가 습관을 만든다.**

심리학 연구에 따르면 새로운 행동이 자동화되기까지는 평균 21~66일이 걸린다.

30일, 즉 4주는 그 사이의 **골든 존**(golden zone) —

변화가 뇌에 각인되기 시작하면서도 아직 포기하지 않을 수 있는 기간이다.

우리의 데이터는 이를 명확히 보여 준다.

● 30일 동안 5% 이상 감량한 사람: 12개월 후 성공 유지율 87%
● 30일 동안 5% 미만 감량한 사람: 12개월 후 성공 유지율 23%

이 차이를 만든 것은 '의지력'이 아니라 '루틴'이었다.

단백질 우선 섭취, 에너지로그 기록, 일정한 식사 시간.

이 세 가지를 매일 반복한 사람들의 뇌에서는 '결심'이 아닌 **자동화된 행동회로**가 만들어졌다.

한 사용자는 이렇게 말했다.

"처음엔 억지로 기록했는데, 이제는 양치질 안 하면 찝찝한 것처럼 에너지로그를 안 쓰면 불안해요"

이것이 습관 리부트의 진짜 힘이다.

한 번 구축된 시스템은 의지가 아니라 **관성으로 유지된다.**

심리 리부트 ― 성공 경험의 모멘텀

세 번째 목적은 **심리적 리부트**, 즉 '성공 경험의 모멘텀'을 만드는 것이다.

대부분의 다이어트가 실패하는 이유는 간단하다.

처음 몇 주 안에 눈에 보이는 변화가 없기 때문이다.

하지만 에너지 리부트 30일은 시작부터 결과를 보여 준다. 평균 5~7kg의 빠른 감량이 이뤄지면서 "할 수 있다"는 자기효능감이 폭발적으로 상승한다.

요요를 반복했던 최은미 님은 10개월 후 이렇게 말했다.

"이제는 살이 조금 늘어도 당황하지 않아요. 다시 조절할 수 있다는 걸 아니까."

이 말 속에는 심리 리부트의 본질이 담겨 있다.

한 번의 성공은 **두 번째 변화를 가능하게 하는 자산**이 된다. 이 프로그램은 몸을 바꾸는 것에서 멈추지 않는다.

자신을 다시 믿게 하는 프로그램이다.

GLP-1 시대 에너지 리부트의 시너지

약물과 프로그램의 완벽한 조화

2021년, GLP-1 수용체 작용제(위고비·마운자로)의 등장은 비만 치료의 새로운 시대를 열었다.

평균 15~20%의 체중 감량 효과 ―

하지만 비용, 부작용, 중단 시 체중 회복이라는 현실적 한계도 분명했다.

우리는 그 해답을 '리부트와의 결합'에서 찾았다.

약물과 프로그램이 함께 작동할 때, 결과는 단순한 합이 아니라 **배가**된다. 1+1=3의 시너지

1단계. 준비기 ― 몸을 리부트하기 전, 시스템을 정리하라

장태수 님(48세남성, BMI 33)은 위고비를 맞기 전 먼저 4주간 PSVLCD로 몸을 '정리'했다.

케토시스 상태로 전환된 그의 몸은 GLP-1에 부드럽게 적응했고, 메스꺼움도, 구토도 없었다.

"다른 사람들은 힘들다는데 전 멀쩡했어요."

그는 약물로 추가 13kg을 감량했지만, 근육은 그대로였다.

리부트 후 약물은 부작용을 줄이고 효율을 높였다.

2단계. 병행기 — 절반의 용량, 두 배의 효과

이소연 님(35세, 여성)은 비용 부담으로 위고비 0.5mg(표준의 절반)+주 3일 PSVLCD를 병행했다.

결과는 놀라웠다.

표준 용량과 비슷한 감량 효과, 그러나 부작용은 절반으로 줄었다.

"이건 정말 1+1=3 이에요"

리부트는 약물의 효율을 두 배로 끌어올리는 환경 조성기였다.

3단계. 중단기 — 연착륙의 기술

가장 어려운 것은 중단이다.

STEP-1 연구에 따르면, 위고비를 끊은 후 1년 만에 체중의 ⅔가 돌아왔다.

김지혜 님(40세, 여성)은 우리의 '3개월 연착륙 프로토콜'을 따랐다.

- 1개월차: 용량 50%, 주 2일 PSVLCD
- 2개월차: 용량 25%, 주 4일 PSVLCD
- 3개월차: 완전 중단, 주 5일 PSVLCD

6개월 후, 그녀는 10kg 감량 중 8kg을 유지했다.

"이제는 약 없이도 할 수 있다는 자신감이 생겼어요"

약을 끊는 게 아니라, 자신의 몸을 다시 신뢰하게 된 것이었다.

왜 하필 30일인가 — 몸이 다시 켜지는 과학적 시간표

30일은 단순한 기간이 아니다.

몸이 새로운 시스템으로 재부팅되는 최소한의 시간이다.

대사적 변화의 타임라인

● **1~3일:** 글리코겐이 소진되며 수분이 빠지고, 몸은 혼란에 빠진다.

● **4~10일:** 지방이 케톤체로 바뀌며 뇌의 연료 전환이 일어난다.

● **11~20일:** 인슐린 감수성이 회복되고 렙틴·그렐린 균형이 잡힌다.

● **21~30일:** 뇌가 새로운 체중을 '정상'으로 인식하며 세트포인트가
재설정된다.

4주 후, 인슐린 감수성은 평균 50% 이상 개선되고, 호르몬은 새로운
조율 상태를 맞는다.

그때부터 몸은 **"유지 가능한 리듬"**을 얻는다.

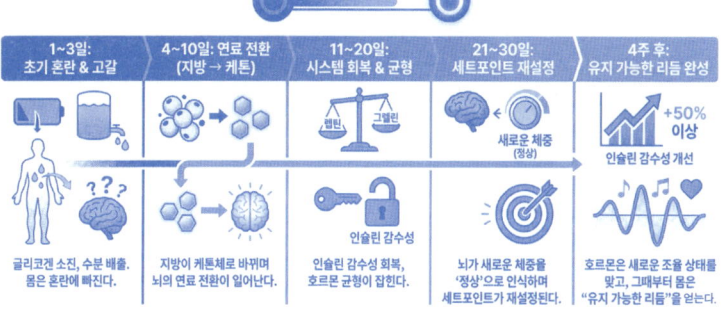

습관 형성의 골든 존

맥스웰 몰츠의 21일 법칙과 필리파 랠리의 66일 연구 사이 —**28~30일은 변화의 골든 존**이다.

이 시기, 행동은 뇌의 회로에 각인되고, 포만호르몬 렙틴의 민감도는 회복되며, 배고픔 호르몬 그렐린은 안정화된다.

30일을 완주한 사람의 **87%가 6개월 후에도 습관을 유지**했다.

단백질 우선 섭취, 에너지로그 기록, 규칙적 식사 시간은 더 이상 '다이어트 행동'이 아니라, 양치질처럼 **일상의 코드**가 되었다.

개인 맞춤형 리부트의 시대

2025년, 우리는 '모두에게 맞는 한 가지 방법'이 아닌, 개인 맞춤형 리부트의 시대에 살고 있다.

유형별 리부트 전략

- **Type A:** BMI 35 이상 + 동반질환 → 약물 먼저, 리부트로 안정화
- **Type B:** BMI 25~30 → 리부트 단독으로 시작
- **Type C:** 요요 반복형 → 약물 + 리부트 + 심리 치료 병행

AI 기반 **에너지로그**는 이 모든 과정을 실시간 코칭한다.

점심 후 피로감을 기록하면, AI가 이렇게 말한다.

"당신은 정제 탄수화물에 민감합니다. 다음엔 통밀 파스타를 시도해 보세요"

이제 AI는 단순한 트래커가 아니라 **대사 코치**가 되었다.

대사는 운명이 아니라, 다시 켜질 수 있는 시스템이다.

에너지 리부트 30일은 기적을 만드는 프로그램이 아니다.

기적이 **일어날 수 있는 토대를 설계하는 시스템**이다.

DiRECT 연구는 "당뇨도 되돌릴 수 있다"는 희망을 주었고,

GLP-1은 "비만은 의지의 문제가 아니다"를 증명했다.

그리고 에너지 리부트는 이 모든 가능성을 **현실로 만드는 실행 프로토콜**이 되었다.

이제 우리는 이렇게 묻는다.

"'체중 감량, 힘드시죠?'가 아니라

'당신의 몸을 다시 켜는 방법, 어떤 게 가장 잘 맞을까요?'"

16장에서는 "에너지 리부트 30일"의 구체적 실행법 —10일 집중 감량기, 10일 균형 회복기, 10일 유지 전환기—를 실제 사례와 함께 따라가며, 당신의 몸이 다시 깨어나는 순간을 기록한다.

16장. 에너지 리부트 30일 식이 운동 프로토콜

30일간의 여정을 시작하며

이 프로그램은 단순히 체중을 줄이기 위한 다이어트가 아니다.

'에너지 리부트 30일 프로토콜'은 몸속 연료 시스템을 재정비하고, 지친 대사 엔진을 다시 유연하게 움직이게 만드는 과학적 회복 여정이다.

우리는 종종 '의지 부족' 때문에 실패했다고 믿지만, 사실 문제는 **의지력이 아니라 시스템**이다.

이 30일 동안은 그 시스템을 다시 설계하는 시간이다.

10일씩 세 단계—**집중 감량기, 균형기, 전환기**—로 구성된 이 과정은 몸이 연료를 바꾸고(Phase 1), 안정화하고(Phase 2), 일상 속에서 지속 가능한 리듬으로 정착하도록(Phase 3) 설계되었다.

의학적으로 검증된 초저열량 고단백 식단(PSVLCD)과 현실적인 운동·심리 전략을 결합해, 지속 가능한 체중 감량뿐 아니라 **대사 회복, 활력, 감정의 안정**까지 이끌어낸다.

이 30일은 당신의 몸이 **새로운 시스템으로 진화하는 시간**이다. 몸의 스위치를 켜고, 에너지의 방향을 다시 설계하라.

1단계. 집중 감량기(10-Day Solution)— 대전환의 시작, 케토시스라는 새로운 세계로

첫 10일, 당신의 몸 안에서 일어나는 일

첫 3일 동안, 몸은 평생 익숙했던 탄수화물 연료 공급이 끊긴 채 혼란에 빠진다. 포도당을 잃은 뇌는 "빵 한 조각만, 밥 한 숟가락만…" 하며 계속 신호를 보낸다. 그것은 단순한 의지 싸움이 아니라 뇌의 에너지 시스템이 새로운 연료를 찾고 있는 과정이다.

3~4일차가 되면 간이 케톤체를 만들기 시작한다.

이 케톤체는 지방을 에너지로 바꾸는 '대체 연료'로, 뇌와 근육이 다시 활력을 찾게 만든다. 많은 사람들이 이 시점에서 "머리가 맑아지고 집중력이 오른다"고 말한다. 바로 케토시스(Ketosis) 상태 — 지방이 불타며 에너지로 변환되는 순간이다.

이때부터 체지방이 본격적으로 연소되기 시작하고, 인슐린 수치가 안정되며, 공복 혈당과 염증 수치가 빠르게 내려간다.

몸은 점점 '지방을 잘 쓰는 사람'(fat-adapted)으로 진화한다.

10-Day 식단 프로토콜 — "정밀한 단백질 공급 시스템"

이 10일간의 목표는 단순히 체중을 줄이는 것이 아니다.

당신의 몸을 "포도당 의존형"에서 "지방 연소형"으로 전환시키는 일, 그리고 그 과정에서도 근육을 잃지 않게 지켜주는 것이다.

나에게 맞는 단백질 양 알아보기

단백질은 근육을 지키는 방패이자 대사를 살리는 스위치다.

이 시기엔 섭취량이 너무 적어도, 너무 많아도 안 된다.

당신의 이상체중(kg)을 기준으로 다음 공식을 사용하자.

하루 단백질 목표량(g) = 이상체중(kg) × 1.2

(이상체중은 BMI 22 기준: $22 \times [키(m)]^2$)

예를 들어,

- 키 160cm → 이상체중 56kg → 하루 단백질 67g
- 키 170cm → 이상체중 63kg → 하루 단백질 76g

이 양은 근육을 지키면서 지방을 연료로 돌리기에 필요한 최소량이다.

아래에 간략한 키별 이상 체중과 필요 단백질양을 정리하였으니 참고 해 보자.

키 (cm)	이상체중 (kg)	단백질 (g)	키 (cm)	이상체중 (kg)	단백질 (g)
140	43	52	170	64	76
145	46	56	175	67	81
150	50	59	180	71	86
155	53	63	185	75	90
160	56	68	190	79	95
165	60	72	195	84	100

식사 간격: 4시간 리듬 유지

대사는 리듬에 반응한다. **4시간 간격의 일정한 식사 리듬**은 인슐린을 안정시켜 지방 연소를 돕는다.

아침, 점심, 간식, 저녁 — 하루 네 번 단백질 신호를 보내는 것이 핵심이다.

하루 식사 가이드(총 열량 800~900kcal / 단백질 70~80g 기준)

아침 — 밤새 꺼졌던 엔진에 불을 붙이는 시간

아침은 밤새 단식 후 대사를 다시 점화하는 시간이다.

기상 직후 물 한 컵을 마시고, **단백질 파우더 20g**을 미지근한 물에 섞어 마신다. 여기에 삶은 달걀 1개 또는 두부 50g을 곁들이면 좋다.

단백질이 근육에 들어가면 간이 대사 스위치를 켜고, 밤새 분해되던 근육이 회복을 시작한다. 아침 공복 걷기나 가벼운 스트레칭을 10분간 해주면 지방 연소는 더 빨라진다.

점심 — 단백질과 채소의 황금 조합

점심은 하루의 대사 중심이다. **닭가슴살 100g** 또는 **흰살생선 120g**에 양상추, 오이, 브로콜리 같은 채소를 곁들이자.

드레싱은 **올리브오일 1작은술 이하**로 제한한다.

탄수화물은 배제하고, 채소의 식이섬유로 포만감을 채운다.

식사 후 물 500ml를 천천히 마시며 10분 걷기 — 이 단순한 습관만으로도 인슐린은 안정되고 지방 연소가 강화된다.

오후 — 집중력이 떨어질 때의 에너지 보강

오후 3~4시, 혈당이 낮아지고 집중력이 떨어질 때 '배고픔'이 아니라 '에너지 신호의 흔들림'임을 기억하자. 이때는 **단백질 10g 보충 간식**으로 리듬을 이어간다.

간단한 선택 예시

- 무지방 그릭요거트 100g
- 삶은 달걀 1개 + 두부 50g
- 고단백 저당 두유 200ml
- 단백질 파우더 ½스쿱(10g) + 아몬드 3~5알

이 간식은 혈당을 안정시키고 케토시스를 유지한다.

탄수화물이 들어오면 인슐린이 다시 오르므로, 반드시 단백질 중심 + 지방 약간, 탄수화물 최소로 구성하자.

저녁 — 하루의 대사를 마무리하는 단백질 한 잔

저녁은 '회복식'이다.

몸은 이미 지방을 연료로 쓰고 있으므로, 이 시점에는 포만감보다 **근육 보호 신호**가 중요하다.

단백질 파우더 20g을 물 250ml에 섞어 마신다.

허전함이 느껴지면 데친 시금치 한 줌이나 미역국 한 컵 정도를 곁들이자.

이 한 잔은 밤새 근육 분해를 막고, 아침의 붓기와 피로를 줄이는 **대사**

회복의 마지막 퍼즐이다.

10일 운동 프로그램 — 적응을 위한 점진적 접근

이 시기의 운동은 '칼로리 소모'가 아니라 **대사 회복의 보조 장치**다. 갑작스러운 저열량 상태에서 무리한 운동은 몸에 부담을 줄 수 있다.

월·수·금 — 가벼운 유산소 운동

- 30분 걷기(시속 4~5km)
- 심박수 100~120회 유지(말할 수 있는 정도)
- 가벼운 땀이 날 정도

화·목 — 전신 스트레칭과 유연성 강화

- 15분 전신 스트레칭
- 주요 근육(어깨, 허리, 햄스트링, 종아리) 30초씩 유지
- 심호흡과 함께 진행

토·일 — 휴식 또는 20분 산책

- 피로 시 휴식 우선, 수면 시간 확보

10일간, 몸의 연료를 다시 세팅하기

이 10일은 '식단 제한'이 아니라 **대사 재학습 기간**이다.

탄수화물과 당류를 줄이고, 단백질과 채소 중심으로 식사를 단순화하면 간과 근육이 새로운 연료(지방)를 쓰는 법을 배우기 시작한다.

금지 음식은 케톤 생성을 방해하는 연료, 허용 음식은 지방 연소를 돕는 연료라고 생각하자.

금지 음식 — 지방 연소를 방해하는 연료들

10일간은 케토시스를 유지해야 하므로 혈당을 급상승시키는 탄수화물과 단순당, 인슐린을 자극하는 가공식품을 완전히 제외한다.

- **곡류:** 쌀, 밀, 보리, 귀리, 옥수수 등
- **과일:** 사과, 바나나, 오렌지, 포도 등
- **뿌리채소:** 감자, 고구마, 당근
- **당류:** 설탕, 꿀, 시럽, 아가베, 흑당
- **가공식품:** 햄, 소시지, 어묵, 맛살, 패스트푸드
- **음료:** 주스, 탄산음료, 스포츠음료, 알코올

이 음식들은 잠깐만 멈추면 된다.

10일 후 대사가 안정되면 일부는 균형 있게 다시 돌아올 수 있다.

허용 음식 — 지방 연소를 돕는 연료들

이 시기의 목표는 **대사를 안정시키고 포만감을 유지하는 것.**

식이섬유와 단백질, 좋은 지방이 풍부한 식품을 중심으로 구성한다.

- **단백질:** 닭가슴살, 흰살생선, 달걀, 두부, 무지방 요거트
- **채소:** 상추, 케일, 시금치, 브로콜리, 아스파라거스, 샐러리, 버섯류
- **해조류:** 미역, 다시마, 김, 톳
- **지방:** 아보카도 ¼개, 올리브오일 1작은술, 견과 5알 이하
- **음료:** 물, 미네랄워터, 녹차, 블랙커피(무가당)

허용 음식은 제한 없이 섭취해도 좋지만, 소스·조미료·기름은 항상 '소량'으로 유지한다.

응급상황 대처법 — 몸이 적응하는 과정에서 생길 수 있는 불편감 다루기

대사가 전환되는 첫 10일 동안은 누구나 한 번쯤 불편함을 느낀다.

배고픔, 두통, 무기력, 감정 기복, 수면 변화는 모두 **몸이 새로운 연료 체계에 적응하는 과정**이다.

당황하지 말고 아래 가이드를 따라가자.

① 배고픔이 극심할 때

● 따뜻한 물 한 컵에 **히말라야 소금 한 꼬집**을 넣어 마신다.

● 오이, 샐러리 스틱을 씹으며 포만감을 느낀다.

● 공복이 견디기 어렵다면 단백질 파우더 ½스쿱(10g)을 추가해도 괜찮다.

▶ 배고픔은 대사가 바뀌고 있다는 신호다. 물과 염분만으로도 대부분 진정된다.

② 활력이 떨어질 때(두통, 무기력 포함)

● 물 300ml + 전해질 보충제 또는 미네랄 파우더.

● 블랙커피에 **MCT 오일 5ml**를 섞어 마신다(처음엔 2~3ml부터 시작).

● 충분히 쉬어도 괜찮다. 첫 3일은 체내 에너지 전환으로 일시적 피로가 온다.

▶ 뇌가 포도당 대신 케톤을 연료로 쓰기 시작하면 다시 안정된다.

③ 감정 기복·불안이 심할 때

● 따뜻한 곳에서 10분간 **복식호흡**을 한다.

● "지금 내 몸은 회복 중이다"라는 문장을 반복하며 호흡에 집중한다.

● 필요 시 **L-테아닌 200mg** 섭취(녹차 성분으로 안정감 도움).

▶ 스트레스 호르몬(코르티솔)이 내려가면 인슐린도 안정된다.

④ 수면이 불안정할 때

● 취침 2시간 전 모든 화면(폰·TV) OFF.

● 방 온도는 20~22°C로 유지, 따뜻한 샤워 후 진정한다.

● 잠들기 전 단백질 파우더 20g을 따뜻한 물에 타서 마신다.

● 필요 시 마그네슘 글리시네이트 200mg 섭취.

▶ 단백질의 아미노산과 마그네슘이 근육 긴장을 완화하고 숙면을 돕는다.

⑤ 체중이 정체되어 불안할 때

● 체중의 변동은 수분 변화 때문이다.

● 인바디나 허리둘레 변화가 더 정확한 지표다.

● 하루 2L 물, 단백질 1.2g/kg, 7시간 수면을 유지하면

4~5일차부터 다시 감량이 시작된다.

▶ 체중보다 더 중요한 건 몸의 '리듬이 돌아오고 있는가'이다.

10 day Checklist - 나의 대사리듬 점검표

10일간의 불편함은 실패가 아니라 '적응의 과정'이다.

단백질, 수면, 물, 감정 리듬을 일정하게 유지하면 지방 연소 스위치는 반드시 켜진다.

항목	목표	체크
◆ 단백질 섭취	이상체중 × 1.2g 달성	☐
◆ 열량	800~900kcal 유지	☐
◆ 물 섭취	하루 2L 이상	☐
◆ 운동	걷기·스트레칭 30분 이상	☐
◆ 수면	7시간 이상 숙면	☐
◆ 감정 관리	하루 3분 호흡·명상	☐
◆ 금지 음식	곡류·과일·당류 섭취 없음	☐
◆케토시스 유지	오후 피로감·식욕 감소 확인	☐

매일의 작은 실천이 건강한 변화를 만듭니다.

2단계. 균형기(Day 11-20)- 케토시스를 유지하며, 자연식 단백질로 전환하는 시기

10일의 전환기를 거치면, 이제 몸은 **지방을 안정적으로 연료로 쓰는 단계**에 들어선다.

간의 케톤 생성이 안정되고, 혈당이 흔들리지 않으며, 공복감이 크게 줄어든다. 이 시점에서 대부분의 사람은 "배고프지 않은데 에너지가 있다"는 느낌을 받는다.

이제 목표는 단순 감량이 아니라, **유지 가능한 대사 균형**이다. 즉, 지방 연소는 계속 이어가면서 자연식 단백질과 채소를 늘려 **'생활 가능한 식단'으로 적응**하는 것이다.

이 시기에는 저녁 한 끼를 단백질 파우더로 대체해도 좋지만, 피로감이 없고 식사 환경이 안정되면 자연식으로 대체해도 무방하다.

중요한 건 "연료의 질"을 유지하는 것 —
단백질 충분, 탄수화물 최소, 그리고 건강한 지방.

2단계 하루 식사 가이드

총열량 900~1,000kcal / 단백질 70~80g / 탄수화물 50g 이하 유지

아침 — 지방 연소를 이어가는 '시동 단백질'

아침은 밤새 단식 후 대사가 다시 점화되는 시간이다.

이 시기에는 **자연식 단백질** 아침으로 케토시스를 유지할 수 있다.

기상 직후 물 한 컵을 마신 뒤, **단백질 20~25g을 채울 수 있는 자연식**

구성으로 하루를 시작하자.

예시 메뉴

- 삶은 달걀 2개 + 두부 50g + 브로콜리 한 줌
- 닭가슴살 80g + 아보카도 ¼개 + 샐러드 채소
- 연어 70g + 시금치볶음 + 미역국(국물 적게)

▶ 이 시기에는 카페인 섭취를 줄이고, 미네랄 워터를 충분히 마셔 전해질 균형을 유지하자.

점심 ― 단백질과 채소의 완전한 균형

점심은 여전히 하루의 대사 중심 식사다.

케토시스를 유지하기 위해 탄수화물은 제한하지만, 단백질과 채소의 다양성을 넓혀 식사의 만족도를 높인다.

추천 구성(단백질 약 25~30g)

- 소고기 안심 100g + 구운 채소(브로콜리·버섯·파프리카)
- 흰살생선 120g + 샐러드 + 올리브오일 1작은술
- 닭가슴살 100g + 두부 50g + 양배추 샐러드

▶ 식사 후 10분 걷기만으로도 혈당 안정 및 지방 연소가 촉진된다.

오후 ― 집중력 유지와 에너지 보강

오후 3~4시, 간단히 **단백질 10g** 보충 간식으로 에너지를 안정시킨다.

예시

- 그릭요거트 100g(단백질 10g)
- 삶은 달걀 1개 + 두유(무가당) 100ml

● 단백질 파우더 ½스쿱(10g) + 견과 3~5알

이 시간대 탄수화물 섭취는 여전히 제한해야 한다.
케토시스는 하루 중 오후에 가장 쉽게 무너진다.

저녁 — 자연식 또는 단백질 대체로 유연하게

저녁은 **컨디션에 따라 조절 가능한 식사**로 한다.
선택 ① 가벼운 대체식(단백질 약 20g)
● 단백질 파우더 20g + 따뜻한 물 250ml + 데친 채소 한 줌

선택 ② 자연식 저녁(단백질 약 25g)
● 대구 100g + 두부 50g + 시금치나물
● 달걀 2개 + 미역국 + 아스파라거스 볶음
● 닭가슴살 80g + 버섯볶음 + 해조류 샐러드
▶ 잠들기 전 2시간 이내에는 식사하지 않는다.

2단계 운동 프로그램 — 균형을 위한 점진적 강화

이 시기의 운동은 '칼로리를 태우는 일'이 아니라 **몸의 회복과 균형을
세우는 과정**이다.
케토시스 상태가 안정된 지금은, 가벼운 근육 자극을 더해도 괜찮다.
운동의 목적은 지방 연소를 유지하면서, 약해진 근육을 서서히 다시 단단
하게 만드는 것이다.

월·수·금 — 유산소 + 코어 강화

- 5분 가벼운 준비운동(어깨 돌리기, 제자리 걷기)
- 빠르게 걷기 30~40분(시속 6~7km, 숨이 약간 찰 정도)
- 중간에 1분 빠르게 걷기 + 2분 천천히 걷기 인터벌 5회
- 마지막 5분은 천천히 걸으며 정리
- ▶ 지방을 에너지로 쓰는 '대사 리듬'을 유지하는 핵심 시간이다.

화·목 — 전신 근력 + 유연성 강화

- 스쿼트 15회 × 3세트
- 런지 각 다리 10회 × 2세트
- 푸시업(무릎 대고 가능) 10회 × 2세트
- 플랭크 30초 × 3세트
- 마무리로 전신 스트레칭 10분(햄스트링, 어깨, 종아리 중심)
- ▶ 무게보다는 '자극의 느낌'에 집중하자. 근육이 깨어나는 것이 목적이다.

토·일 — 회복과 순환

- 20~30분 산책 또는 가벼운 요가
- 깊은 호흡과 함께 스트레칭(각 부위 30초 유지)
- 피로감이 느껴진다면 완전 휴식도 괜찮다.
- ▶ 회복은 운동의 일부다. 쉬는 날에도 몸은 지방을 태우고 있다.

Day 11-20 Checklist

2단계는 '지속 가능한 연료 시스템'을 만드는 시기다. 지방 연소 리듬은 계속 유지하면서, 자연식 단백질로 다양성을 넓히고 식사의 자유를 조금씩 되찾는 것 — 그것이 진짜 균형이다.

항목	목표	체크
◆ 단백질 섭취	이상체중 × 1.2g 달성	☐
◆ 열량	900~1,000kcal 유지	☐
◆ 탄수화물	50g 이하	☐
◆ 운동	30분 이상 유산소 또는 근력	☐
◆ 수면	7시간 이상 숙면	☐
◆ 물 섭취	2L 이상	☐
◆ 감정 안정	하루 3분 호흡 또는 명상	☐
◆ 케토시스 유지	오후 졸림 없음·공복감 안정	☐
매일의 작은 실천이 건강한 변화를 만듭니다.		

3단계. 전환기(Day 21-30)— 균형식으로의 복귀, 탄수화물을 현명하게 다시 도입하는 시기

10일간의 균형기를 지나면, 몸은 **지방을 연료로 쓰는 능력**이 완전히 자리 잡는다. 에너지가 일정하고, 공복감이 줄며, 식사 간격이 자연스럽게 유지된다.

이제 3단계에서는 **탄수화물을 점진적으로 도입**해도 된다.

이 시기의 핵심은 '다시 먹기'가 아니라 '**어떻게 먹는가**'다.

탄수화물은 에너지를 보충하지만, 잘못 도입하면 인슐린이 급상승하며 그동안 만든 지방 연소 리듬이 무너질 수 있다.

따라서 하루 한 끼, **점심**을 중심으로 천천히 탄수화물을 추가한다. 현미, 귀리, 통보리 등 천천히 흡수되는 복합탄수화물을 **30~50g(밥 반 공기 이하)** 정도 섭취하되, 단백질과 채소를 함께 먹어 혈당 반응을 완화한다.

3단계 하루 식사 가이드

총열량: 1,000~1,100kcal

단백질: 70~80g

탄수화물: 70g 이하(주로 점심)

핵심 목표: 대사 안정 유지 + 탄수화물 재적응 + 리바운드 방지

아침 — 단백질로 시작하는 '지속 리듬'

아침은 여전히 단백질 중심으로, 지방 연소 리듬을 이어간다.

탄수화물은 아직 추가하지 않는다.

추천 구성(단백질 약 25g)

- 삶은 달걀 2개 + 두부 50g + 데친 케일
- 닭가슴살 80g + 샐러드 + 아보카도 ¼개
- 연어 70g + 시금치나물 + 미역국(국물 적게)
- ▶ 아침 단백질은 하루의 혈당 안정성과 포만감을 결정한다.

점심 — 탄수화물의 현명한 복귀

이제 점심 식사에 처음으로 탄수화물을 도입한다.

단백질과 채소의 비율을 그대로 유지하면서,

현미·귀리·통보리밥 50g(밥 반 공기 이하)를 곁들인다.

추천 구성(단백질 약 25~30g + 복합탄수화물 30~50g)

- 소고기 안심 100g + 현미밥 50g + 나물 2가지
- 닭가슴살 100g + 귀리밥 40g + 채소볶음
- 연어 100g + 통보리밥 50g + 샐러드 + 올리브오일 1작은술
- ▶ 탄수화물은 '식사의 마무리'로 먹는다.

단백질 → 채소 → 탄수화물 순으로 섭취하면 혈당 상승이 완화된다.

오후 — 혈당 흔들림 없는 에너지 유지

탄수화물을 섭취한 후 오후에는 졸림이 올 수 있다.

이때는 단 음식이 아닌 **단백질 간식**으로 안정시킨다.

추천 구성(단백질 약 10g)

- 그릭요거트 100g
- 삶은 달걀 1개 + 두유(무가당) 100ml

● 두부 50g + 견과 3~5알

▶ 오후에는 혈당을 다시 '평지로 되돌리는 시간'이다.

저녁 — 회복과 안정의 식사

저녁은 다시 단백질 중심으로 돌아간다.

이 시기엔 하루 피로 회복과 근육 재건이 중요하다.

단백질 파우더는 여전히 선택적으로 사용 가능하다.

선택 ① 가벼운 대체식(단백질 20g)

● 단백질 파우더 20g + 따뜻한 물 250ml + 데친 채소 한 줌

선택 ② 자연식 회복식(단백질 약 25g)

● 흰살생선 100g + 두부 50g + 브로콜리

● 달걀 2개 + 아스파라거스 볶음 + 미역국

▶ 저녁에 탄수화물은 넣지 않는다.

저녁의 단백질은 '숙면 호르몬의 재료'가 된다.

3단계 운동 프로그램 — 근육 강화와 리듬 유지

이제는 케토시스에서 벗어나면서도 **근육의 대사율을 유지하는 운동 루틴**이 필요하다. 운동의 강도를 조금 높여도 괜찮다.

● **월·수·금:** 빠른 걷기 40분 + 플랭크 3세트(심박수 120~130 유지)

● **화·목:** 맨몸 근력 운동 30분(스쿼트·런지·푸시업·브리지)

● **토·일:** 30분 스트레칭 + 가벼운 요가 또는 등산

▶ 운동 후 단백질 20g을 30분 내 섭취하면 근육 회복과 대사 안정에 도움이 된다.

식단 구성 가이드

3단계는 탄수화물을 다시 도입하되, 그 질과 타이밍을 조절하여 **대사 유연성**(Metabolic Flexibility)을 회복하는 단계다.

금지 음식

- 설탕, 과자, 음료 등 단순당
- 흰쌀밥, 흰빵, 면류 등 정제 탄수화물
- 가공식품, 트랜스지방, 알코올

허용 음식

- 탄수화물: 현미, 귀리, 통보리, 퀴노아(총 50g 이내)
- 단백질: 생선, 달걀, 두부, 닭가슴살, 소고기 안심
- 지방: 올리브오일, 아보카도, 견과 소량
- 채소: 제한 없음

▶ 탄수화물을 먹되, 단백질과 채소의 비율을 깨지 않는 것이 핵심이다.

Day 21-30 Checklist

3단계는 "먹어도 대사가 흔들리지 않는 몸"을 만드는 시기다.

탄수화물을 적절히 도입하면서도, 단백질과 채소의 리듬을 잃지 않는다면 당신의 대사는 이제 완전한 유연성을 회복한다.

항목	목표	체크
◆ 단백질 섭취	이상체중 × 1.2g 달성	☐
◆ 탄수화물 섭취	점심 1회, 복합탄수화물 50g 이하	☐
◆ 열량	1,000~1,100kcal 유지	☐
◆ 운동	30~45분 유산소 + 근력 병행	☐
◆ 수면	7시간 이상 숙면	☐
◆ 물 섭취	2L 이상	☐
◆ 케토시스 완전 해제 후 안정감 유지	오후 피로감 없음	☐

매일의 작은 실천이 건강한 변화를 만듭니다.

에너지 리부트 30일 후 유지 플랜 — 근육이 깨어 있는 몸, 에너지의 균형을 유지하기

30일간의 여정을 끝마친 당신에게 진심으로 축하를 보낸다.

당신은 이제 단순히 살이 빠진 사람이 아니다.

당신은 **자신의 몸과 대화하는 법을 배운 사람**, 그리고 대사라는 거대한 엔진을 다루는 '에너지 설계사'가 되었다.

이제부터의 목표는 단 하나, **다시 예전으로 돌아가지 않는 것**이다. 30일 동안 켜 놓은 대사의 불씨를 꺼뜨리지 않고, 평생 활력이라는 땔감으로 계속 타오르게 만드는 것이다.

완벽함이 아니라 '유연함'

사람들은 늘 '완벽함'을 유지하려 한다.

매일 100점짜리 식단, 운동, 수면 루틴을 지키겠다는 결심.

하지만 인생은 늘 예측 불가능하다.

야근, 회식, 스트레스, 감정의 파도 —

어느 하나도 대사 리듬을 완벽히 지켜주지 않는다.

그래서 진짜 중요한 건 **완벽함이 아니라 유연함**이다.

어제 조금 과식했더라도, 오늘 다시 건강한 리듬으로 돌아오는 능력.

이는 마치 서퍼가 거대한 파도를 만났을 때의 자세와 같다.

파도를 피하려 하지 않는다. 대신 그 위에 몸을 싣고 균형을 잡는다.

대사 유지도 같다. 리듬이 흔들려도 중심을 잃지 않는 것, 그게 바로 '유연한 대사'의 기술이다.

1단계: 내 몸의 계기판을 읽는 법

이제 체중계는 더 이상 당신의 주인공이 아니다.

진짜 중요한 건 숫자가 아니라 **몸이 보내는 신호**다.

매일 아침 거울 앞에서 30초만 시간을 내보자.

몸이 들려주는 세 가지 신호를 듣는 시간이다.

● **활력(Energy):** 아침에 눈이 쉽게 떠지고, 오후에도 집중이 유지되는 가? 운동 후에는 피로가 아닌 개운함이 남는가?

이 세 가지가 일정하다면, 당신의 엔진은 순조롭게 돌아가고 있는 것이다.

● **식욕(Hunger):** 식사 시간이 아닌데도 특정 음식이 강하게 당기면 그건 진짜 배고픔이 아니라 '감정의 신호'일 가능성이 크다.

몸은 에너지를 달라고 하지만, 사실은 위로가 필요했던 순간이다.

● **감정(Mood):** 이유 없이 불안하거나 쉽게 짜증이 난다면 호르몬 균형이 살짝 어긋난 것이다.

몸이 보내는 조용한 경고등이 켜진 셈이다.

이 세 가지를 1점에서 10점까지 매겨보자.

점수가 일정하게 유지되면 '유지 모드', 크게 요동친다면 '조정 모드'로 들어가면 된다.

당신의 몸은 이미 답을 알고 있다.

단지, 우리가 그 언어를 오랫동안 잊고 있었을 뿐이다.

체중계가 말하지 않는 진실

송미영 님(45세)은 6개월째 체중이 정체되어 있었다. 열심히 운동하고 적게 먹는데도 바늘 하나 움직이지 않는 체중계. 매일 아침 체중계 위에 올라설 때마다 좌절감이 쌓였다.

"체중계 숫자에 집착하지 마세요. 대신 에너지로그를 보세요."

송미영 님의 2주간 기록을 분석해보니 흥미로운 사실이 드러났다. 그녀의 에너지로그는 마치 주식 차트처럼 극적인 변동을 보였다.

- 월요일부터 목요일까지: 활력 3점, 배고픔 8점, 감정 4점
- 금요일 저녁 치팅데이 후 토요일: 활력 7점, 배고픔 5점, 감정 8점
- 일요일: 다시 곤두박질

"저탄수화물 다이어트가 송미영 님에게는 너무 큰 스트레스예요. 금요일 치팅데이가 오히려 대사를 살리고 있네요."

우리는 전략을 완전히 바꿨다. 매일 조금씩 탄수화물을 먹되, 운동 직후에 집중적으로 섭취하기로 했다. 마치 식물에 물을 줄 때 한 번에 많이 주는 것보다 조금씩 자주 주는 것이 좋은 것처럼.

2주 후 미영 님이 환한 얼굴로 찾아왔다.

"선생님, 체중은 1kg밖에 안 빠졌는데 청바지가 헐렁해요! 그리고 활력 점수가 평균 7점이에요. 이렇게 에너지가 넘친 건 20대 이후 처음이에요."

체중계는 1kg 감소를 보여줬지만, 체성분 분석기는 다른 이야기를 했다. 체지방 3kg이 빠지고 근육이 2kg 늘어난 것이었다. 에너지로그가 없었다면 미영 님은 이미 포기했을 것이다.

2단계: '먹어도 흔들리지 않는' 식사 스위치

30일간의 리셋을 통해 당신의 몸은 이제 **지방을 연료로 쓰는 법을 배웠다.**

이건 엄청난 변화다.

이제 탄수화물을 먹어도 대사는 무너지지 않는다. 이 상태를 과학적으로 '대사 유연성(Metabolic Flexibility)'이라 부른다.

하이브리드 자동차를 떠올려보자.

필요할 때는 전기 모드, 오르막길에서는 휘발유 모드로 전환하는 자동차.

우리의 몸도 이와 같다.

활동량이 많을 때는 포도당을, 휴식할 때는 지방을 연료로 쓰는 **스위치 조절 능력**이 바로 건강의 핵심이다.

그렇다면 유지기의 식사는 어떻게 해야 할까? 이 대답을 하기 위해서는 나의 패턴을 알아야 한다.

6개월간 300명의 에너지로그를 분석한 결과, 흥미로운 패턴을 발견했다. 사람들은 크게 세 가지 대사 유형으로 나뉘었다.

유형 1. 탄수화물 민감형 - 조영민 님의 이야기

조영민 님(32세)은 밥 한 공기만 먹어도 졸렸다. 에너지로그를 보니 탄수화물 섭취 후 활력이 8점에서 3점으로 곤두박질쳤다.

"저는 밥심으로 사는 한국인인데, 밥을 못 먹으면 어떻게 해요?"

"못 먹는 게 아니라 타이밍을 바꾸는 겁니다."

우리는 전략을 세웠다. 아침과 점심은 단백질과 지방 위주로, 저녁은 운동 후 적당량의 현미밥. 마치 자동차에 연료를 넣을 때 필요한 시점에 필요한 만큼만 넣는 것처럼.

2주 후 조영민 님의 얼굴이 밝아졌다. "오후에 졸리지 않아요! 활력 점수가 하루 종일 7~8점을 유지해요."

유형 2. 지방 민감형 -최수정 님의 이야기

최수정 님(40세)은 케토 다이어트 중이었다. 그런데 에너지로그를 보니 이상했다. 고지방 식사 후 활력 3점, 감정 4점.

"버터커피 마시면 속이 느글거리고 힘이 빠져요."

수정님은 지방 소화가 잘 안되는 체질이었다. 담즙산 분비가 부족하거나 지방 분해 효소가 적은 사람들이 있다. 우리는 저지방, 중탄수화물로 방향을 바꿨다.

한 달 후: "밥 먹으니까 살이 빠지네요? 5kg 감량했어요. 무엇보다 소화가 잘 되고 속이 편해요."

유형 3. 균형형 -백지현 님의 이야기

백지현 님(28세)은 극단적인 다이어트마다 실패했다. 에너지로그를 분석해보니 이유가 명확했다. 어느 한 영양소라도 극단적으로 제한하면 즉시 활력과 감정 점수가 떨어졌다.

"저는 골고루 먹을 때 가장 컨디션이 좋아요."

백지현 님에게는 매 끼니 탄수화물 40%, 단백질 30%, 지방 30%의 균형식이 답이었다.

"극단적인 다이어트 그만두니 오히려 살이 빠져요. 폭식도 사라졌고요."

정체기 돌파의 비밀

"6개월째 69kg에서 못 벗어나요."

박철민 님이 좌절한 얼굴로 말했다. 더 적게 먹고 더 많이 운동해도 체중계 바늘은 꼼짝도 하지 않았다.

"정체기는 대사가 적응했다는 신호예요. 계속 같은 자극을 주면 몸이 익숙해집니다."

우리는 '대사 순환 전략'을 시작했다.

10day 조절 모드: 칼로리 평소의 60%(에너지로그: 활력 5점, 배고픔 6점)

20day 유지 모드: 칼로리 정상섭취(에너지로그: 활력 8점, 배고픔 4점)

이 사이클을 반복했다. 놀랍게도 유지 모드에서도 체중이 늘지 않았다. 오히려 대사가 회복되면서 다음 감량 모드에서 더 많이 빠졌다.

두 달 후 박철민 님은 65kg를 달성했다.

"사이클링하니까 다이어트가 지속 가능해요. 10일만 참으면 20일은 편하게 먹을 수 있으니까요."

3단계: 움직임과 휴식의 '변속기'를 다루는 법

이제 당신은 '운동하는 사람'이 아니라 '움직이는 사람'이다.

대사는 한 번의 고강도 운동보다, 하루 종일 조금씩 움직일 때 살아난다.

"일주일에 5번 헬스장 가는데 왜 살이 안 빠질까요?"

우현주 님(35세)은 새벽 6시에 일어나 1시간씩 격렬하게 운동했다. 덤벨을 들고, 러닝머신을 뛰고, 땀을 비 오듯 흘렸다. 그런데 나머지 23시간은? 사무실 의자에 앉아 있었다.

"운동은 1시간이지만, 움직임은 23시간입니다."

내가 우현주 님에게 만보기를 차게 했다. 결과는 충격적이었다. 헬스장 가는 날 평균 4,000보. 심지어 운동하지 않는 주말엔 2,000보도 안 됐다.

"NEAT라고 들어 보셨나요?"

NEAT(Non-Exercise Activity Thermogenesis)는 일상적인 움직임으로 소비되는 칼로리다. 걷기, 계단 오르기, 설거지하기, 심지어 다리 떨기까지. 놀랍게도 이것이 하루 전체 칼로리 소비의 15~30%를 차지한다. 운동은 겨우 5~10%에 불과하다.

우현주 님은 전략을 180도 바꿨다. 헬스장을 주 3회로 줄이고, 대신 매일 1만 보를 걷기로 했다. 회사에서 화장실은 다른 층 것을 이용하고, 점심은 15분 거리의 식당에서 먹었다. 퇴근 후엔 한 정거장 먼저 내려 걸었다.

두 달 후, 기적이 일어났다.

"선생님, 7kg 빠졌어요! 헬스장 죽어라 다닐 때보다 훨씬 쉽게요. 그리고 하루 종일 에너지가 넘쳐요."

그리고 잊지 말아야 할 또 하나의 변속기, **휴식**이다.

수면은 몸의 리셋 버튼이다.

7시간 숙면은 인슐린 감수성을 회복시키고, 식욕 호르몬인 그렐린을 낮추며, 뇌의 독소를 청소한다.

주말에 몰아서 자는 것은 리듬을 더 깨뜨린다.

매일 일정한 시간에 자고 일어나는 단순한 습관, 그것이 당신 대사의 리듬을 지탱한다.

균형을 잃지 않는 법

삶은 언제나 예측 불가능한 파도다.

하지만 서퍼는 파도가 두려워 바다를 떠나지 않는다.

그들은 파도를 타며 중심을 잡는 법을 안다.

우리의 대사도 같다.

스트레스, 야근, 폭식, 수면 부족 ―

이런 파도들이 몰려올 때 중요한 건 '균형'이다.

잠시 흔들리더라도, 다시 중심으로 돌아오는 힘. 그게 바로 대사의 회복력이다.

유지기의 체크리스트

항목	질문	점검 기준
◆ 활력	아침에 쉽게 일어나고 집중이 잘 되는가?	✓ 하루 에너지 레벨 6점 이상
◆ 식욕	불필요한 간식이나 폭식 충동이 줄었는가?	✓ 배고픔 7점 이하
◆ 감정	짜증, 불안, 무기력감이 줄어드는가?	✓ 기분 안정도 6점 이상
◆ 수면	일정한 시간에 자고 일어나는가?	✓ 7시간 숙면 유지
◆ 움직임	하루 8,000보 이상 또는 NEAT 루틴 실천	✓ '50분 앉으면 5분 움직이기' 실천

매일의 작은 실천이 건강한 변화를 만듭니다.

30일은 끝이 아니라 시작이다. 당신은 이제 자신의 몸을 설계하는 법을 배웠다. 매일 조금씩, 균형을 유지하며, 삶의 에너지를 다시 켜라.

17장. 감정의 파도를 타는 법 - 에너지 리부트 감정 식욕 조절 프로토콜

파도와 싸우지 말고 파도를 타라

냉장고 문을 열고 서 있는 당신을 상상해보자. 시계는 밤 11시를 가리키고, 몸은 피곤하지만 뭔가를 먹지 않으면 잠들 수 없을 것 같다.

이것은 배고픔일까?

아니다. 이것은 하루 종일 억눌렀던 감정들이 음식이라는 출구를 찾아 폭발하려는 순간이다.

우리가 다이어트에 실패하는 진짜 이유는 의지력 부족이 아니다. 감정이라는 거대한 파도 앞에서 무력하게 휩쓸리기 때문이다. 스트레스를 받으면 단 것이 당기고, 외로우면 야식을 찾으며, 피곤하면 과식하게 된다. 마치 감정의 쓰나미가 밀려올 때 음식이라는 부표를 붙잡으려 하지만, 그 부표는 우리를 구하지 못하고 오히려 더 깊은 곳으로 끌고 간다.

이 장은 수용전념치료(ACT)와 변증법적행동치료(DBT)라는 두 가지 강력한 심리치료 도구를 활용해 감정의 파도를 타는 법을 가르친다. 서퍼가 파도와 싸우지 않고 파도 위에서 균형을 잡듯이, 우리도 감정과 전쟁하지 않고 감정을 타는 기술을 익힐 것이다.

ACT 전략 - 충동과 춤추기

생각은 구름, 당신은 하늘

"나는 지금 당장 초콜릿을 먹어야 해." 이 생각이 떠오를 때, 우리는 이 생각이 곧 진실이라고 믿는다. 하지만 여기 혁명적인 관점이 있다. 생각은 구름과 같다. 잠시 하늘을 가리지만 곧 지나간다. 당신은 하늘이고, 생각은 그저 지나가는 구름일 뿐이다.

인지적 탈융합(cognitive defusion)이라 불리는 이 기술은 당신과 당신의 생각을 분리시킨다.

한민주 님의 이야기

40대 직장인 한민주 님의 이야기를 들어보자. 오후 3시만 되면 자판기 앞으로 끌려가는 자신을 발견했다. "초콜릿바를 먹어야 해"라는 생각이 떠오를 때마다 그녀는 이렇게 대응하기 시작했다.

"아, '폭식 라디오'가 또 방송을 시작했네. 안녕, 오랜만이야."

생각을 의인화하니 놀라운 일이 일어났다. 생각의 힘이 약해졌다. 더 나아가 그녀는 이 충동을 '쿠키 몬스터'라고 이름 붙였다. "쿠키 몬스터가 또 놀러왔네? 오늘은 뭘 원하니? 미안하지만 오늘은 같이 놀 수 없어."

더 재미있는 방법도 있다. "초콜릿 먹고 싶어"를 생일 축하 노래 멜로디로 부르는 것이다. 우스꽝스러워지면서 생각의 위력이 순식간에 무너진다. 마치 무서운 괴물이 알고 보니 풍선 인형이었던 것처럼.

생각을 없애는 게 아니라, 그 생각과 자신 사이에 **공간을 만드는 기술**이다.

갈망 서핑: 10분의 기적

폭식충동은 파도와 같다. 처음에는 수평선에 작은 점으로 보이다가, 점점 다가와 거대해지고, 정점에 달했다가 결국 해변에서 부서진다.

놀랍게도 대부분의 갈망은 10분을 넘기지 못한다.

신지은 님의 이야기

28세 회사원 신지은 님은 야식 충동과 매일 전쟁을 벌였다. 밤 10시, 케이크 한 판을 혼자 먹고 싶은 충동이 밀려왔다. 하지만 이제 그녀는 서퍼가 되기로 했다.

1단계: 갈망의 위치 찾기

편안하게 앉아 갈망이 몸 어디에 있는지 찾았다. 배? 가슴? 목구멍? 그곳에 손을 올리고 "여기 있구나"라고 인정했다.

2단계: 갈망과 함께 숨쉬기

숨을 그곳으로 보냈다, 싸우지 않고, 부드럽게 갈망과 함께 숨쉬었다.

3단계: 파도를 관찰하기

"이 파도도 지나갈 거야. 나는 파도보다 크다. 파도는 나를 해치지 못해."

8분이 지나자 놀라운 일이 일어났다. 방금 전까지 참을 수 없을 것 같았던 충동이 잔잔한 물결로 변해 있었다. 파도는 지나갔고, 바다는 다시 평온해졌다.

가치의 북극성

폭식을 멈추는 것이 목표가 아니다. 의미 있는 삶을 사는 것이 목표다.

엄혜진 님의 이야기

35세 여성 엄혜진 님은 10년간 다이어트와 폭식을 반복했다. 어느 날 그녀는 자신에게 물었다.

"10년 후 나의 장례식에서 사람들이 뭐라고 말하길 원하는가?"

"그녀는 완벽한 몸매를 가진 사람이었다"라는 말을 듣고 싶은가? 아니면 "그녀는 따뜻하고 열정적으로 삶을 산 사람이었다"라는 말을 듣고 싶은가?

가치를 발견하는 것은 나침반을 찾는 것과 같다. 매 선택의 순간에 묻는다.

"이 행동이 내가 되고 싶은 사람의 모습인가?"

초콜릿바를 손에 든 순간, "10년 후의 나는 이 선택을 자랑스러워할까?"

DBT 전략 - 감정 응급실의 처치법

TIPP: 감정의 119 구급법

병원 응급실에는 환자 상태에 따른 명확한 프로토콜이 있다. 심정지 환자에게는 CPR을, 과호흡 환자에게는 종이봉투를 준다. 우리의 감정도 응급 처치가 필요하다. TIPP는 끓어오르는 감정을 즉시 진압하는 소방 장비다.

T - Temperature(온도): 얼음물 소방전

오후 3시, 상사의 비난 메일을 받은 정우진 님은 분노가 치솟았다. 얼굴이 화끈거리고 주먹을 쥐는 자신을 발견했다. 그는 화장실로 달려가 세

면대에 찬물을 받고 숨을 크게 들이쉰 후 얼굴을 15초간 담갔다.

이것은 '포유류 잠수 반사'라는 진화의 선물을 활용한 것이다. 고래가 깊은 바다로 잠수할 때처럼, 찬물에 얼굴을 담그면 미주신경이 자극되어 심박수가 즉시 떨어진다. 마치 컴퓨터를 강제 재부팅하듯, 과열된 감정 시스템이 순식간에 초기화된다.

I - Intense Exercise(격렬한 운동): 감정 에너지의 변신술

물리학의 에너지 보존 법칙을 기억하는가? 에너지는 사라지지 않고 형태만 바뀐다. 분노의 에너지를 파괴로 쓸 수도 있고, 운동으로 전환할 수도 있다.

저녁 8시, 남편과 크게 다툰 이소라 님은 접시를 집어 던지고 싶은 충동에 사로잡혔다. 대신 그녀는 집밖으로 나가가 1분 타이머를 맞췄다.

20초 제자리 전력 질주, 20초 걷기, 20초 점핑잭. 1분 후 숨이 턱까지 차올랐지만, 방금 전 던지고 싶었던 접시는 이제 그저 접시일 뿐이었다.

P - Paced Breathing(조절 호흡): 감정의 브레이크

4-7-8 호흡법은 자동차의 엔진 브레이크처럼 작동한다.

새벽 2시, 불면증에 시달리던 송미선 님은 내일 발표 생각에 불안이 폭발 직전이었다. **그녀는 코로 4초간 들이마시고, 7초간 멈추고, 입으로 8초간 천천히 내쉬었다.**

열 번째 반복이 끝났을 때, 눈꺼풀이 무거워졌다. 심장과 뇌를 연결하는 미주신경 고속도로를 통해 '진정하라'는 신호가 전달된 것이다.

P - Progressive Muscle Relaxation(점진적 근육 이완): 몸과 마음의 도미노

우리 몸과 마음은 양방향 통신을 한다. 불안하면 어깨가 올라가고, 어깨를 의도적으로 내리면 불안이 줄어든다. 프레젠테이션 10분 전, 회의실 앞에 선 박진호 님은 화장실에서 '전신 리셋'을 시작했다. 주먹을 5초간 힘껏 쥐었다가 확 풀고, 어깨를 귀까지 올렸다가 툭 떨어뜨렸다. 근육을 최대한 긴장시켰다가 풀면, 그 대비 효과로 이완이 더 깊어진다. 마치 어둠 속에 있다가 나온 빛이 더 밝게 느껴지는 것처럼.

▶ 이 네 단계는 **감정의 전기 차단 스위치**다.

감정이 폭주하기 전에 회로를 꺼준다.

PLEASE: 감정 면역력 백신

TIPP가 응급처치라면, PLEASE는 예방접종이다. 매일의 작은 습관으로 감정의 기초 체력을 기른다.

PL- PhysicaL Illness(신체 질병 관리)

만성 두통을 '참을 만하다'며 방치했던 황수연 님은 매일 오후 3시면 짜증이 폭발했다. 신경과 진료 후 편두통 약을 처방받자, 오후의 짜증이 마법처럼 사라졌다.

작은 신체 불편함은 댐의 균열처럼 감정 조절력을 조금씩 갉아먹는다.

E- balance Eating(균형 잡힌 식사)

혈당이 롤러코스터를 타면 감정도 함께 출렁인다. 아침을 거르고 커피만 마시던 노지훈 님은 오전 회의에서 늘 예민하게 반응했다. 아침 7시 30분 삶은 계란 2개와 토마토토로 하루를 시작하자, 오전 회의가 더 이상 두렵지 않았다.

A- Avoid mood-Altering substances(기분 변화 물질 피하기)

알코올은 감정의 고리대금업자다. 당장은 빚을 갚은 듯 마음이 가벼워지지만, 결국 더 큰 이자를 치른다. 스트레스를 술로 달래던 서민규 님은 '월~목 금주, 금요일 맥주 2잔 이하'라는 규칙을 세웠다. 몇 주 후, 그는 이렇게 말했다. "술 없이도 마음이 가라앉을 수 있다는 걸 처음 알았어요."

S- balance Sleep(충분한 수면)

수면 중 뇌는 하루 동안 쌓인 감정 찌꺼기를 청소한다. 새벽 2~3시 취침이 일상이던 개발자 태경민 님은 오후만 되면 사소한 버그에도 짜증이 폭발했다. 밤 11시 30분 완전 소등 규칙을 지키자, 오후에도 침착하게 복잡한 문제를 하나씩 정리해 나갈 수 있었다

E- get Exercise(규칙적인 운동)

운동은 천연 항우울제다. 하루 종일 고객 불만을 들으며 감정 노동에 지쳐 있던 콜센터 상담사 문지은 님.

아침 10분 요가, 점심 계단 오르기, 퇴근 후 한 정거장 먼저 내려 걷기를 시작했다.

"운동하고 나면 고객 목소리가 다르게 들려요. 그들도 힘든 사람이구나, 하고요."

정반대 행동: 감정의 유도 전술

감정은 특정 행동을 명령한다. 우울은 "침대에 누워 있어", 불안은 "도망가", 분노는 "공격해"라고 속삭인다.

하지만 정반대로 행동하면 놀라운 일이 일어난다. 꼬리가 개를 흔드는 것처럼, 행동이 감정을 이끈다.

정윤아 님의 이야기

실연의 아픔에 빠진 정윤아 님은 일요일 내내 침대에서 나오고 싶지 않았다. 우울이 "커튼을 치고 세상과 단절해"라고 속삭였다.

하지만 그녀는 정반대로 했다. 커튼을 확 열고, 노란 원피스를 입고, 싫어하는 댄스 음악을 크게 틀었다. 친구에게 먼저 "영화 보러 갈래?"라고 연락했다. 저녁이 되자 우울의 무게가 절반은 가벼워져 있었다.

류지혜 님의 이야기

폭식 충동이 밀려올 때도 마찬가지다. 폭식이 "빨리! 몰래! 많이!"라고 재촉할 때, 류지혜 님은 정반대로 했다.

주방 구석이 아닌 거실 테이블로 나왔다.

종이 접시가 아닌 예쁜 그릇에 정성스럽게 담았다.

서서가 아닌 **앉아서**, 포크로 한 입씩, **30번 씹었다.**

케이크 한 조각을 먹는 데 15분이 걸렸고, 두 조각째는 필요 없었다.

ACCEPTS: 고통을 견디는 7가지 도구

인생에는 바꿀 수 없는 고통의 순간이 있다. 사랑하는 사람의 죽음, 실직, 이별… 이럴 때 필요한 것은 고통을 없애는 것이 아니라 **견디는 기술이다.**

A- Activities(활동)

뇌는 구식 TV처럼 한 번에 하나의 채널만 볼 수 있다. 실직 통보를 받은 위성훈 님은 1000피스 퍼즐을 시작했다. 3시간 후, 고통이 10에서 6으로 줄어 있었다.

Contributing(기여)

남을 돕는 순간, 우리는 피해자에서 기여자로 변신한다. 별거 중인 유혜림 님은 유기견 보호소에서 봉사를 시작했다.

"내가 누군가에게 필요한 사람이구나."

Comparisons(비교)

암 진단을 받은 배수진 님은 5년 전 교통사고 후 6개월 재활을 떠올렸다. "그때도 해냈으니, 이번에도 할 수 있어."

Emotions(감정 전환)

이별 후 눈물이 멈추지 않던 최은영 님은 코미디 영상을 정주행했다. 억지로 웃다가 진짜 웃음이 나왔다.

Push Away(밀어내기)

사업 실패의 자책감을 검은 돌로 상상한 도준혁 님. 마음속으로 상자에 넣고 "1년 후의 나"에게 택배로 보냈다.

Thoughts(사고 전환)

시어머니와 갈등 후 분노가 치밀던 김유진 님은 100에서 7씩 빼기를 시작했다. "어? 언제 화가 가라앉았지?"

Sensations(감각 자극)

패닉이 올라오던 구민호 님은 얼음을 꽉 쥐었다. 차가움이 불안을 순식간에 밀어냈다.

위기 상황별 에너지 로그 처방전

당신의 몸이 보내는 SOS 신호

우리 몸은 자동차 계기판처럼 매 순간 신호를 보낸다. **활력(1~10점), 기분(1~10점), 배고픔(1~10점)** — 이 세 가지 지표의 조합이 지금 당신에게 어떤 조치가 필요한지 알려준다.

위기 상황 1. 폭식 위기: 삼중고의 완벽한 폭풍

금요일 저녁 7시, 한승희 님 소파에 무너져 내렸다.
활력 2점, 기분 1점, 배고픔 9점.
이것이 바로 폭식의 완벽한 폭풍이다. 피로, 우울, 갈망이 만나는 지점에서 이성의 방어막은 종잇장처럼 찢어진다.

30분 응급 프로토콜

첫 5분 - 긴급 차단: 찬물에 얼굴을 15초 담그고, 500ml 물을 단숨에 마셨다. "이 충동도 지나간다"를 세 번 반복하며 4-7-8 호흡을 시작했다.

5~15분 - 에너지 안정화: 삶은 계란 2개와 프로틴 쉐이크로 단백질 40g을 보충했다. 베란다에서 10분간 햇빛을 쬐며 가벼운 스트레칭을 했다.

15~30분 - 리듬 회복: 현미밥 반 공기, 닭가슴살 100g, 브로콜리로 제대로 된 미니 식사를 했다. 15분간 아파트 단지를 걸으며 "지금 나는 걷고 있다"고 되뇌었다.

위기 상황 2. 야식의 유혹: 밤의 전쟁

밤 9시, TV 앞의 류지민 님.
활력 2점, 기분 5점, 배고픔 8점.
밤은 전전두엽의 자제력이 가장 약한 시간이다.

3단계 야간 방어 시스템

저녁 8시 - 주방 폐쇄 의식:
"주방은 오늘 영업을 마감합니다"라고 선언하고 조명을 끈다. 곧바로 양치질로 '오늘의 먹기는 끝' 신호를 보낸다.

저녁 9시 - 대체 의식:
라벤더 오일을 넣은 따뜻한 목욕으로 20분간 근육을 이완시킨다. 감사 일기를 쓰며 결핍감보다 충만함을 채운다.

저녁 10시 - 최종 방어선:
마그네슘 400mg 복용 후 수면 명상 앱을 켠다. "내일 아침, 맛있는 아침식사가 나를 기다리고 있어"라는 기대감을 품고 잠든다.

위기상황 3. 번아웃: 배터리 0%의 비상사태

월요일 아침, 김태연 님.
활력 1점, 기분 2점, 배고픔 3점.
미토콘드리아가 파업을 선언하고 HPA축이 완전히 무너진 상태다.

에너지 응급 충전 프로토콜

1단계 - 영양소 긴급 투입:

비타민 D 2000IU, 비타민 B 복합제, 그릭요거트에 바나나와 아몬드.
창가에서 10분간 햇빛을 쬐며 "나는 충전 중"이라고 속삭인다.

2단계 - 전략적 휴식:

20분 파워냅으로 뇌를 리셋한다.

3단계 - 미토콘드리아 복구:

CoQ10, 마그네슘, 전해질 음료로 세포 발전소를 재가동시킨다. 15분
간 동네를 천천히 걸으며 산소 공급을 늘린다.

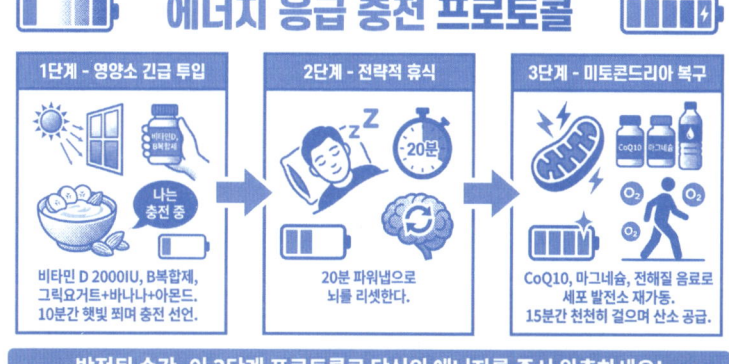

파도를 타는 서퍼가 되기

감정의 파도는 계속해서 밀려올 것이다. 하지만 이제 당신은 그 파도에 휩쓸리는 대신 파도 위에서 균형을 잡는 방법을 안다.

ACT는 생각과 거리를 두는 법을, DBT는 감정의 온도를 조절하는 법을 가르쳐주었다. 에너지 로그는 당신 몸의 신호를 읽는 법을 알려주었다.

기억하라. 완벽한 서퍼는 없다. 때로는 파도에서 떨어질 것이다. 중요한 것은 다시 보드 위에 올라서는 것이다.

매일 조금씩 연습하다 보면, 어느새 당신은 감정의 파도를 두려워하지 않는 서퍼가 되어 있을 것이다.

당신의 냉장고는 더 이상 감정의 피난처가 아니다. 이제 그것은 단지 음식을 보관하는 가전제품일 뿐이다.

진짜 피난처는 당신 안에 있다. 호흡 속에, 가치 속에, 그리고 매 순간 선택할 수 있는 자유 속에 있다.

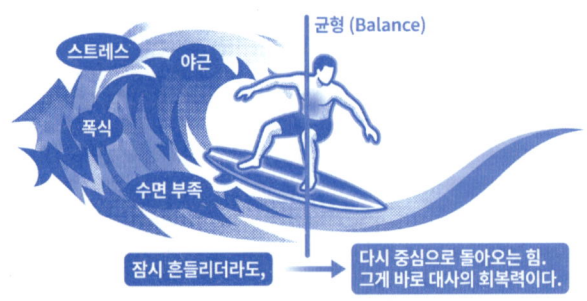

균형을 잃지 않는 법: 대사의 회복력

균형 (Balance)

스트레스
야근
폭식
수면 부족

잠시 흔들리더라도, → 다시 중심으로 돌아오는 힘. 그게 바로 대사의 회복력이다.

삶의 파도 속에서도 중심을 잡는 힘, 당신의 유연한 대사가 만듭니다.

18장. 관계가 만드는 에너지 혁명 - 37조 세포가 춤추게 하는 연결의 과학

우리는 흔히 대사를 음식과 운동의 문제로만 생각한다. 그러나 최신 연구는 전혀 다른 관점을 제시한다.

대사는 '관계적 현상'이다

우리 몸의 37조 세포는 서로 끊임없이 신호를 주고받으며 살아간다. 세포가 혼자서는 생존하지 못하듯, 인간의 몸과 마음도 연결 속에서만 활력을 유지한다.

하버드 성인발달연구에 따르면, 행복과 건강의 가장 강력한 예측 인자는 수입이나 혈압이 아니라 '좋은 인간관계의 질'이었다.

관계가 곧 대사이고, 연결이 곧 회복이다.

혼자서는 살 수 없는 세포들의 비밀

엄지혜 님의 다이어트 노트에는 완벽한 숫자들이 빼곡했다. 매일 1,500칼로리, 1시간 운동, 8시간 수면. 하지만 6개월째 체중계 바늘은 꿈쩍도 하지 않았다. 오히려 거울 속 얼굴은 더 지쳐 보였다.

"선생님, 저는 모든 걸 다 하고 있는데 왜 안 될까요?"

진료실에서 만난 엄지혜 님에게 이것저것 이야기하다 우연히 질문을 하나 던졌다.

"요즘 누구와 밥을 먹으세요?"

그녀의 표정이 굳었다. "혼자요. 늘 혼자 먹어요. 다이어트 중이라 약속도 다 취소했고요."

바로 그것이었다. 엄지혜 님이 놓친 건 칼로리도, 운동도 아니었다. 그녀의 37조 개 세포가 목말라하던 것은 바로 '연결'이었다.

세포도 사람과 같다.

외부 신호가 끊기면 기능이 떨어진다.

혼밥, 고립, 정서적 단절은 미토콘드리아의 효율을 낮추고, 면역 신호의 교란을 불러온다.

몸의 엔진은 연료보다 **관계의 온도**로 먼저 반응한다.

20초의 마법 - 포옹이 미토콘드리아를 깨우는 순간

우리 몸은 거대한 세포 도시다. 이 도시의 발전소인 미토콘드리아는 혼자서는 제대로 작동하지 않는다. 놀랍게도 다른 사람과의 접촉이 이 발전소들을 가동시키는 스위치가 된다.

하버드 의대 연구팀이 발견한 사실은 충격적이었다. **20초 이상의 포옹이 혈압을 10mmHg 낮춘다는 것.** 이는 일부 혈압약과 맞먹는 효과다. 단순한 신체 접촉이 어떻게 약물과 같은 효과를 낼 수 있을까?

김윤서 님의 이야기

38세의 김윤서 님은 원인 모를 만성 피로에 시달렸다. 병원에서는 모든 검사 결과가 정상이라고 했다. 하지만 그녀의 에너지 패턴에는 특이한 점이 있었다.

"월요일 아침이 가장 힘들어요. 주말에 가족들과 시간을 보내고 나면 월요일이 유독 피곤해요."

이상했다. 보통은 주말에 쉬면 월요일이 상쾌해야 한다. 자세히 들어보니 김윤서 님의 주말은 시댁과의 전쟁터였다.

"시어머니가 계속 잔소리하세요. 살 좀 빼라, 애는 언제 낳을 거냐…"

김윤서 님의 몸속에서는 주말 내내 코르티솔이라는 스트레스 호르몬이 폭발하고 있었다. 이 호르몬은 마치 폭격기처럼 미토콘드리아를 공격했다. 월요일 아침, 그녀의 에너지 공장들은 완전히 파업 상태에 들어갔다.

민소희 님의 이야기

반대로 민소희 님의 금요일은 마법 같았다. 42세의 그녀는 매주 금요일 저녁, 20년 지기 친구들과 만난다.

"신기해요. 금요일에 친구들 만나고 오면 토요일 아침이 너무 개운해요. 평소보다 덜 먹어도 배가 안 고프고요."

이것은 옥시토신이라는 '사랑 호르몬'의 마법이다. 따뜻한 연결은 이 호르몬을 샘솟게 한다. 옥시토신은 단순히 기분을 좋게 하는 게 아니다. 코르티솔을 중화시키고, 염증을 진화하며, 심지어 혈당 조절까지 개선한다.

민소희 님이 친구들과 웃고 떠드는 2시간 동안, 그녀의 몸속에서는 놀라운 생화학적 혁명이 일어난다.

- 염증 표지자인 CRP(C-Reactive Protein, C-반응성 단백) 40% 감소
- 인슐린 감수성 25% 향상
- 미토콘드리아 효율 30% 증가

친구들과의 저녁 식사가 그 어떤 대사 개선 약물보다 강력한 치료제가 되는 순간이다.

에너지 뱀파이어를 찾아라 - 당신의 활력을 빨아먹는 관계들

이동현 님의 이야기

이동현 님은 매일 아침 속이 쓰렸다. 48세의 그는 위장약을 달고 살았지만 효과는 없었다. 그런데 휴가를 가면 신기하게도 속쓰림이 사라졌다.

"휴가지에서 특별한 음식을 드시나요?" "아니요, 똑같이 먹어요. 오히려 더 많이 먹죠."

문제는 음식이 아니었다. 이동현 님은 매일 아침 부부싸움이라는 독을 마시고 있었다. 20년째 반복되는 같은 패턴이었다.

UCLA 연구진이 밝혀낸 부부 갈등의 생물학적 파괴력은 충격적이다.

싸운 후 24시간 동안:

- 코르티솔 34% 증가
- 상처 치유 속도 40% 감소
- 소화 효소 분비 50% 감소

이동현 님의 위는 매일 아침 전쟁터였고, 스트레스로 소화 효소는 말라붙고 위산만 과다 분비되고 있었다.

우리는 '관계 다이어트'라는 처방을 시작했다. 아침 대화 규칙을 정했다. 비난 금지, 감사 표현 하나씩, 딱 5분만 대화. 한 달 후, 놀라운 일이 일어났다.

"속쓰림이 사라졌어요. 그리고… 3kg이 빠졌어요. 운동도 안 했는데!"

윤미란 님의 이야기

반면 윤미란 님은 에너지를 주는 관계의 힘을 발견했다. 52세의 그녀는 10년째 요요를 반복했지만, 작년부터 체중이 안정됐다. 비결은 텃밭 동호회였다.

"신기한 게, 동호회 사람들이랑 있으면 과식을 안 해요. 평소엔 스트레스받으면 폭식했는데…"

편안한 사람들과 함께 식사하면

- 소화 효소 분비 40% 증가
- 포만감 신호 정상화
- 영양소 흡수율 25% 향상

윤미란 님의 에너지 점수는 4점에서 7점으로, 감정 점수는 5점에서 8점으로 상승했다. 혼자 다이어트할 때는 늘 배고프고 짜증났지만, 이제는 배부르고 행복하다.

몸의 회복은 **말의 온도에서 시작된다.**

미러뉴런의 비밀 - 건강이 전염되는 놀라운 메커니즘

최은지 님의 이야기

"남편이 운동 시작하니까 저도 자연스럽게 따라 하게 됐어요."

최은지 님의 남편은 당뇨 진단 후 운동을 시작했다. 46세의 최은지 님은 의도하지 않았는데도 함께 움직이기 시작했다. 이것은 우연이 아니다. 우리 뇌에는 미러뉴런이라는 특별한 신경세포가 있다. 다른 사람의 행동을 자동으로 따라 하게 만드는 '거울 신경'이다.

6개월 후 최은지 님의 변화:

- 체중 8kg 감량
- 공복 혈당 110 → 92

● 혈압 140/90 → 120/75

한 번도 다이어트에 성공하지 못했던 그녀가 노력 없이 이룬 성과였다.

김준호 님의 이야기

김준호 님은 이 현상을 정확히 기록했다. 35세의 그는 혼자 운동할 때와 친구와 함께할 때를 비교했다.

- **혼자**: 평균 35분
- **친구와**: 평균 55분

더 놀라운 건 친구와 함께하면 더 오래, 더 열심히 해도 피로도는 오히려 낮았다는 점이다.

옥스퍼드 대학 연구가 이를 설명한다. 함께 운동하면 엔돌핀이 2배 더 분비된다. '사회적 보너스 효과'다.

김준호 님은 이제 매주 3번 5명이 모이는 운동 모임을 만들었다. 1년째 체지방률이 25%에서 15%로 줄었다.

건강은 습관이 아니라 **전염성 에너지**다.

사회적 단식 - 관계를 리셋하는 용기

태민석 님은 극단적인 선택을 했다. 50세의 그는 번아웃에 시달리다 '사회적 단식'을 결심했다. 3개월간 모든 모임을 끊고 누구도 만나지 않았다.

"처음엔 불안했어요. FOMO(Fear of Missing Out), 뭔가 놓치는 것 같아서…"

하지만 2주가 지나자 놀라운 변화가 나타났다. 잠이 깊어지고, 6시간만 자도 개운했다. 3개월 후 측정 결과는 충격적이었다.

● 코르티솔 23% 감소

● DHEA(Dehydroepiandrosterone, 탈수소에피안드로스테론, 회춘 호르몬) 67% 증가

● 염증 수치 40% 감소

"깨달았어요. 제가 에너지를 얼마나 많이 낭비하고 있었는지. 의미 없는 술자리, 억지 미소, 피곤한 관계들…"

3개월 후 태민석 님은 선택적으로 관계를 재개했다. 50명에서 5명으로. 만나고 나면 에너지가 충전되는 사람, 함께 있으면 자연스럽게 웃는 사람, 성장을 격려하는 사람만 남겼다.

"신기한 건, 사람은 줄었는데 외롭지 않아요. 오히려 더 충만해요."

진정한 회복은 '끊음'에서 시작된다. 사회적 단식은 고립이 아니라 **정화의 과정**이다.

우리를 소모시키는 관계를 걷어내야 진짜 에너지가 다시 흐른다.

일상의 작은 기적들 - 인사와 감사가 만드는 대사 혁명

일본 오키나와, 세계 최장수 마을의 비밀 중 하나는 '아침 인사'다. 매일 이웃과 인사를 나누는 사람들

● 염증 수치 40% 낮음

● 인슐린 감수성 25% 높음

● 평균 수명 7년 더 깊

유민지 님의 이야기

유민지 님은 이를 실험했다. 44세의 그녀는 아파트 엘리베이터에서 매일 인사를 시작했다. 처음엔 어색했지만 한 달 후, 그녀의 아침 활력 점수는 3점에서 6점으로, 감정 점수는 4점에서 7점으로 상승했다.

오수진 님의 이야기

오수진 님의 가족은 저녁 감사 리추얼을 만들었다. 39세 그녀의 가족은 잠들기 전 10분, 그날 감사한 일을 나눈다. 스탠포드 수면연구소에 따르면, 감사 표현 후

- 수면 잠복기(잠드는 시간) 15분 단축
- 깊은 수면 28% 증가
- 멜라토닌(Melatonin, 수면 호르몬) 분비 35% 증가

오수진 님 가족의 변화
- 평균 3kg 감량
- 아이들 집중력 향상
- 부부 갈등 80% 감소

감사가 최고의 수면제이자 대사 개선제가 된 것이다.

함께 먹기의 과학 - 같은 음식, 다른 결과

같은 600칼로리 점심을 먹어도 혼자 먹을 때와 함께 먹을 때의 결과는 극적으로 다르다. 혼자 먹으면 혈당이 160까지 치솟지만, 친구와 먹으면

130에 머문다. 3시간 후 배고픔도 혼자는 8점, 함께는 4점. 저녁 폭식 확률은 70% 대 20%다.

정태윤 님 가족의 이야기

정태윤 님 가족은 이를 증명했다. 45세 그의 가족은 아무리 바빠도 저녁 7시엔 모두 식탁에 모인다. 6개월 후

- 아빠: 고혈압약 중단
- 엄마: 8kg 감량
- 딸: 아토피 개선
- 아들: ADHD(Attention Deficit Hyperactivity Disorder, 주의력결핍 과잉행동장애) 증상 완화

"밥상이 약상이라더니… 진짜예요. 함께 먹는 밥이 최고의 약이에요."

식탁의 대화는 인슐린 신호를 조절하고, '함께'라는 안정감이 위·간·췌장의 리듬을 되살린다.

밥은 음식이 아니라 관계의 대사 이벤트다.

디지털 연결의 함정 - 5000명의 팔로워보다 3명의 친구

박서연 님의 이야기

박서연 님은 SNS 중독이었다. 28세의 그녀는 인스타그램 팔로워 5000명을 자랑했지만 진짜 친구는 없었다. 하루 스크린 타임 8시간, 좋아요 수에 일희일비하며 활력과 감정은 롤러코스터를 탔다.

2주간의 디지털 디톡스는 지옥 같았다. 하지만 그 후 활력은 안정적인

6~7점, 감정은 7점, 배고픔은 정상화됐다. 그녀는 진짜 친구 3명을 만났고, 5000명보다 이 3명이 더 소중함을 깨달았다.

권민수 님의 이야기

권민수 님은 온라인을 오프라인으로 전환했다. 33세의 그는 다이어트 앱에서 만난 사람들과 실제로 만나기 시작했다. 매주 토요일 5명이 모여 운동하고 브런치를 먹는다.

6개월 후 멤버들의 성과

● 평균 체중 감량: 12kg
● 유지 성공률: 90%
● 우울감: 60% 감소

진짜 연결은 스크린이 아니라 눈빛 속에 있다.

온라인에서 만난 사람들이 오프라인으로 함께 걷고 먹고 웃을 때, 비로소 세포는 '진짜 사람'을 인식한다.

37조 세포가 춤추는 순간

6개월 후 다시 만난 엄지혜님은 완전히 다른 사람이었다. 10kg을 감량했고, 무엇보다 표정이 밝았다.

"별거 없어요. 그냥… 사람들을 만났어요."

아침엔 동네 친구와 30분 산책, 점심은 동료들과 함께, 저녁은 가족과 대화하며 식사, 주말엔 봉사 모임.

칼로리 계산을 그만두고 사람들과 웃고 떠드는 것이 최고의 다이어트였다.

우리는 37조 개의 세포로 이루어진 거대한 생명체다. 그리고 이 세포들은 혼자서는 제대로 춤출 수 없다.

다른 사람과의 연결이 있을 때 비로소 미토콘드리아가 활성화되고, 호르몬이 균형을 찾으며, 염증이 가라앉는다.

하버드 대학의 80년 연구가 증명했다. 행복과 건강의 비결은 돈도, 명예도, 심지어 운동도 아니었다. 바로 '좋은 관계'였다.

최고의 대사 치료제는 복잡한 과학이 아니다. 그것은 우리가 잊고 있던 단순한 진실이다. 우리는 함께일 때 더 건강하다.

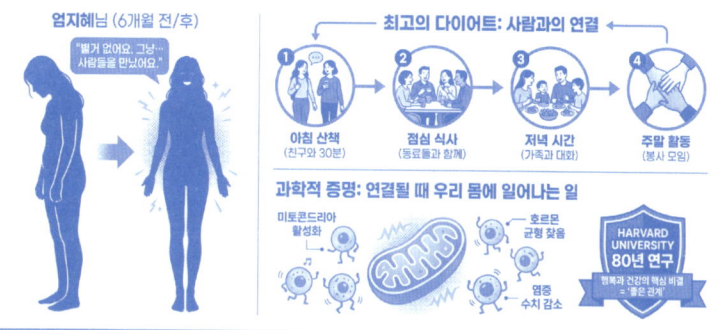

19장. 의미 있는 삶으로 가는 길 - 대사와 행복의 연결

도입: 몸이 아니라 삶이 달라졌다

진료실에는 매일 다른 사람들이 들어오지만, 그들의 고민은 놀랍도록 닮아 있다.

"운동은 열심히 하는데 늘 피곤해요."

"야식만큼은 도저히 못 끊겠어요."

"주말만 되면 무너져요."

몸은 무겁고 마음은 지쳐 있었다.

식단도, 운동도, 약도 시도했지만 결국 원점으로 돌아왔다.

나는 그들에게서 하나의 공통점을 보았다 — **몸과 마음, 삶이 서로 단절되어 있다는 것.**

운동은 '의무'가 되었고, 식사는 '계획표'가 되었으며, 삶은 '버텨야 하는 하루'가 되어 있었다.

몸을 돌보면서 마음을 잊으면 에너지는 흔들리고, 마음을 다스리면서 행동을 바꾸지 않으면 변화는 오래가지 않는다.

몸·마음·삶이 다시 연결될 때만 대사는 비로소 지속가능해진다.

몸이 연료를 태우는 동안 마음은 의미를 찾고, 삶은 그 의미를 행동으로 확장시킨다. 이 세 가지가 하나의 순환 고리처럼 이어질 때, 우리의 대사는 단순히 '작동'하는 것을 넘어 **살아 있는 에너지 시스템**이 된다.

이 장은 그 잃어버린 연결을 회복하는 여정이다.

건강한 대사는 완벽함에서 오는 것이 아니라, **몸의 리듬과 마음의 울림, 그리고 삶의 방향이 다시 맞춰질 때** 비로소 깨어난다.

그래서 우리는 대사를 이렇게 다시 정의한다.

대사는 생명을 이어주는 흐름이며, 그 흐름이 지속되려면 몸·마음·삶이 함께 호흡해야 한다

이제부터 그 연결을 되살리는 네 가지 리부트 축을 따라가 보자.

의미(Meaning) - **연결**(Connection) - **도전**(Challenge) - **조율**(Regulation).

이 네 가지는 몸과 마음, 삶을 다시 하나로 묶어주는 새로운 대사의 설계도다.

Part 1. 의미 - 목적이 미토콘드리아를 깨운다

이유 있는 아침의 기적

스탠포드 대학의 켈리 맥고니걸 교수가 흥미로운 실험을 설계했다. 똑같은 운동 프로그램, 똑같은 강도, 똑같은 시간. 단 하나만 달랐다. A그룹에겐 "건강을 위한 운동입니다"라고 했고, B그룹에겐 "자녀들과 더 오래 함께하기 위한 체력 만들기입니다"라고 설명했다.

8주 후, 마법 같은 일이 일어났다. B그룹의 운동 지속률이 A그룹보다 3배 높았다. 더 놀라운 건 혈액검사 결과였다. B그룹의 코르티솔(스트레스 호르몬)이 40% 낮았고, 미토콘드리아 생합성 지표는 25% 더 증가했다. 같은 운동인데 '왜'가 다르니 세포가 다르게 반응한 것이다.

사례: 손녀를 위한 운동

62세 김영숙 님은 이 연구를 실생활에서 증명한 산 증인이다. 작년에 할머니가 된 그녀의 눈빛이 반짝였다.

"전에는 살 빼려고 운동했어요. 지금은 손녀와 놀아주려고 운동해요."

손녀가 태어나면서 운동의 의미가 180도 바뀌었다. "2030년에 우리 손녀가 초등학교 들어가요. 그때 운동회에서 같이 달리고 싶어요. 할머니가 1등 하는 거 보여주고 싶어요!"

그 후 일어난 변화는 의학 교과서를 다시 써야 할 수준이었다. 체중은 8kg이 빠졌고, 당화혈색소는 6.8%에서 5.2%로, 당뇨 전단계에서 정상으로 돌아왔다.

"의지력으로 한 게 아니에요. 그냥 손녀 얼굴 떠올리면 의지가 생기고 운동회에서 달리는 제 모습이 떠올라 열심히 하게 되네요."

Part 2. 연결 - 남을 위할 때 내가 치유된다

봉사가 약보다 강하다

미시간 대학의 20년 종단연구는 의학계를 뒤흔들었다. 정기적으로 자원봉사를 하는 사람들의 사망률이 40% 낮았다. 이는 어떤 약물보다 강력한 효과였다. 더 놀라운 건 메커니즘이었다. 봉사활동이 염증 표지자(CRP, IL-6)를 30~40% 낮추고, 텔로미어를 보호했다.

사례: 유기견이 준 치유

45세 서지훈 님은 10년간 우울증약을 먹었다. 하지만 지금은 약을 끊었다.

"약보다 강력한 치료제를 찾았어요. 바로 유기견들이에요."

매주 토요일, 서지훈 님은 유기견 보호소에서 4시간을 보낸다. 똥 치우고, 목욕시키고, 산책시킨다.

"버려진 개들이 꼬리 흔들며 반겨줄 때… 제가 이 세상에 필요한 존재라는 걸 느껴요. 그 느낌이 항우울제보다 강력해요."

스탠포드 의대팀이 봉사활동 중 실시간으로 호르몬을 측정했다. 타인을 도울 때 옥시토신이 300% 폭발했다. 코르티솔은 45% 급락했다. 이는 항우울제와 동일한 수준이었다.

서지훈 님의 6개월 후 변화:

염증 수치 40% 감소, NK세포(암세포 킬러) 50% 증가, 체중 8kg 감량, 우울증 척도70% 개선.

그리고 마침내 약을 끊었다.

"개 산책시키면서 하루 15,000보는 걸어요. 운동하려고 한 게 아닌데 살이 빠졌어요. 개들이 저를 치료한 거예요."

작은 친절의 나비효과

UC 리버사이드의 소냐 류보머스키 교수가 설계한 '친절 실험'은 단순했다. 일주일에 5가지 친절을 베풀어라. 그게 전부였다.

6주 후 결과는 혁명적이었다. 행복감 42% 증가, 우울감 35% 감소. 그런데 진짜 놀라운 건 신체 변화였다. 혈압이 떨어지고, 염증이 감소하고,

수면의 질이 개선됐다.

사례: 하루 한 친절 프로젝트

40세 윤미란 님은 이에 영감받아 '하루 한 친절' 프로젝트를 시작했다. 커피숍에서 뒷사람 커피값 내기, 동료에게 감사 쪽지 남기기, 헌혈하기, 길 잃은 관광객 도와주기…

"거창한 게 아니에요. 그냥 하루에 한 번, 누군가를 미소 짓게 만드는 거예요."

30일 후 윤미란 님의 혈액검사: 세로토닌 80% 증가, 코르티솔 35% 감소, 수면 효율 개선, 과식 충동 90% 감소.

"신기한 게, 남을 도우면 단 게 안 당겨요. 마음이 이미 달콤해서 그런가 봐요."

UCLA 팀이 밝혀낸 메커니즘: 친절한 행동 후 72시간 동안 도파민 수용체 민감도가 증가한다. 당 대사가 개선되고 지방 연소가 20% 상승한다. 친절이 문자 그대로 신진대사를 바꾸는 것이다.

소명이 있는 월요일

예일대학교의 에이미 브제스니브스키 교수는 수천 명의 직장인을 인터뷰한 끝에 일에 대한 세 가지 관점을 정리했다.

Job(직업): "먹고살려고 일한다. 월급날만 기다린다."

Career(경력): "승진과 성공을 위해 일한다. 더 높은 자리를 원한다."

Calling(소명): "일 자체가 의미 있다. 일을 통해 세상에 기여한다."

놀라운 것은 이 세 관점이 건강에 미치는 영향이었다. 소명 의식을 가진 사람들은 월요일 아침 코르티솔 급상승이 없었다. 일반 직장인들이 월요일 아침 스트레스 호르몬이 40% 치솟을 때, 이들은 평온했다. 번아웃 증후군 발생률이 70% 낮았고, 만성피로 위험은 60% 감소했다.

사례: 호스피스 간호사의 성스러운 소명

36세 정민아 님은 이 연구의 살아있는 증거다. 그녀는 호스피스 병동 간호사다. 죽음을 앞둔 환자들을 돌보는 일. 누군가는 우울하고 힘든 일이라고 하지만, 정민아 님에게는 성스러운 소명이다.

"월요일이 기다려져요."

이 말을 듣고 대부분의 사람들은 믿지 않는다. 하지만 정민아 님은 진심이다.

"일요일 저녁이면 설레요. '내일 또 누군가의 마지막 순간을 함께할 수 있구나' 생각하면 가슴이 뜨거워져요."

호스피스 병동의 하루는 눈물로 시작해 눈물로 끝난다. 하지만 그 눈물 속에는 삶의 가장 순수한 의미가 담겨 있다.

"어제 돌아가신 할머니가 계셨어요. 폐암 말기였는데, 돌아가시기 전날 제 손을 꼭 잡으시더니… '간호사님, 천사 같아요. 덕분에 무섭지 않고 편안하게 갑니다.' 그 순간, 제 존재 이유를 찾은 것 같았어요."

정민아 님의 일주일 에너지로그는 놀라울 정도로 일정하다. 월요일 활력 8점, 화요일 8점, 수요일 8점… 금요일도 8점이다. 일반 직장인들이 월요일 3점에서 금요일 9점으로 롤러코스터를 타는 것과 완전히 다르다.

"물론 육체적으로 힘들어요. 환자분들 체위 변경하고, 목욕시키고… 하지만 이상하게 퇴근하면 피곤한 게 아니라 충만해요. 오늘도 의미 있는 일을 했다는 만족감이 피로를 덮어버려요."

미시간 대학 연구팀이 소명 의식을 가진 직업인들의 생리적 특징을 연구했다. 이들은 일할 때 도파민과 세로토닌이 동시에 분비되는 특이한 패턴을 보였다. 일반적으로 스트레스 상황에서는 코르티솔이 분비되지만, 소명 의식이 있으면 오히려 옥시토신이 분비됐다. 일이 곧 사랑이 되는 것이다.

병원 청소부의 재정의

MIT 슬론 경영대학원 연구팀이 흥미로운 실험을 했다. 병원 청소부 100명을 두 그룹으로 나눴다. A그룹에게는 그들의 일을 "쓰레기를 치우고 바닥을 닦는 일"이라고 설명했다. B그룹에게는 "아픈 아이들이 깨끗한 환경에서 치료받을 수 있도록 돕는 일"이라고 재정의했다.

6개월 후 결과는 충격적이었다. 같은 일을 하는데도 B그룹은 직무 스트레스가 50% 감소했다. 심혈관 질환 위험이 35% 낮아졌고, 당뇨 발생률은 40% 감소했다. 일의 의미가 바뀌자 몸이 바뀐 것이다.

사례: 행복을 연결하는 택시 운전사

박태준 님(44세)은 15년차 택시 운전사다. 처음 10년은 지옥 같았다. 새벽부터 밤까지 운전대를 잡고, 취객에게 시달리고, 교통체증에 갇혀 있었다. 스트레스는 폭식으로 이어졌고, 체중은 100kg을 넘었다.

"매일이 똑같았어요. 손님 태우고, 목적지 가고, 요금 받고… 저는 그냥 움직이는 기계였어요."

전환점은 우연히 찾아왔다. 어느 날 새벽, 공항으로 가는 신혼부부를 태웠다. 첫 해외여행이라며 들뜬 두 사람을 보며 박태준 님은 문득 깨달았다.

"아, 내가 이 사람들의 행복한 시작을 돕고 있구나."

그날 이후 박태준 님은 자신의 일을 완전히 재정의했다.

"저는 사람들의 소중한 약속을 연결하는 다리예요. 누군가는 면접을 보러 가고, 누군가는 첫 데이트를 하러 가고, 누군가는 마지막으로 부모님을 뵈러 가죠. 제가 그 중요한 순간들을 안전하게 연결해드리는 거예요."

인식이 바뀌자 행동이 바뀌었다. 손님들과 대화를 시작했다. "오늘 좋은 일 있으세요?" "편안하게 모시겠습니다." "행복한 하루 되세요."

"신혼부부를 공항에 데려다주면서 '행복한 신혼여행 되세요! 좋은 추억 많이 만드세요!'라고 했더니… 너무 기뻐하시면서 팁까지 두둑하게 주시더라고요. 근데 돈보다 더 값진 게 있었어요. 제가 그들의 행복에 작은 보탬이 됐다는 그 느낌이요."

면접 보러 가는 청년에게는 "자신감 가지세요! 분명 잘 될 거예요!"라고 응원하고, 병원 가는 어르신에게는 "빨리 나으셔야 해요. 건강하세요!"라고 인사한다.

"손님들이 달라졌어요. 아니, 제가 달라지니 손님들이 다르게 보이는 거겠죠. 예전엔 그냥 요금이었는데, 이제는 각자의 인생 스토리를 가진 사람들이에요."

가장 놀라운 변화는 박태준 님의 건강이었다. 스트레스성 폭식이 90% 감소했다. 퇴근 후 습관처럼 시켜먹던 치킨과 맥주가 필요 없어졌다. 6개월 만에 15kg이 빠졌다.

"일이 즐거우니 스트레스가 사라졌어요. 예전엔 퇴근하면 치킨으로 스트레스를 풀었는데, 이제는 풀 스트레스가 없어요. 오히려 오늘 만난 사람들 생각하며 미소 짓게 돼요."

박태준 님의 혈압은 150/95에서 125/80으로 정상화됐다. 공복혈당도

당뇨 전단계에서 정상으로 돌아왔다.

Part3. 도전 - 성장 호르몬과 도전의 생리학

컴포트 존이라는 무덤

텍사스 대학 연구팀이 평균 나이 68세 노인들을 모집했다. 디지털 사진술이나 퀼트를 배우는 '도전 그룹'과 단순히 친목 모임을 하는 '안전 그룹'으로 나눴다.

6개월 후, MRI 스캔 결과는 충격적이었다. 도전 그룹의 해마(Hippocampus, 기억과 학습을 담당하는 뇌 영역) 부피가 2% 증가했다. 노화로 매년 1~2% 줄어드는 해마가 오히려 커진 것이다.

혈액검사는 더 놀라웠다. 성장호르몬(Growth Hormone, GH)이 87% 증가해 20~30대 수준으로 회춘했다. BDNF(Brain-Derived Neurotrophic Factor, 뇌유래신경영양인자, 뇌 세포의 생존과 성장을 촉진하는 단백질)는 92% 증가해 뇌세포가 새로 태어나고 있었다.

사례: 제빵으로 자신을 다시 찾은 여성

최은정 님(52세)의 이야기는 이 연구의 살아있는 증명이다. 3년 전까지 전업주부였던 그녀의 하루는 안전했지만 무미건조했다.

"어느 날 거울을 봤는데, 제가 없더라고요. 몸은 있는데 영혼이 없었어요. 껍데기만 남은 느낌…"

50세 생일날, 그녀는 제과제빵학원에 등록했다. 주변의 만류가 빗발쳤다. "이 나이에 무슨 제빵이야?"

"첫 수업 때 밀가루 반죽이 엉망이 돼서 화장실에서 울었어요. 20대 수강생들 사이에서 저만 헤매고 있었죠."

하지만 도전이 만든 생리적 변화는 극적이었다. 1개월 후 성장호르몬이 200% 폭발했다. 깊은 수면이 40% 늘었다. 근육이 붙기 시작했고 뱃살이 빠지기 시작했다. 3개월 후엔 새로운 신경 연결이 폭발적으로 형성됐다. 우울감은 70% 감소했다.

1년 후, 그녀는 제과기능사 자격증을 땄다. 지금은 홈베이킹 사업을 운영한다. 체중은 10kg 빠졌고, 혈압약을 끊었다.

"빵을 만들면서 저를 다시 구웠어요. 완전히 새로운 사람이 나왔죠."

언어가 텔로미어를 늘린다

UC 어바인 연구팀의 발견은 노벨상감이었다. 새로운 언어를 배우는 노인들의 텔로머라제((Telomerase, 텔로미어를 복구하는 효소) 활성이 23% 증가한 것이다. 텔로미어는 염색체 끝의 보호캡으로, 세포분열 때마다 짧아진다. 텔로미어가 다 닳으면 세포는 죽는다. 그런데 언어 학습이 이 노화 시계를 되돌린 것이다.

사례: 스페인어가 선물한 회춘

이동욱 님(58세)은 40년간 일만 하다 정년퇴직했다. 갑자기 찾아온 자유는 감옥 같았다.

"하루가 일 년 같았어요. 소파에 누워 리모컨만 만지작거리고… 6개월 만에 근육 3kg이 녹아내렸어요."

아내가 스페인어 학원 등록증을 내밀었다.

"여보, 우리 은퇴하면 산티아고 순례길 걷기로 약속했잖아요. 순례길 가려면 스페인어는 알아야죠."

30년 전 신혼여행 때 세웠던 꿈을 까맣게 잊고 있었다. "¡Hola! ¿Cómo está?" 혀가 꼬였다. 혀가 30년 만에 새로운 체조를 하는 것 같았다.

처음엔 고통스러웠다. 하지만 한 달쯤 지나자 아침에 눈 뜨는 게 기다려지기 시작했다. 3개월 후엔 순례길 준비 운동도 시작했다. 스페인어로 길을 물을 수 있어야 한다는 생각에 매일 학원에 갔고, 체력을 키우기 위해 매일 아침 한강을 걸었다.

1년쯤 지나자 몸이 달라졌다. 6개월 만에 녹아내렸던 근육 3kg이 다시 돌아왔고, 오히려 체지방은 5kg이 빠졌다. 계단을 오를 때 숨이 차지 않았고, 아침 활력도 되찾았다.

2년 후, 이동욱 님 부부는 스페인 산티아고 순례길 800km를 완주했다.

"현지인들과 스페인어로 수다 떨면서 걸었어요. 60인데 40대보다 체력이 좋아요. 배움이 최고의 회춘약이에요!"

그림 그리는 세포들

드렉셀 대학 연구팀이 설계한 실험은 너무나 단순해서 오히려 의심스러웠다. 참가자들에게 단 하나의 지시만 내렸다. "45분 동안 아무거나 그리세요. 실력은 전혀 상관없습니다." 미술 전공자도, 평생 붓을 잡아본 적 없는 사람도 모두 똑같은 조건이었다.

연구진이 그림 그리기 전후로 채취한 타액 샘플을 분석했을 때, 그들은 자신들의 눈을 의심했다. 코르티솔이 무려 75%나 폭락한 것이다. 이는 1시간 명상이나 90분 요가 세션보다도 강력한 스트레스 감소 효과였다. 더욱 놀라운 발견이 이어졌다. 전문 화가의 정교한 유화나 초보자의 서툰 낙서나, 코르티솔 감소 효과는 동일했다. 마치 우리 뇌가 '창조'라는 행위 자체에 반응하는 것처럼 보였다.

사례: 붓으로 스트레스를 칠하다

박소연 님(38세)의 하루는 두 개의 세계로 나뉜다. 오전 9시부터 오후 6시까지 그녀는 대기업 회계팀에서 숫자의 바다와 씨름한다. 재무제표, 손익계산서, 현금흐름표… 끝없는 엑셀 시트가 모니터를 가득 채운다. 하지만 저녁 8시, 집에 돌아와 작업실 문을 여는 순간 완전히 다른 사람이 된다.

"스프레드시트의 직선과 각진 셀을 하루 종일 보다가 붓을 잡으면… 마치 다른 차원으로 순간이동하는 것 같아요. 물감이 종이에 번지는 그 예측 불가능함이 너무 좋아요. 제가 통제할 수 없는 아름다움이 거기 있어요."

존스 홉킨스 대학 신경과학팀이 창작 활동 중인 예술가들의 뇌를 fMRI로 실시간 관찰했다. 그들이 목격한 것은 말 그대로 '뇌의 불꽃놀이'였다. 전두엽과 두정엽을 연결하는 신경 네트워크가 폭발적으로 활성화되면서 새로운 연결을 만들어냈다. 특히 흥미로운 것은 디폴트 모드 네트워크(DMN)의 변화였다. 평소 잡념과 걱정을 만들어내던 이 네트워크가 창작 중에는 완벽하게 재조직되어 '몰입'의 상태를 만들어냈다. 뇌파 측정 결과 알파파가 급증했는데, 이는 깊은 명상 상태와 정확히 일치하는 패턴이었다.

박소연 님은 자신의 변화를 직접 기록했다. 그림을 그리기 전, 퇴근 직후의 상태는 항상 비슷했다. 활력 지수 3점, 어깨와 목의 긴장으로 두통이 시작되고, 스트레스로 인한 코르티솔 상승, 혈압은 140/90까지 치솟아 있었다.

하지만 2시간의 그림 작업 후 모든 것이 바뀐다. 활력이 8점으로 치솟고, 근육의 긴장이 마법처럼 풀리며, 코르티솔은 정상 범위로 돌아오고, 혈압은 120/75의 이상적인 수치를 보였다.

"정말 신기한 건, 운동을 2시간 하면 지치는데 그림을 2시간 그리면 오히려 충전되는 느낌이에요. 붓으로 색을 칠하면서 스트레스도 같이 칠해버리는 것 같아요. 캔버스에 제 감정을 다 쏟아내고 나면, 마음이 텅 비면서도 충만해져요."

Part 4. 조절 - 감정의 온도를 낮추면 대사가 정렬된다

노래방이 체중을 줄인다

맥길 대학 신경과학 연구팀이 발표한 연구 결과는 의학계에 작은 파문을 일으켰다. 단 20분의 노래가 엔돌핀을 400% 폭발시킨다는 것이다. 이는 30분간 중강도로 달리기를 했을 때의 2배에 달하는 수치였다. 노래방이 헬스장보다 강력한 엔돌핀 제조기였던 것이다.

사례: 금요일 밤의 노래방 의식

장현수 님(55세)에게 금요일 저녁은 성스러운 의식의 시간이다. 퇴근 후 그는 회사 근처의 작은 코인노래방으로 향한다. 혼자서, 누구의 눈치도 보지 않고, 오직 자신만을 위한 2시간의 축제가 시작된다.

"처음엔 창피했어요. 50대 아저씨가 혼자 노래방이라니… 하지만 이제는 당당해요. 2시간 동안 최소 20곡은 불러요. 록부터 발라드, 트로트까지 장르도 가리지 않아요. 김경호의 〈나를 슬프게 하는 사람들〉로 시작해서 나훈아의 〈테스형〉으로 마무리하죠. 아무도 안 듣는데 뭐 어때요?

제가 즐거우면 그만이죠."

노래를 부를 때 우리 몸에서는 놀라운 생리적 폭풍이 일어난다. 먼저 깊은 복식호흡이 미주신경을 자극한다. 미주신경은 우리 몸의 '휴식과 소화' 시스템인 부교감신경의 고속도로다. 이 신경이 활성화되면 심박수가 안정되고, 혈압이 내려가고, 소화가 촉진된다.

동시에 뇌에서는 엔돌핀이 분수처럼 솟구친다. 이 내인성 모르핀은 러너스 하이(runner's high)를 만드는 바로 그 물질이다. 마라톤 선수들이 30km 지점에서 느끼는 그 황홀감을 노래방에서 경험하는 것이다.

복식호흡은 또 다른 선물을 준다. 횡격막의 상하 운동이 내장을 부드럽게 마사지한다. 이는 장 운동을 촉진하고 림프 순환을 활성화시킨다. 게다가 노래할 때 나오는 진동은 온몸의 세포를 미세하게 떨리게 만든다. 이 진동이 림프액의 흐름을 가속화시켜 노폐물 배출을 돕는다.

장현수 님은 자신만의 '금요 노래방 효과'를 발견했다. 가장 먼저 눈에 띈 변화는 주말 폭식이 90% 감소한 것이다. 금요일 밤 스트레스를 노래로 풀고 나면, 토요일 아침 치킨과 맥주의 유혹이 사라졌다. 월요병도 언제 그랬냐는 듯 증발했다. 일요일 밤의 불안과 우울이 사라지고, 월요일 아침을 상쾌하게 맞이할 수 있게 됐다. 수면의 질도 극적으로 개선됐다. 금요일 밤 노래방에서 감정을 쏟아낸 후엔 깊고 편안한 잠이 찾아왔다.

"정말 신기한 게 있어요. 노래방 다녀온 날은 치킨이 안 당겨요. 평소 금요일 밤이면 치맥이 필수였는데, 노래하고 나면 이미 배가 부른 느낌이에요. 아니, 정확히는 마음이 부른 느낌이랄까? 스트레스를 먹는 걸로 풀필요가 없어진 거죠."

장현수 님의 이야기를 들으며 나는 깨달았다. 우리가 스트레스를 받을 때 찾는 정크푸드, 알코올, 담배… 이것들은 모두 부족한 엔돌핀을 채우려는 몸부림이었다. 하지만 노래는, 그림은, 춤은, 창조는 우리 안에 이미 있는 행복 물질 공장을 가동시킨다. 외부에서 빌려오는 게 아니라 내 안에서 만들어내는 진짜 행복. 그것이 바로 창조적 표현의 마법이다.

100세의 나에게 쓰는 편지

펜실베니아 대학 심리학과 연구팀이 진행한 실험은 시간여행에 관한 것이었다. 물론 실제 타임머신은 아니었다. 참가자들에게 10년 후 자신의 모습을 최대한 구체적으로 상상하도록 했다. 어디에 살고 있을지, 누구와 함께 있을지, 무엇을 하고 있을지, 어떤 건강 상태일지… 마치 미래의 자신을 직접 만나는 것처럼 생생하게 그려보게 했다.

결과는 놀라웠다. 미래 자신과 '만난' 사람들은 현재의 건강한 선택을 할 확률이 3배나 높아졌다. 담배를 끊고, 운동을 시작하고, 저축을 늘렸다. 마치 미래의 자신이 현재의 자신에게 간절히 부탁하는 것 같았다고 참가자들은 말했다.

사례: 100세 프로젝트

한정호 님(62세)은 이 연구에서 영감을 받아 독특한 일기를 쓰기 시작했다. 매달 1일, 그는 100세의 자신에게 편지를 쓴다. 책상 앞에 앉아 펜을 들면, 시간이 흐려진다. 2063년의 자신이 눈앞에 앉아 있는 것처럼 느껴진다.

"2063년 8월의 정호에게,

100번째 생일이 얼마 남지 않았구나! 창밖을 보니 여전히 혼자 걸을 수 있는 것 같아 기뻐. 62세 때 시작한 그 운동, 아직도 매일 하고 있니? 그때는 1만보가 힘들었는데, 이제는 일상이 됐겠지?

그때 끊은 담배, 참 잘한 결정이었어. 폐가 맑아져서 손주들이랑 등산도 가고, 노래도 부를 수 있게 됐잖아. 혹시 증손주도 생겼니? 그 아이들과 숨바꼭질하려면 무릎이 튼튼해야 할 텐데.

오늘 아침에도 지중해식 아침을 먹었어. 올리브오일에 토마토, 통곡물 빵. 100세의 너도 아직 혼자 요리할 수 있기를 바라. 치매 없이 맑은 정신으로 이 편지들을 다시 읽고 있기를…"

UCLA 연구팀이 이런 '미래 자아 연결' 중인 사람들의 뇌를 스캔했을 때, 흥미로운 발견을 했다. 내측 전전두피질이 마치 크리스마스트리처럼 환하게 빛났다. 이 영역은 장기적 의사결정과 자기 조절을 담당하는 뇌의 CEO다. 미래 자신을 생각할 때, 이 CEO가 활성화되어 "지금 이 초콜릿 케이크보다 30년 후 건강이 더 중요해"라고 속삭이는 것이다.

한정호 님은 이 편지 쓰기를 시작하면서 '100세 프로젝트'를 구체화했다. 첫 번째는 매일 1만보 걷기다. 하지만 단순히 '건강을 위해'가 아니다. "100세에 손주들과 제주 올레길을 걷고 싶어요. 할아버지가 뒤처지면 안 되잖아요." 이 구체적인 미래 이미지가 그를 매일 아침 공원으로 이끈다.

두 번째는 지중해식 식단이다. "100세까지 치매 없이, 제 손으로 요리하고, 가족들과 대화하고 싶어요." 올리브오일, 생선, 견과류, 채소가 가득한 식탁. 이것은 단순한 다이어트가 아니라 미래의 정신을 지키는 투자다.

세 번째는 매일 일기 쓰기다. "100세의 제가 이 일기를 읽으면서 '아, 내가 이런 삶을 살았구나' 감동받았으면 좋겠어요. 추억은 시간이 지나도 사라지지 않는 유일한 재산이니까요."

"많은 사람들이 '장수'를 원해요. 하지만 저는 묻고 싶어요. 그냥 오래 사는 게 목적인가요? 침대에 누워 천장만 보면서 100세를 맞고 싶은가요? 저는 아니에요. 의미 있게, 품위 있게, 사랑하는 사람들과 함께 나이 들고 싶어요."

감사가 세포를 춤추게 한다

UC 데이비스의 로버트 에몬스 교수는 '감사 연구의 대부'로 불린다. 그가 설계한 10주 실험은 너무나 단순해서 처음엔 동료들의 비웃음을 샀다. 한 그룹은 매일 감사한 일 5가지를 적고, 다른 그룹은 짜증났던 일 5가지를 적고, 대조군은 아무것도 적지 않았다.

10주 후, 비웃던 동료들이 침묵했다. 감사 일기 그룹은 운동을 더 많이 하고, 수면의 질이 개선되고, 신체 증상이 현저히 감소했다. 더 놀라운 것은 이들이 병원을 찾는 횟수가 50% 줄었다는 것이다. 감사가 문자 그대로 의료비를 절감시킨 것이다.

사례: 감사가 만든 치유

안지혜 님(43세)은 5년 전 유방암 진단을 받았다. 항암치료를 받으며 절망의 나날을 보내던 중, 병원에서 만난 암 생존자가 감사 일기를 추천했다.

"처음엔 화가 났어요. 암에 걸려 죽을지도 모르는데 뭐가 감사하냐고요. 근데 그분이 그러시더라고요. '감사는 찾는 게 아니라 만드는 거에요.'"

안지혜 님은 매일 저녁 9시, 침대에 앉아 노트를 편다. 처음엔 억지로 짜낸 감사였다.

"2020년 3월 15일.

오늘도 숨 쉴 수 있어 감사합니다.

딸이 학교에서 그린 그림을 보여줘서 감사합니다.

따뜻한 차 한 잔의 위로에 감사합니다."

하루하루 감사를 찾다 보니 놀라운 일이 일어났다. 세상이 다르게 보이기 시작한 것이다. 항암제 부작용으로 빠진 머리카락 대신 새로 자라는 솜털이 보였고, 메스꺼움 속에서도 딸의 웃음소리가 들렸고, 병원 창밖 벚꽃이 눈에 들어왔다.

인디애나 대학 연구팀이 감사 일기를 쓰는 사람들을 8주간 추적 관찰했다. 2주 후, 코르티솔이 23% 감소하고 깊은 수면이 28% 증가했다. 4주 후엔 염증 표지자가 25% 감소하고 혈압이 10/5mmHg 떨어졌다. 8주 후엔 놀랍게도 체중이 평균 2kg 감소했다. 스트레스성 폭식이 사라진 결과였다.

안지혜 님도 비슷한 변화를 경험했다. "감사하니까 먹는 것도 달라졌어요. 예전엔 스트레스받으면 초콜릿, 아이스크림을 폭식했어요. 지금은 음식 앞에서도 감사해요. '이 쌀 한 톨을 위해 농부가 얼마나 수고했을까' 생각하면 함부로 먹을 수 없어요. 천천히, 음미하며 먹게 되니 과식이 사라졌어요."

5년이 지난 지금, 안지혜 님은 완치 판정을 받았다. 의사는 "정신적 안정이 면역력을 높였다"고 설명했다. 안지혜 님의 NK세포(암세포를 공격하는 면역세포) 활성도는 정상인보다 30% 높았다.

"감사가 항암제보다 강력했어요. 감사는 내 세포들을 춤추게 만들었어요."

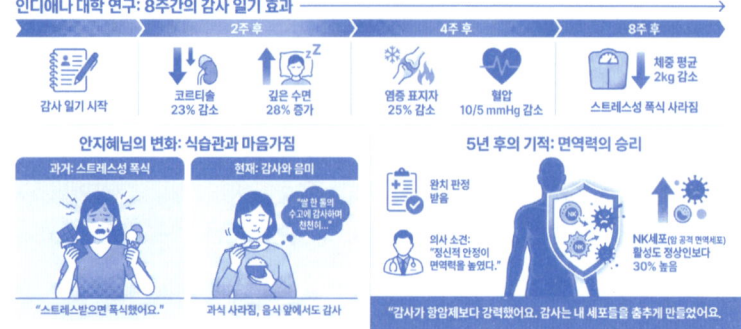

명상하는 미토콘드리아

하버드 의대와 MIT의 공동 연구팀이 발표한 연구 결과는 명상에 대한 편견을 완전히 뒤집었다. 8주간의 명상이 세포의 발전소인 미토콘드리아를 25% 더 효율적으로 만들었다. ATP(세포의 에너지 화폐) 생산이 30% 증가하고, 노화의 주범인 활성산소는 40% 감소했다. 세포가 문자 그대로 더 젊고 활력 있게 변한 것이다.

도현우 님(49세)은 광고회사 크리에이티브 디렉터다. 마감에 쫓기고, 클라이언트에 시달리고, 팀원들 사이에서 균형을 잡느라 하루가 전쟁 같았다. 커피로 버티는 삶이었다. 하루 최소 5잔, 많을 때는 10잔까지 마셨다.

"어느 날 심장이 미친 듯이 뛰더라고요. 응급실에 실려 갔는데, 카페인 과다였어요. 의사가 그러더군요. '이러다 진짜 심장 멈춥니다.'"

도현우 님은 카페인 대신 명상을 선택했다. 매일 아침 5시 50분에 일어나 6시부터 10분간 명상한다.

"처음엔 고문이었어요. 10분이 10시간처럼 느껴졌어요. 가만히 앉아 있으니 온갖 잡념이 폭풍처럼 밀려왔어요. '어제 프레젠테이션 망쳤네',

'오늘 회의 준비 안 했네', '아이 학원비 내야 하는데'… 머릿속이 시장통 같 았죠."

하지만 2주쯤 지나자 변화가 시작됐다. 잡념의 폭풍이 잔잔한 호수가 되기 시작했다. 생각이 떠올라도 구름처럼 흘려보낼 수 있게 됐다.

위스콘신 대학의 리처드 데이비슨 교수팀이 명상 수행자들의 뇌를 스 캔했을 때, 놀라운 발견을 했다. 8주 명상 후 좌측 전전두피질의 활성이 현저히 증가했다. 이 영역은 '행복 중추'로 불린다. 긍정적 감정과 행복감 을 담당하는 곳이다. 명상이 뇌의 행복 회로를 재배선한 것이다.

3개월 후 도현우 님의 변화는 극적이었다. 아침 활력 지수가 3점에서 7점으로 치솟았다. 매일 오후 3시면 찾아오던 극심한 피로감, 이른바 '3시 슬럼프'가 완전히 사라졌다. 가장 놀라운 변화는 커피 소비량이었다. 하 루 5잔에서 1잔으로 줄었는데도 오히려 더 맑고 활기찬 상태를 유지했다.

"명상이 최고의 카페인이에요. 아니, 카페인보다 훨씬 강력해요. 카 페인은 일시적으로 각성시키지만 명상은 근본적으로 에너지를 충전시켜 요. 마치 뇌 전체를 재부팅하는 느낌이에요."

도현우 님의 팀원들도 변화를 느꼈다. "팀장님이 달라졌어요. 예전엔 오후 되면 예민해지셨는데, 요즘은 하루 종일 안정적이세요. 저희도 덜 긴장하게 됐어요."

의미가 이끄는 건강

빅터 프랭클은 말했다. "삶의 의미를 찾는 사람은 어떤 고통도 견딜 수 있다"(Frankl, 1985). 이제 우리는 안다. 의미는 단순히 고통을 견디게 하는 것이 아니라, 우리의 세포를 춤추게 하고, 미토콘드리아를 활성화시키며, 진정한 건강을 선물한다는 것을.

당신의 의미는 무엇인가? 그 의미가 당신을 건강하게 만들 것이다. 그리고 그 건강이 다시 더 큰 의미를 만들어낼 것이다. 이것이 바로 의미 있는 삶과 건강한 대사의 아름다운 선순환이다.

에필로그: 당신만의 대사 설계를 시작하며

마지막 진료실에서

진료실 문이 열렸다. 6개월 전 처음 만났던 박준영 님이었다. 당시 그는 "이번이 마지막"이라며 절박한 표정으로 앉아 있었다. 수십 번의 다이어트 실패, 되돌아오는 요요, 그리고 점점 무너지는 자신감. 그의 이야기는 너무나 익숙했다.

하지만 오늘의 박준영 님은 달랐다. 표정이 밝았고, 무엇보다 에너지가 느껴졌다. 그는 체중계 숫자가 아닌 다른 이야기를 꺼냈다.

"선생님, 제가 요즘 아들과 캐치볼을 하고 있어요. 예전엔 10분도 못 버텼는데, 이제는 한 시간도 거뜬해요. 그리고 회사에서 새 프로젝트를 맡았어요. 체력이 되니까 자신감이 생기더라고요."

그 순간, 나는 이 책을 쓰기로 결심했던 이유를 다시 떠올렸다.

대사 건강은 체중 감량이 아니다. 삶의 질을 되찾는 것이다.

여기까지 함께 온 당신에게

우리는 함께 긴 여정을 걸어왔다.

1장에서 대사가 단순한 칼로리 계산기가 아닌, **유연하고 적응하는 생명 시스템**임을 발견했다. 당신의 몸은 포도당과 지방을 상황에 맞게 바꿔 쓰는 놀라운 능력을 가지고 있었다. 마치 전기와 가솔린을 동시에 쓸 수 있는 하이브리드 자동차처럼.

2장에서는 미토콘드리아라는 세포 속 발전소를 만났다. 이 작은 엔진들이 어떻게 우리의 활력을 만들어내는지, 그리고 과부하가 걸리면 어떻게 검은 연기를 뿜어내며 고장 나는지 보았다.

3장부터는 실전이었다. **에너지 로그**를 통해 배고픔-활력-기분을 매일 체크하며 당신만의 대사 패턴을 읽는 법을 배웠다. 회복주행 모드에서 시작해 엔진확장 모드로, 그리고 균형주행 모드를 거쳐 절약주행 모드까지. 네 가지 모드를 자유롭게 넘나드는 법을 익혔다.

그리고 가장 중요한 것. 당신은 이제 알고 있다. **당신의 대사는 당신만의 것**이라는 사실을.

대사에서 의미로: 바퀴의 네 번째 영역

하지만 이 책이 단지 체중 조절과 혈당 관리로 끝난다면, 우리는 가장 중요한 것을 놓치는 셈이다.

신경심리학자 대니얼 시겔(Daniel Siegel) 박사는 Aware에서 '인식의 바퀴(Wheel of Awareness)'를 제시했다. 바퀴는 네 개의 영역으로 나뉜다. 첫 번째는 오감을 통한 외부 세계, 두 번째는 몸의 내부 감각, 세 번째는 생각과 감정, 그리고 네 번째 - 가장 중요한 네 번째 영역은 **관계**다.

다른 사람과의 연결. 세상과의 에너지와 정보의 흐름.

건강한 대사는 바로 이 네 번째 영역을 위한 토대다.

생각해보라. 만성 피로에 시달리며 저녁만 되면 소파에 쓰러지는 당신이 가족과 깊은 대화를 나눌 수 있을까? 혈당이 롤러코스터처럼 오르내리며 감정 기복이 심한 상태에서 동료들과 협력 프로젝트를 성공시킬 수 있을까?

우리가 대사 건강을 추구하는 이유는 단순히 오래 살기 위함이 아니

다. 더 깊이, 더 의미 있게 살기 위함이다.

준영 님이 아들과 캐치볼을 하고, 새 프로젝트를 맡은 것처럼. 건강한 대사는 당신이 세상과 맺는 관계의 질을 바꾼다.

당신이 대사 유연성을 되찾고, 에너지를 회복하고, 활력 있는 삶을 사는 것. 그것은 당신 혼자만을 위한 것이 아니다. 당신의 변화는 가족에게 영감을 주고, 동료에게 희망을 주며, 당신이 만나는 모든 이에게 에너지를 전한다.

한 환자가 내게 말했다. "제가 건강해지니까 제 딸도 운동을 시작했어요. 제가 채소를 먹으니까 남편도 따라 먹더라고요. 제 변화가 우리 집 분위기를 바꿨어요."

이것이 관계의 영역이다. 에너지와 정보의 흐름. 당신의 건강한 대사는 당신을 넘어 파급된다.

대사 설계사로 사는 법

이제 당신은 더 이상 다이어트를 **당하는** 사람이 아니다. 당신은 **대사 설계사**다.

설계사는 청사진을 읽을 줄 안다. 당신은 이제 에너지 로그를 통해 몸의 신호를 읽는다.

설계사는 재료를 선택할 줄 안다. 당신은 포도당과 지방, 단백질의 역할을 이해한다.

설계사는 상황에 맞게 설계를 조정한다. 당신은 네 가지 모드를 자유롭게 넘나든다.

그리고 가장 중요한 것. **설계사는 자신만의 작품을 만든다.** 남의 설계도를 복사하지 않는다.

매일 아침, 눈을 뜨면 스스로에게 물어보라.

- 오늘 내 배고픔은 어떤가?(1~10점)
- 오늘 내 활력은 어떤가?(1~10점)
- 오늘 내 기분은 어떤가?(1~10점)

이 세 가지 질문. 단 30초. 이것이 당신의 대사와 나누는 매일의 대화다.

완벽한 삶은 없다, 하지만 의미 있는 삶은 있다

솔직히 말하자. 당신은 평생 완벽한 혈당을 유지하지 못할 것이다. 때로 과식할 것이고, 운동을 거를 것이고, 스트레스에 무너질 것이다.

그리고 그것은 괜찮다.

대사 건강은 완벽의 추구가 아니라 **회복의 기술**이다. 넘어졌을 때 다시 일어서는 법. 과부하가 걸렸을 때 회복주행 모드로 전환하는 법. 몸의 신호를 들었을 때 민첩하게 반응하는 법.

나는 수많은 환자를 봤다. 성공한 사람들의 공통점은 완벽함이 아니었다. 그들은 실패했을 때 자책하는 대신, 에너지 로그를 펼쳐 패턴을 찾았다. "아, 수면이 부족했구나", "스트레스가 심했던 주였네", "탄수화물을 너무 제한했던 게 문제였어."

실패는 데이터다. 자책할 이유가 아니라 배울 기회다.

당신의 다음 챕터

이 책은 끝이 아니라 시작이다.

책을 덮는 순간부터 당신만의 실험이 시작된다. 아침에 무엇을 먹을 때 활력이 가장 좋은가? 어떤 운동 후에 배고픔이 폭발하는가? 어떤 수면 패턴이 기분을 최고로 만드는가?

답은 이 책에 없다. **답은 당신 안에 있다.**

그리고 당신이 그 답을 찾아가는 과정, 그 과정 자체가 당신의 목적이 될 수 있다.

당신의 건강 여정은 당신만의 것이 아니다. 당신이 아침마다 활기차게 일어나는 모습, 저녁에도 지치지 않고 아이들과 노는 모습, 주말에 산을 오르는 모습. 그 모든 것이 당신 주변 사람들에게 메시지를 보낸다.

오늘부터, 지금부터

지금 당신이 해야 할 일은 단 세 가지다.

첫째, 에너지 로그를 시작하라. 내일 아침, 눈을 뜨면 배고픔-활력-기분을 체크하라. 30초면 충분하다. 한 달만 해보라. 당신은 패턴을 발견할 것이다.

둘째, 하나의 습관을 고르라. 완벽한 계획은 필요 없다. 식후 10분 걷기든, 단백질 아침 먹기든, 7시간 수면이든. 단 하나, 당신이 지킬 수 있는 것을 고르라.

셋째, 목적을 떠올리라. 당신은 왜 건강해지고 싶은가? 아이들과 더 많은 시간을 보내기 위해? 꿈꾸던 여행을 가기 위해? 지역 사회에 기여하기 위해? 그 이유를 매일 상기하라.

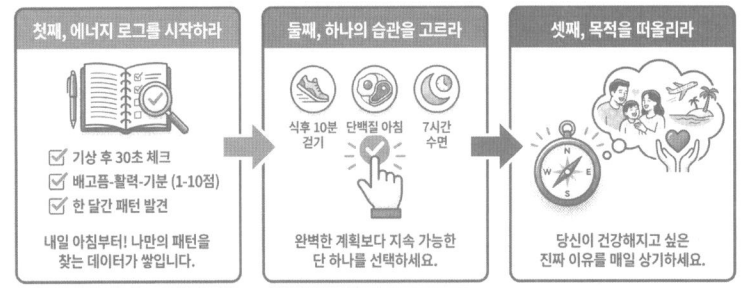

마지막 당부

15년 전, 나는 대사중후군 환자들을 보며 무력감을 느꼈다. 약을 처방하고, 식단을 주고, 운동을 권했지만 재발률은 70%를 넘었다.

그때 나는 깨달았다. **우리는 질병을 치료하려 했지, 사람을 돕지 않았다.**

대사는 숫자가 아니다. 혈당, 콜레스테롤, BMI. 그것들은 단지 지표일 뿐이다. 진짜 중요한 것은 당신이 아침에 어떤 기분으로 일어나는가, 하루를 어떤 에너지로 살아가는가, 저녁에 사랑하는 이들과 어떤 시간을 보내는가다.

당신의 대사는 당신의 삶을 담는 그릇이다.

그 그릇이 튼튼하고 유연할 때, 당신은 더 많은 의미를, 더 깊은 관계를, 더 큰 기여를 담을 수 있다.

이 책을 쓰면서 나는 수백 편의 논문을 읽었고, 수천 명의 환자를 떠올렸으며, 수만 번 자문했다. "어떻게 하면 이들이 진짜 변화를 만들 수 있을까?"

그 답은 간단했다. **복잡한 과학을 단순한 실천으로 바꾸는 것**. 그리고 그 실천이 의미와 연결되도록 돕는 것.

당신은 이제 도구를 가졌다. 에너지 로그, 네 가지 주행 모드, 대사 유연성의 원리.

이제 당신이 할 일은 그 도구로 당신만의 걸작을 만드는 것이다.

당신의 여정을 응원한다. 당신의 성공을 믿는다. 당신의 목적이 세상을 밝히길 바란다.

건강한 대사로, 의미 있는 삶을.

이제 당신의 차례다.

에너지 설계: 누구나 할 수 있는 대사 회복의 비밀

1장. 몸 속에 숨겨진 에너지 공장

Galgani JE, Moro C, Ravussin E. Metabolic flexibility and insulin resistance. Am J Physiol Endocrinol Metab 2008; 295(5): E1009–17.

Holloszy JO. Regulation of mitochondrial biogenesis and GLUT4 expression by exercise. Compr Physiol 2011; 1(2): 921–40.

Maniam J, Antoniadis C, Morris MJ. Early-Life Stress, HPA Axis Adaptation, and Mechanisms Contributing to Later Health Outcomes. Front Endocrinol (Lausanne) 2014; 5: 73.

Panda S. Circadian physiology of metabolism. Science 2016; 354(6315): 1008–15.

Kelley DE. Skeletal muscle triglycerides: an aspect of regional adiposity and insulin resistance. Ann N Y Acad Sci 2002; 967: 135–45.

Goodpaster BH, Sparks LM. Metabolic Flexibility in Health and Disease. Cell Metab 2017; 25(5): 1027–36.

Jager S, Handschin C, St-Pierre J, Spiegelman BM. AMP-activated protein kinase (AMPK) action in skeletal muscle via direct phosphorylation of PGC-1alpha. Proc Natl Acad Sci U S A 2007; 104(29): 12017–22.

Holloszy JO. Exercise-induced increase in muscle insulin sensitivity. J Appl Physiol (1985) 2005; 99(1): 338–43.

Vieira AF, Costa RR, Macedo RC, Coconcelli L, Kruel LF. Effects of aerobic exercise performed in fasted v. fed state on fat and carbohydrate metabolism in adults: a systematic review and meta-analysis. Br J Nutr 2016; 116(7): 1153–64.

Orr WC, Shadid G, Harnish MJ, Elsenbruch S. Meal composition and its effect on postprandial sleepiness. Physiol Behav 1997; 62(4): 709–12.

Reynolds AN, Mann JI, Williams S, Venn BJ. Advice to walk after meals is more effective for lowering postprandial glycaemia in type 2 diabetes mellitus than advice that does not specify timing: a randomised crossover study. Diabetologia 2016; 59(12): 2572–8.

Avena NM, Rada P, Hoebel BG. Evidence for sugar addiction: behavioral and neurochemical effects of intermittent, excessive sugar intake. Neurosci Biobehav Rev 2008; 32(1): 20–39.

Donga E, van Dijk M, van Dijk JG, et al. A single night of partial sleep deprivation induces insulin resistance in multiple metabolic pathways in healthy subjects. J Clin Endocrinol Metab 2010; 95(6): 2963–8.

Ludwig DS, Majzoub JA, Al-Zahrani A, Dallal GE, Blanco I, Roberts SB. High glycemic index foods, overeating, and obesity. Pediatrics 1999; 103(3): E26.

2장. 연료 스위치 - 포도당과 지방을 오가는 비밀 5-7 4,8

Kelley DE, Goodpaster BH. Skeletal muscle triglycerides: an aspect of regional adiposity and insulin resistance. Ann N Y Acad Sci. 2002.

Goodpaster BH, Sparks LM. Metabolic flexibility in health and disease. Cell Metab. 2017.

Jäger S, Handschin C, St-Pierre J, Spiegelman BM. of PGC-1α. Proc Natl Acad Sci USA. 2007.

Holloszy JO. Exercise-induced increase in muscle insulin sensitivity. J

Appl Physiol. 2005.

Panda S. Circadian physiology of metabolism. Science. 2016.

3장. 좋은 대사 VS 나쁜 대사 - 활력 넘치는 몸과 피곤한 몸의 차이9,10,11,12 4

Vieira AF, Costa RR, Macedo RC, Coconcelli L, Kruel LF. Effects of aerobic exercise performed in fasted v. fed state on fat and carbohydrate metabolism in adults: a systematic review and meta-analysis. Br J Nutr. 2016.

Orr WC, Shadid G, Harnish MJ, Elsenbruch S. Physiol Behav. 1997.

DiPietro L, Grieco CR, Rooks CR, Cartee GD. Advice to walk after meals is more effective for lowering postprandial glycaemia in type 2 diabetes mellitus than advice that does not specify timing: a randomised crossover study. Diabetologia. 2013.

Avena NM, Rada P, Hoebel BG. Evidence for sugar addiction: Behavioral and neurochemical effects of intermittent, excessive sugar intake. Neurosci Biobehav Rev. 2008.

Panda S. Science. 2016.

4장. 대사에 빨간불이 켜지는 순간 - 활력, 배고픔, 그리고 감정 13,14

Broussard, J. L. (2010). A single night of partial sleep deprivation induces insulin resistance in multiple metabolic pathways in healthy subjects. Journal of Clinical Endocrinology & Metabolism, 95(6), 2963-2968.

Ludwig, D. S., Majzoub, J. A., Al-Zahrani, A., Dallal, G. E., Blanco, I., &

Roberts, S. B. (1999). High glycemic index foods, overeating, and obesity. Pediatrics, 103(3), e26.

Damasio, A. (2018). The Strange Order of Things: Life, Feeling, and the Making of Cultures. Pantheon Books.

Siegel, D. J. (2020). The Developing Mind: How Relationships and the Brain Interact to Shape Who We Are (3rd ed.). Guilford Press.

Cryan, J. F., O'Riordan, K. J., Cowan, C. S., Sandhu, K. V., Bastiaanssen, T. F., Boehme, M., ... & Dinan, T. G. (2019). The microbiota-gut-brain axis. Physiological Reviews, 99(4), 1877-2013.

5장 . 대사 설계사의 시선 - 내 몸을 점검하는 간단한 방법

Myers, M. G., Cowley, M. A., & Münzberg, H. (2008). Mechanisms of leptin action and leptin resistance. Annual Review of Physiology, 70, 537-556.

Holloszy, J. O. (2008). Regulation by exercise of skeletal muscle content of mitochondria and GLUT4. Journal of Physiology and Pharmacology, 59(Suppl 7), 5-18.

Goodpaster, B. H., & Sparks, L. M. (2017). Metabolic flexibility in health and disease. Cell Metabolism, 25(5), 1027-1036.

Scheer, F. A., Hilton, M. F., Mantzoros, C. S., & Shea, S. A. (2009). Adverse metabolic and cardiovascular consequences of circadian misalignment. Proceedings of the National Academy of Sciences, 106(11), 4453-4458.

Cryan, J. F., O'Riordan, K. J., Cowan, C. S., Sandhu, K. V., Bastiaanssen, T. F., Boehme, M., ... & Dinan, T. G. (2019). The microbiota-gut-brain axis. Physiological Reviews, 99(4), 1877-2013.

2부 마음과 대사의 연결고리

6장. 감정이 식욕을 조종할 때

Alhadeff, A. L., Rupprecht, L. E., & Hayes, M. R. (2012). GLP-1 neurons in the nucleus of the solitary tract project directly to the ventral tegmental area and nucleus accumbens to control for food intake. Endocrinology, 153(2), 647-658. https://doi.org/10.1210/en.2011-1541

De Solis, A. J., Del Río-Martín, A., Radermacher, J., Chen, W., Steuernagel, L., Bauder, C. A., Eggersmann, F. R., Morgan, D. A., Cremer, A. L., Sué, M., Germer, M., Kukat, C., Vollmar, S., Backes, H., Rahmouni, K., Kloppenburg, P., & Brüning, J. C. (2024). Reciprocal activity of AgRP and POMC neurons governs coordinated control of feeding and metabolism. Nature Metabolism, 6(3), 473-493. https://doi.org/10.1038/s42255-024-00987-z

Fukumoto, M., Tominaga, K., Noma, K., & Harada, T. (2024). Interoceptive training impacts the neural circuit of the anterior insula cortex. Translational Psychiatry, 14(1), 233. https://doi.org/10.1038/s41398-024-02933-9

Neuser, M. P., Teckentrup, V., Kühnel, A., Hallschmid, M., Walter, M., & Kroemer, N. B. (2020). Vagus nerve stimulation boosts the drive to work for rewards. Nature Communications, 11(1), 3555. https://doi.org/10.1038/s41467-020-17344-9

van Egmond, L. T., Meth, E. M. S., Engström, J., Ilemosoglou, M., Keller, J. A., Vogel, H., & Benedict, C. (2023). Effects of acute sleep loss on leptin, ghrelin, and adiponectin in adults with healthy weight and obesity: A laboratory study. Obesity, 31(3), 635-641. https://doi.org/10.1002/oby.23616

7장. 스트레스와 호르몬의 숨은 작전

Jaremka, L. M., Belury, M. A., Andridge, R. R., Malarkey, W. B., Glaser, R., Christian, L., Emery, C. F., & Kiecolt-Glaser, J. K. (2014). Interpersonal stressors predict ghrelin and leptin levels in women. Psychoneuroendocrinology, 48, 178-188. https://doi.org/10.1016/j.psyneuen.2014.06.018

Joseph, J. J., & Golden, S. H. (2017). Cortisol dysregulation: The bidirectional link between stress, depression, and type 2 diabetes mellitus. Annals of the New York Academy of Sciences, 1391(1), 20-34. https://doi.org/10.1111/nyas.13217

Pivonello, R., Isidori, A. M., De Martino, M. C., Newell-Price, J., Biller, B. M., & Colao, A. (2016). Complications of Cushing's syndrome: State of the art. The Lancet Diabetes & Endocrinology, 4(7), 611-629. https://doi.org/10.1016/S2213-8587(16)00086-3

8장. 나침반이 가리키는 마음의 지도: Wheel of Awareness의 과학

Goyal, M., Singh, S., Sibinga, E. M., Gould, N. F., Rowland-Seymour, A., Sharma, R., Berger, Z., Sleicher, D., Maron, D. D., Shihab, H. M., Ranasinghe, P. D., Linn, S., Saha, S., Bass, E. B., & Haythornthwaite, J. A. (2014). Meditation programs for psychological stress and well-being: a systematic review and meta-analysis. JAMA Internal Medicine, 174(3), 357-368. https://doi.org/10.1001/jamainternmed.2013.13018

Khoury, B., Sharma, M., Rush, S. E., & Fournier, C. (2015). Mindfulness-based stress reduction for healthy individuals: a meta-analysis. Journal of

Health Psychology, 20(6), 725-735. https://doi.org/10.1177/1359105314523586

Luders, E., Toga, A. W., Lepore, N., & Gaser, C. (2009). The underlying anatomical correlates of long-term meditation: larger hippocampal and frontal volumes of gray matter. NeuroImage, 45(3), 672-678. https://doi.org/10.1016/j.neuroimage.2008.12.061

O'Reilly, G. A., Cook, L., Spruijt-Metz, D., & Black, D. S. (2014). Mindfulness-based interventions for obesity-related eating behaviours: a literature review. Obesity Reviews, 15(6), 453-461. https://doi.org/10.1111/obr.12156

Siegel, D. J. (2018). Aware: The science and practice of presence—A complete guide to the groundbreaking wheel of awareness meditation practice. TarcherPerigee.

9장. 작심삼일을 이기는 마음 습관: 뇌가 만드는 자동 조종 시스템

Aral, S., & Nicolaides, C. (2017). Exercise contagion in a global social network. Nature Communications, 8, 14753. https://doi.org/10.1038/ncomms14753

Christakis, N. A., & Fowler, J. H. (2007). The spread of obesity in a large social network over 32 years. New England Journal of Medicine, 357(4), 370-379. https://doi.org/10.1056/NEJMsa066082

Gardner, B., Rebar, A. L., & Lally, P. (2019). A matter of habit: Recognizing the multiple roles of habit in health behaviour. British Journal of Health Psychology, 24(2), 241-249. https://doi.org/10.1111/bjhp.12369

Graybiel, A. M. (2008). Habits, rituals, and the evaluative brain. Annual Review of Neuroscience, 31, 359-387. https://doi.org/10.1146/annurev.neuro.29.051605.112851

Lally, P., van Jaarsveld, C. H., Potts, H. W., & Wardle, J. (2010). How are habits formed: Modelling habit formation in the real world. European Journal of Social Psychology, 40(6), 998-1009. https://doi.org/10.1002/ejsp.674

10장. 마음이 몸을 움직이는 신경과학적 마법

Breines, J. G., & Chen, S. (2012). Self-compassion increases self-improvement motivation. Personality and Social Psychology Bulletin, 38(9), 1133-1143.

Crum, A. J., Salovey, P., & Achor, S. (2013). Rethinking stress: The role of mindsets in determining the stress response. Journal of Personality and Social Psychology, 104(4), 716-733.

Forman, E. M., Butryn, M. L., Juarascio, A. S., Bradley, L. E., Lowe, M. R., Herbert, J. D., & Shaw, J. A. (2013). The mind your health project: A randomized controlled trial of an innovative behavioral treatment for obesity. Obesity, 21(6), 1119-1126.

Lieberman, M. D., Eisenberger, N. I., Crockett, M. J., Tom, S. M., Pfeifer, J. H., & Way, B. M. (2007). Putting feelings into words: Affect labeling disrupts amygdala activity in response to affective stimuli. Psychological Science, 18(5), 421-428.

Neff, K. D. (2003). Development and validation of a scale to measure self-compassion. Self and Identity, 2(3), 223-250.

11장. 새로운 정체성, 새로운 몸

Annesi, J. J. (2022). Behavioral weight loss and maintenance: A 25-year research program informing innovative programming. The Permanente

Journal, 26(2), 114-127. https://doi.org/10.7812/TPP/21.083

Cleare, A. E., Gardner, C. D., King, A. C., & Patel, M. L. (2025). Yes I can! Exploring the impact of self-efficacy in a digital weight loss intervention. Annals of Behavioral Medicine, 59(1), kaae085. https://doi.org/10.1093/abm/kaae085

Epiphaniou, E., & Ogden, J. (2010). Successful weight loss maintenance and a shift in identity: From restriction to a new liberated self. Journal of Health Psychology, 15(6), 887-896. https://doi.org/10.1177/1359105309358115

Katterman, S. N., Goldstein, S. P., Butryn, M. L., Forman, E. M., & Lowe, M. R. (2014). Efficacy of an acceptance-based behavioral intervention for weight gain prevention in young adults. Journal of Contextual Behavioral Science, 3(1), 45-50. https://doi.org/10.1016/j.jcbs.2013.12.003

Kiernan, M., Brown, S. D., Schoffman, D. E., Lee, K., King, A. C., Taylor, C. B., Schleicher, N. C., & Perri, M. G. (2013). Promoting healthy weight with "stability skills first": A randomized trial. Journal of Consulting and Clinical Psychology, 81(2), 336-346. https://doi.org/10.1037/a0030544

Klem, M. L., Wing, R. R., McGuire, M. T., Seagle, H. M., & Hill, J. O. (1997). A descriptive study of individuals successful at long-term maintenance of substantial weight loss. The American Journal of Clinical Nutrition, 66(2), 239-246. https://doi.org/10.1093/ajcn/66.2.239

Sciamanna, C. N., Kiernan, M., Rolls, B. J., Boan, J., Samaha, F., Woolf, K., ... & Stuckey, H. L. (2011). Practices associated with weight loss versus weight-loss maintenance: Results of a national survey. American Journal of Preventive Medicine, 41(2), 159-166. https://doi.org/10.1016/j.amepre.2011.04.009

Sherwood, N. E., Jeffery, R. W., French, S. A., Hannan, P. J., & Murray, D. M. (2000). Predictors of weight gain in the Pound of Prevention study. International Journal of Obesity, 24(4), 395-403. https://doi.org/10.1038/

sj.ijo.0801169

Teixeira, P. J., Going, S. B., Sardinha, L. B., & Lohman, T. G. (2005). A review of psychosocial pre-treatment predictors of weight control. Obesity Reviews, 6(1), 43-65. https://doi.org/10.1111/j.1467-789X.2005.00166.x

3부. 대사 설계를 위한 5가지 도구

12장. 몸의 계기판 들여다보기: 에너지 로그 완전 가이드

Beaulac, J., Sandre, D., & Mercer, D. (2019). Impact on mindfulness, emotion regulation, and emotional overeating of a DBT skills training group: a pilot study. Eating and Weight Disorders, 24(2), 373-377. https://doi.org/10.1007/s40519-018-0616-9

Godet, A., Fortier, A., Bannier, E., Coquery, N., & Val-Laillet, D. (2022). Interactions between emotions and eating behaviors: Main issues, neuroimaging contributions, and innovative preventive or corrective strategies. Reviews in Endocrine and Metabolic Disorders, 23(4), 807-831. https://doi.org/10.1007/s11154-021-09700-x

Ha, O. R., & Lim, S. L. (2023). The role of emotion in eating behavior and decisions. Frontiers in Psychology, 14, 1265074. https://doi.org/10.3389/fpsyg.2023.1265074

Lappas, D. A., Widjeskog, L., Öst, L. G., et al. (2013). Group dialectical behavior therapy adapted for obese emotional eaters; a pilot study. Behaviour Research and Therapy, 51(3), 167-175. https://doi.org/10.1016/j.brat.2012.12.008

Singh, P., Beyl, R. A., Stephens, J. M., et al. (2023). Effect of sleep restriction on insulin sensitivity and energy metabolism in postmenopausal

women: a randomized crossover trial. Obesity, 31(5), 1204-1215. https://doi.
org/10.1002/oby.23739

Zuraikat, F. M., Laferrère, B., Cheng, B., et al. (2023). A single night of
moderate sleep restriction at-home increases hunger and food intake in
overweight young adults. Nutrition, 108, 111962. https://doi.org/10.1016/
j.nut.2022.111962

Zhu, B., Shi, C., Park, C. G., Zhao, X., & Reutrakul, S. (2019). Effects of
sleep restriction on metabolism-related parameters in healthy adults: A
comprehensive review and meta-analysis of randomized controlled trials.
Sleep Medicine Reviews, 45, 18-30. https://doi.org/10.1016/j.smrv.2019.02.002

13장. 대사 유연성: 몸의 연료 시스템을 자유자재로 조율하는 법

Elortegui Pascual, P., Rolands, M. R., Eldridge, A. L., Kassis, A.,
Mainardi, F., Lê, K. A., Karagounis, L. G., Gut, P., & Varady, K. A. (2023). A
meta - analysis comparing the effectiveness of alternate day fasting, the 5:2
diet, and time - restricted eating for weight loss. Obesity, 31(1), 9-21.

Fernández-Verdejo, R., Gutiérrez-Pino, J., Hayes-Ortiz, T., Zbinden-
Foncea, H., Cabello-Verrugio, C., Valero-Breton, M., Tuñón-Suárez, M.,
Vargas-Foitzick, R., & Galgani, J. E. (2024). Impaired metabolic flexibility to
fasting is associated with increased ad libitum energy intake in healthy
adults. Obesity, 32(5), 949-958.

Galgani, J. E., & Fernández-Verdejo, R. (2021). Pathophysiological role of
metabolic flexibility on metabolic health. Obesity Reviews, 22(e13131).

Hannaian, S. J., Bell, K. E., Dogan, E., Zehr, K. R., Vanderloo, M. J.,
Pruziner, A. L., Gletsu-Miller, N., & Moore, D. R. (2016). Activation of
mTORC1 by leucine is potentiated by branched-chain amino acids and even

more so by essential amino acids following resistance exercise. American Journal of Physiology-Regulatory, Integrative and Comparative Physiology, 310(4), R374-R384.

Karlsson, H. K., Nilsson, P. A., Nilsson, J., Chibalin, A. V., Zierath, J. R., & Blomstrand, E. (2004). Branched-chain amino acids increase p70S6k phosphorylation in human skeletal muscle after resistance exercise. American Journal of Physiology-Endocrinology and Metabolism, 287(1), E1-E7.

Mambrini, S. P., Grillo, A., Colosimo, S., Zarpellon, F., Pozzi, G., Furlan, D., Amodeo, G., & Bertoli, S. (2024). Diet and physical exercise as key players to tackle MASLD through improvement of insulin resistance and metabolic flexibility. Frontiers in Nutrition, 11, 1426551.

Palmer, B. F., & Clegg, D. J. (2022). Metabolic flexibility and its impact on health outcomes. Mayo Clinic Proceedings, 97(4), 761-776.

Rehman, S. U., Ali, R., Zhang, H., Zafar, M. H., & Wang, M. (2023). Research progress in the role and mechanism of Leucine in regulating animal growth and development. Frontiers in Physiology, 14, 1252089.

Schrauwen, P., Kersten, S., & Hesselink, M. K. (2019). Effects of a whole diet approach on metabolic flexibility, insulin sensitivity and postprandial glucose responses in overweight and obese adults–A randomized controlled trial. Clinical Nutrition, 39(9), 2734-2742.

Smith, R. L., Soeters, M. R., Wüst, R. C., & Houtkooper, R. H. (2018). Metabolic flexibility as an adaptation to energy resources and requirements in health and disease. Endocrine Reviews, 39(4), 489-517.

Unlu, Y., Piaggi, P., Stinson, E. J., Cabeza De Baca, T., Rodzevik, T. L., Walter, M., Krakoff, J., & Chang, D. C. (2024). Impaired metabolic flexibility to fasting is associated with increased ad libitum energy intake in healthy adults. Obesity, 32(5), 949-958.

Vessby, J., Basu, S., Mohsen, R., Berne, C., & Vessby, B. (2002). Oxidative stress and antioxidant status in type 1 diabetes mellitus. Journal of Internal Medicine, 251(1), 69-76.

14장. 움직임이 약이 된다 - 몸이라는 엔진을 깨우는 세 가지 열쇠

Andreato, L. V., Branco, B. H. M., Oliveira, H. G., & Valongo, B. (2019). High-intensity interval training: Methodological considerations for interventional studies and practical applications. Sports Medicine, 49(2), 175-187. https://doi.org/10.1007/s40279-019-01084-z

Gormley, S. E., Swain, D. P., High, R., Spina, R. J., Dowling, E. A., Kotipalli, U. S., & Gandrakota, R. (2008). Effect of intensity of aerobic training on VO2max. Medicine & Science in Sports & Exercise, 40(7), 1336-1343. https://doi.org/10.1249/MSS.0b013e31816c4839

Helgerud, J., Høydal, K., Wang, E., Karlsen, T., Berg, P., Bjerkaas, M., Simonsen, T., Helgesen, C., Hjorth, N., Bach, R., & Hoff, J. (2007). Aerobic high-intensity intervals improve VO2max more than moderate training. Medicine & Science in Sports & Exercise, 39(4), 665-671. https://doi.org/10.1249/mss.0b013e3180304570

Kim, S., Choi, J. Y., Moon, S., Park, D. H., Kwak, H. B., & Kang, J. H. (2019). Roles of myokines in exercise-induced improvement of neuropsychiatric function. Pflugers Archiv, 471(3), 491-505. https://doi.org/10.1007/s00424-019-02253-8

Prins, P. J., Noakes, T. D., Buxton, J. D., Welton, G. L., Raabe, A. S., Scott, K. E., Atwell, A. D., Haley, S. J., Esbenshade, N. J., & Abraham, J. (2023). High fat diet improves metabolic flexibility during progressive exercise to exhaustion (VO2max testing) and during 5 km running time trials. Biology of

Sport, 40(2), 465-475. https://doi.org/10.5114/biolsport.2023.116452

Rentería, I., García-Suárez, P. C., Martínez-Corona, D. O., Moncada-Jiménez, J., Plaisance, E. P., & Jiménez-Maldonado, A. (2020). Short-term high-intensity interval training increases systemic brain-derived neurotrophic factor (BDNF) in healthy women. European Journal of Sport Science, 20(4), 516-524. https://doi.org/10.1080/17461391.2019.1650120

Reycraft, J. T., Islam, H., Townsend, L. K., Hayward, G. C., Hazell, T. J., & MacPherson, R. E. (2020). Exercise intensity and recovery on circulating brain-derived neurotrophic factor. Medicine & Science in Sports & Exercise, 52(5), 1210-1217. https://doi.org/10.1249/MSS.0000000000002242

Rodríguez-Gutiérrez, E., Torres-Costoso, A., Saz-Lara, A., Bizzozero-Peroni, B., Guzmán-Pavón, M. J., Sánchez-López, M., & Martínez-Vizcaíno, V. (2024). Effectiveness of high-intensity interval training on peripheral brain-derived neurotrophic factor in adults: A systematic review and network meta-analysis. Scandinavian Journal of Medicine & Science in Sports, 34(1), e14496. https://doi.org/10.1111/sms.14496

Tsai, C. L., Chang, Y. C., Pan, C. Y., Wang, T. C., Ukropec, J., & Ukropcová, B. (2021). Acute effects of high-intensity interval training and moderate-intensity continuous exercise on BDNF and irisin levels and neurocognitive performance in late middle-aged and older adults. Behavioural Brain Research, 413, 113472. https://doi.org/10.1016/j.bbr.2021.113472

Walsh, J. J., & TschakoVSky, M. E. (2018). Exercise and circulating BDNF: Mechanisms of release and implications for the design of exercise interventions. Applied Physiology, Nutrition, and Metabolism, 43(11), 1095-1104. https://doi.org/10.1139/apnm-2018-0192

Baglioni, C., Battagliese, G., Feige, B., Spiegelhalder, K., Nissen, C., Voderholzer, U., Lombardo, C., & Riemann, D. (2011). Insomnia as a predictor of depression: A meta-analytic evaluation of longitudinal epidemiological studies. Journal of Affective Disorders, 135(1-3), 10-19. https://doi.org/10.1016/j.jad.2011.01.011

Markwald, R. R., Melanson, E. L., Smith, M. R., Higgins, J., Perreault, L., Eckel, R. H., & Wright Jr, K. P. (2013). Impact of insufficient sleep on total daily energy expenditure, food intake, and weight gain. Proceedings of the National Academy of Sciences, 110(14), 5695-5700. https://doi.org/10.1073/pnas.1216951110

Roenneberg, T., Allebrandt, K. V., Merrow, M., & Vetter, C. (2012). Social jetlag and obesity. Current Biology, 22(10), 939-943. https://doi.org/10.1016/j.cub.2012.03.038

Spiegel, K., Leproult, R., & Van Cauter, E. (1999). Impact of sleep debt on metabolic and endocrine function. The Lancet, 354(9188), 1435-1439. https://doi.org/10.1016/S0140-6736(99)01376-8

Xie, L., Kang, H., Xu, Q., Chen, M. J., Liao, Y., Thiyagarajan, M., O'Donnell, J., Christensen, D. J., Nicholson, C., Iliff, J. J., Takano, T., Deane, R., & Nedergaard, M. (2013). Sleep drives metabolite clearance from the adult brain. Science, 342(6156), 373-377. https://doi.org/10.1126/science.1241224

Yoo, S. S., Gujar, N., Hu, P., Jolesz, F. A., & Walker, M. P. (2007). The human emotional brain without sleep—a prefrontal amygdala disconnect. Current Biology, 17(20), R877-R878. https://doi.org/10.1016/j.cub.2007.08.007

4부. 대사 설계 실전 플랜

16장. 에너지 리셋 4주 프로토콜

Lean, M. E. J., Leslie, W. S., Barnes, et al (2018). Primary care-led weight management for remission of type 2 diabetes (DiRECT): An open-label, cluster-randomised trial. The Lancet, 391(10120), 541-551. https://doi.org/10.1016/S0140-6736(17)33102-1

Lean, M. E. J., Leslie, W. S., Barnes, A. C., et al. (2019). Durability of a primary care-led weight-management intervention for remission of type 2 diabetes: 2-year results of the DiRECT open-label, cluster-randomised trial. The Lancet Diabetes & Endocrinology, 7(5), 344-355. https://doi.org/10.1016/S2213-8587(19)30068-3

Lean, M. E., Leslie, W. S., Barnes, A. C. et al (2024). 5-year follow-up of the randomised Diabetes Remission Clinical Trial (DiRECT) of continued support for weight loss maintenance in the UK: An extension study. The Lancet Diabetes & Endocrinology, 12(4), 233-246. https://doi.org/10.1016/S2213-8587(23)00385-6

Wilding, J. P. H., Batterham, R. L., Calanna, S., & STEP 1 Study Group. (2021). Once-weekly semaglutide in adults with overweight or obesity. New England Journal of Medicine, 384(11), 989-1002. https://doi.org/10.1056/NEJMoa2032183

Rubino, D., Abrahamsson, N., Davies, M., & STEP 4 Investigators. (2021). Effect of continued weekly subcutaneous semaglutide VS placebo on weight loss maintenance in adults with overweight or obesity: The STEP 4 randomized clinical trial. JAMA, 325(14), 1414-1425. https://doi.org/10.1001/jama.2021.3224

Cho, E., Kim, S., Kim, H. J., Cho, B., Park, J. H., Kwon, H., Kim, J. Y., Go, Y., Kang, D. G., Shin, E., Lee, S., Gil, S., Kim, H., Ahn, J., Kim, J. Y., Jung, W., & Go, E. (2024). Effectiveness of a protein-supplemented very-low-calorie diet program for weight loss: A randomized controlled trial in South Korea. Frontiers in Nutrition, 11, Article 1370737. https://doi.org/10.3389/fnut.2024.1370737

Caprio, M., Infante, M., Moriconi, E., Armani, A., Fabbri, A., Mantovani, G., Mariani, S., Lubrano, C., Poggiogalle, E., Migliaccio, S., Donini, L. M., Basciani, S., Cignarelli, A., Conte, E., Ceccarini, G., Bogazzi, F., Cimino, L., Condorelli, R. A., La Vignera, S., ... & Cardiovascular Endocrinology Club of the Italian Society of Endocrinology. (2019). Very-low-calorie ketogenic diet (VLCKD) in the management of metabolic diseases: Systematic review and consensus statement from the Italian Society of Endocrinology (SIE). Journal of Endocrinological Investigation, 42(11), 1365-1386. https://doi.org/10.1007/s40618-019-01061-2

Castellana, M., Conte, E., Cignarelli, A., Perrini, S., Giustina, A., Giovanella, L., Giorgino, F., & Trimboli, P. (2020). Efficacy and safety of very low calorie ketogenic diet (VLCKD) in patients with overweight and obesity: A systematic review and meta-analysis. Reviews in Endocrine and Metabolic Disorders, 21(1), 5-16. https://doi.org/10.1007/s11154-019-09514-y

Moriconi, E., Camajani, E., Fabbri, A., Lenzi, A., & Caprio, M. (2023). Very-low-calorie ketogenic diet as a safe and valuable tool for long-term glycemic management in patients with obesity and type 2 diabetes. Nutrients, 15(3), 758. https://doi.org/10.3390/nu15030758

Muscogiuri, G., Barrea, L., Laudisio, D., Pugliese, G., Salzano, C., Savastano, S., & Colao, A. (2021). The management of very low-calorie ketogenic diet in obesity outpatient clinic: A practical guide. Journal of

Translational Medicine, 19(1), 356. https://doi.org/10.1186/s12967-021-03025-8

Tragni, E., Viganò, L., Ruscica, M., Macchi, C., Casula, M., Santelia, A., Catapano, A. L., & Magni, P. (2023). Effects of a very low calorie ketogenic diet on weight loss, metabolic parameters and cardiovascular risk factors: A retrospective study. Nutrients, 15(8), 1841. https://doi.org/10.3390/nu15081841

17장. 감정의 파도를 타는 법: 폭식을 멈추는 심리학적 서핑 가이드

Brown, R. P., & Gerbarg, P. L. (2005). Sudarshan Kriya yogic breathing in the treatment of stress, anxiety, and depression: Part I-neurophysiologic model. Journal of Alternative and Complementary Medicine, 11(1), 189-201.

Cryan, J. F., & Dinan, T. G. (2012). Mind-altering microorganisms: The impact of the gut microbiota on brain and behaviour. Nature Reviews Neuroscience, 13(10), 701-712.

Dietrich, A., & McDaniel, W. F. (2004). Endocannabinoids and exercise. British Journal of Sports Medicine, 38(5), 536-541.

Hayes, S. C., Luoma, J. B., Bond, F. W., Masuda, A., & Lillis, J. (2006). Acceptance and commitment therapy: Model, processes and outcomes. Behaviour Research and Therapy, 44(1), 1-25.

Sinha, R. (2018). Role of addiction and stress neurobiology on food intake and obesity. Biological Psychology, 131, 5-13.

Tillisch, K., Labus, J., Kilpatrick, L., Jiang, Z., Stains, J., Ebrat, B., ... & Mayer, E. A. (2013). Consumption of fermented milk product with probiotic modulates brain activity. Gastroenterology, 144(7), 1394-1401.

18장. 관계가 만드는 에너지 혁명 – 37조 세포가 춤추게 하는 연결의 과학

Cohen, S., Janicki-Deverts, D., Turner, R. B., & Doyle, W. J. (2015). Does hugging provide stress-buffering social support? A study of susceptibility to upper respiratory infection and illness. Psychological Science, 26(2), 135-147. https://doi.org/10.1177/0956797614559284

Eisenberger, N. I., & Cole, S. W. (2012). Social neuroscience and health: Neurophysiological mechanisms linking social ties with physical health. Nature Neuroscience, 15(5), 669-674. https://doi.org/10.1038/nn.3086

Holt-Lunstad, J., Smith, T. B., & Layton, J. B. (2010). Social relationships and mortality risk: A meta-analytic review. PLoS Medicine, 7(7), e1000316. https://doi.org/10.1371/journal.pmed.1000316

Light, K. C., Grewen, K. M., & Amico, J. A. (2005). More frequent partner hugs and higher oxytocin levels are linked to lower blood pressure and heart rate in premenopausal women. Biological Psychology, 69(1), 5-21. https://doi.org/10.1016/j.biopsycho.2004.11.002

19장. 의미 있는 삶으로 가는 길 – 대사와 행복의 연결

Bhasin, M. K., Dusek, J. A., Chang, B. H., Joseph, M. G., Denninger, J. W., Fricchione, G. L., ... & Libermann, T. A. (2013). Relaxation response induces temporal transcriptome changes in energy metabolism, insulin secretion and inflammatory pathways. PLoS One, 8(5), e62817.

Brown, S. L., Nesse, R. M., Vinokur, A. D., & Smith, D. M. (2003). Providing social support may be more beneficial than receiving it: Results from a prospective study of mortality. Psychological Science, 14(4), 320-327.

Cole, S. W., Levine, M. E., Arevalo, J. M., Ma, J., Weir, D. R., & Crimmins, E. M. (2015). Loneliness, eudaimonia, and the human conserved transcriptional response to adversity. Psychoneuroendocrinology, 62, 11-17.

Davidson, R. J., Kabat-Zinn, J., Schumacher, J., Rosenkranz, M., Muller, D., Santorelli, S. F., ... & Sheridan, J. F. (2003). Alterations in brain and immune function produced by mindfulness meditation. Psychosomatic Medicine, 65(4), 564-570.

Dias, B. G., & Ressler, K. J. (2014). Parental olfactory experience influences behavior and neural structure in subsequent generations. Nature Neuroscience, 17(1), 89-96.

Eisenberger, N. I. (2013). An empirical review of the neural underpinnings of receiving and giving social support: Implications for health. Psychosomatic Medicine, 75(6), 545-556.

Emmons, R. A., & McCullough, M. E. (2003). Counting blessings versus burdens: An experimental investigation of gratitude and subjective well-being in daily life. Journal of Personality and Social Psychology, 84(2), 377-389.

Hershfield, H. E. (2011). Future self-continuity: How conceptions of the future self transform intertemporal choice. Annals of the New York Academy of Sciences, 1235, 30-43.

Kaimal, G., Ray, K., & Muniz, J. (2016). Reduction of cortisol levels and participants' responses following art making. Art Therapy, 33(2), 74-80.

Kringelbach, M. L., & Berridge, K. C. (2017). The affective core of emotion: Linking pleasure, subjective well-being, and optimal metastability in the brain. Emotion Review, 9(3), 191-199.

Limb, C. J., & Braun, A. R. (2008). Neural substrates of spontaneous musical performance: An fMRI study of jazz improvisation. PLoS One, 3(2), e1679.

Lyubomirsky, S., Sheldon, K. M., & Schkade, D. (2005). Pursuing happiness: The architecture of sustainable change. Review of General Psychology, 9(2), 111-131.

Mitchell, J. P., Schirmer, J., Ames, D. L., & Gilbert, D. T. (2011). Medial prefrontal cortex predicts intertemporal choice. Journal of Cognitive Neuroscience, 23(4), 857-866.

Park, D. C., Lodi-Smith, J., Drew, L., Haber, S., Hebrank, A., Bischof, G. N., & Aamodt, W. (2014). The impact of sustained engagement on cognitive function in older adults: The Synapse Project. Psychological Science, 25(1), 103-112.

Wood, A. M., Joseph, S., Lloyd, J., & Atkins, S. (2009). Gratitude influences sleep through the mechanism of pre-sleep cognitions. Journal of Psychosomatic Research, 66(1), 43-48.

Wrzesniewski, A., McCauley, C., Rozin, P., & Schwartz, B. (1997). Jobs, careers, and callings: People's relations to their work. Journal of Research in Personality, 31(1), 21-33.

닥터코치의 활력 처방

김주영 지음

발행일
초판 1쇄   2026년 2월 11일

지은이   ● 김주영
펴낸이   ● 김종해
펴낸곳   ● 문학세계사
출판등록   ● 1979. 5. 16. 제21-108호

주소   ● 서울시 마포구 신수로 59-1(04087)
대표전화   ● 02-702-1800
팩스   ● 02-702-0084
이메일   ● munse_books@naver.com
홈페이지   ● www.msp21.co.kr

ISBN 979-11-93001-89-9(03510)
ⓒ 김주영, 문학세계사